酒精性肝病分子生物学

李三强　吴俊菲　著

科学出版社

北京

内 容 简 介

本书分为六章：第一章为肝脏的结构；第二章为肝脏的生理与生物化学；第三章为酒精性肝病的病理学；第四章为酒精性肝病概述及动物模型；第五章为酒精性肝病的分子调控机制，主要介绍急性酒精性肝病、酒精性脂肪肝、酒精性肝纤维化、酒精性肝硬化和酒精性肝癌的分子调控机制；第六章为酒精性肝病防治的药物研究，重点探讨酒精性肝病的治疗方案及药物作用的分子机制。本书汇集了酒精性肝病分子生物学基础理论知识和最新研究进展，内容丰富，实用性强，体现了现代酒精性肝病研究的发展方向，为肝病的研究提供了先进的理论知识和研究方法。

本书可供酒精性肝病科研人员参考。

图书在版编目（CIP）数据

酒精性肝病分子生物学 / 李三强，吴俊菲著. —北京：科学出版社，2023.11
ISBN 978-7-03-076589-5

Ⅰ. ①酒… Ⅱ. ①李… ②吴… Ⅲ. ①肝疾病–分子生物学 Ⅳ. ①R575

中国国家版本馆 CIP 数据核字（2023）第 190610 号

责任编辑：康丽涛 刘 川 / 责任校对：张小霞
责任印制：肖 兴 / 封面设计：吴朝洪

科学出版社 出版
北京东黄城根北街 16 号
邮政编码：100717
http://www.sciencep.com

北京科印技术咨询服务有限公司数码印刷分部印刷
科学出版社发行 各地新华书店经销
*
2023 年 11 月第 一 版 开本：787×1092 1/16
2024 年 9 月第二次印刷 印张：16 3/4
字数：385 000
定价：88.00 元
（如有印装质量问题，我社负责调换）

本书由国家自然科学基金资助项目（82170606）、中原科技创新领军人才计划资助项目（214200510004）、洛阳市科技计划项目（2101028A）、河南省高等学校重点科研项目计划基础研究专项（23ZX006）资助出版。

序

 近十年来，随着分子生物学的迅速发展，很多疾病的研究必须深入到分子水平才能揭示疾病的本质。酒精性肝病是威胁人类健康的重要疾病，特别是在我国，酒精性肝病的发病率较高。酒精性肝病与修复的研究涉及病理学、免疫学、生物化学、分子生物学和病原生物学等多个学科的内容，需要采用多种方法与手段进行研究。其中，酒精性肝病的分子机制是近几年肝病研究的热点问题，分子研究可以从本质上阐明酒精性肝病进程中肝损伤与修复的机制。

 由于酒精性肝病分子生物学研究发展很快，酒精性肝病科研人员急需一部能够反映该领域新进展和新观点的专著。河南科技大学基础医学与法医学院的李三强博士研究团队依托河南科技大学肝损伤与修复分子医学重点实验室，长期从事肝损伤与修复分子机制的研究，现将国内外最新的理论、技术和方法结合长期教学、科研及防治实践中所获得的丰富经验和成果，经过总结和提炼撰写了《酒精性肝病分子生物学》一书，该书具有较高的学术水平和实用价值。

 该书具有以下几个特点：①内容新颖，重点内容都是近年来编者承担国家级、省部级等重要课题的研究成果及国内外一些最新的研究进展；②实用性强，对很多酒精性肝病分子机制研究的具体方法都有详细介绍；③在内容上重视理论联系实际；④在形式上图文并茂。相信该书定能为广大肝病工作者更新知识、推动肝病基础研究的发展发挥重要作用。

马灵筠

2022 年 12 月

前　　言

肝病是威胁人类健康的最重要的疾病之一，其中酒精性肝病在肝病中的占比不断增加。近年来关于酒精性肝病相关分子机制的知识在不断更新。我们课题组长期从事酒精性肝病相关分子机制的研究，在此领域积累了丰富的研究经验，取得了一些重要的研究成果。为此，我们将课题组的研究成果结合国内外的研究进展编写成《酒精性肝病分子生物学》一书。

本书的编写希望体现以下几个特点：①以酒精性肝病分子机制研究内容为主，兼顾其他相关学科的内容，力求反映近年来的新观点、新认识和新经验；②内容实用性强，很多研究成果的具体研究方法在书中都有详细的描述，便于读者学习和应用到自己的科研中去；③很多图片都是编者研究团队经过反复实验得出的宝贵资料，为便于读者更好地理解相关的知识，本书将正文彩图作为电子资源，扫描封底二维码即可获取。

鉴于此，本书共分为六章：第一章为肝脏的结构；第二章为肝脏的生理与生物化学；第三章为酒精性肝病的病理学；第四章为酒精性肝病概述及动物模型，重点介绍酒精性肝病的基本概念和分类，以及酒精性肝病研究的动物模型；第五章为酒精性肝病的分子调控机制，主要介绍急性酒精性肝病、酒精性脂肪肝、酒精性肝纤维化、酒精性肝硬化和酒精性肝癌的分子调控机制；第六章为酒精性肝病防治的药物研究，重点探讨酒精性肝病的治疗方案及药物作用的分子机制。书中汇集了酒精性肝病分子生物学基础理论知识和最新研究进展，内容丰富，实用性强，体现了现代酒精性肝病研究的发展方向，为肝病的研究提供了先进的理论知识和研究技术。

回顾本书的撰写历程，我们付出了艰苦的努力。我们的科研团队长期从事酒精性肝病分子机制的研究，培养了一批又一批学生，每一位实验室学生都对本书的相关研究内容做出了贡献，在此一并表示感谢。

尽管从本书的撰写到校对过程我们兢兢业业，不敢懈怠，但由于编者知识有限，书中难免遗留有不当之处，敬请广大读者谅解和指正。

李三强

2022 年 12 月

目　录

第一章　肝脏的结构

肝脏是由内胚层发育而来的体内最大的消化腺，它由上皮性细胞成分的实质和包被、分隔与支持实质的结缔组织性基质构成。肝脏表面由致密结缔组织形成的被膜（Glisson 膜）包裹，其中含有较多弹性纤维。被膜在肝门处增厚，包绕门静脉、肝动脉与胆管，并随同血管分支进入肝内，不断伸出大量膜片状间隔，将肝实质分隔成众多小叶。人肝内小叶总数可达 100 万个。小叶内由网状纤维充填，小叶内的肝细胞与大量血窦均存在于此网状支架中。上述被膜与小叶间隔所构成的基质不仅分隔与支持肝的实质，而且还形成了血管与胆管各级分支的周围鞘。肝脏是身体内以代谢功能为主的一个器官，并在身体里面扮演着去氧化，储存肝糖原，分泌性蛋白质的合成等角色。肝脏也分泌消化系统中的胆汁。肝脏是人体内脏中最大的器官，位于人体中的腹部，在右侧膈肌之下，位于胆囊的前端且于右边肾脏的前方，胃的上方。肝脏是人体消化系统中最大的消化腺，成人肝脏平均重达 1.5kg，为一红棕色的"V"形器官。肝脏又是新陈代谢的重要器官。

第一节　肝脏的形态结构

肝脏位于右上腹，隐藏在右侧膈下和肋骨深面，大部肝为肋弓所覆盖，仅在腹上区、右肋弓间露出并直接接触腹前壁，肝上面则与膈及腹前壁相接。从体表投影看，肝上界在右锁骨中线第 5 肋骨，右腋中线第 6 肋骨处；肝下界与肝前缘一致，起自肋弓最低点，沿右肋弓下缘左上行，至第 8、9 肋软骨结合处离开肋弓，斜向左上方，至前正中线，到左侧至肋弓与第 7、8 软骨结合处。一般认为，成人肝上界位置在正常的情况下，如在肋弓下触及肝脏，则多为病理性肝大。幼儿的肝下缘位置较低，露出到右肋下，一般均属正常情况。肝的位置常随呼吸改变，通常平静呼吸时升降可达 2~3cm，站立及吸气时稍下降，仰卧和呼气时则稍上升，在肝脏触诊检查时，医生常要求患者呼吸配合就是这个道理。

正常肝呈红褐色，质地柔软。成人的肝重量相当于体重的 2% 左右。据统计，我国成人肝的重量，男性为 1157~1447g，女性为 1029~1379g，最重可达 2000g 左右，肝的长、宽、厚约为 25.8cm、15.2cm、5.8cm。肝右叶上方与右胸膜和右肺底相邻；肝左叶上方与心脏相连，小部分与腹前壁相邻；肝右叶前面部与结肠相邻，后叶与右肾上腺和右肾相邻；肝左叶下方与胃相邻。肝的上面隆凸称膈面，朝向前上方，与穹窿相适应，能随呼吸运动而上下移动。膈面借镰状韧带将肝脏分为左右两部，即左叶和右叶。右叶大而厚；左叶小而薄。肝的下面凹凸不平，称为脏面，朝向后下方，与腹腔器官相邻。脏面的中部有 H 形的两条纵沟和一条横沟。左侧纵沟的前部有肝圆韧带，为胚胎时期的脐静脉闭锁的遗迹；右侧纵沟的前部容纳胆囊，后部紧接下腔静脉。肝门肝固有动脉、门静脉、肝管、淋巴管及神经等由横沟此进入肝脏。

第二节　肝脏的基本功能单元

肝脏的基本功能单元通常有三种不同的分法：经典的肝小叶结构、门管小叶结构和肝腺泡结构。

一、经典的肝小叶结构

肝小叶的主要成分是肝细胞和肝血窦，呈棱柱形体，中轴为中央静脉。肝细胞以中央静脉为中心呈放射状排列（图 1-1，彩图 1）。肝细胞单行排列成板状，称肝板（hepatic plate），肝板上有许多孔，相邻肝板互相连接吻合。肝小叶周边的一层环形肝板称界板。相邻肝小叶之间三角形结缔组织区域称汇管区，其中可见小叶间静脉、小叶间动脉和小叶间胆管，三者合称三联管。相邻肝细胞的质膜面局部凹陷，形成微细管道，称毛细胆管或胆小管。胆小管的盲端起始于中央静脉附近，在肝板内胆小管也连接成网，肝细胞分泌的胆汁排入胆小管。

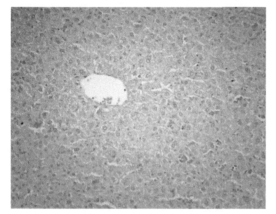

图 1-1　正常的肝脏结构

肝板之间的间隙为肝窦，肝板上有许多小孔，使肝窦相互连通成网状腔隙。肝窦形状不规则，窦内壁衬以有孔内皮细胞，形成肝血窦，并借肝板上的孔连通成网状。血窦内存在两种细胞，即肝巨噬细胞（附在内皮细胞上）和大颗粒淋巴细胞（附在内皮细胞上或游离于内皮细胞之间），在内皮细胞与肝板之间有狭小的空隙，称窦周隙，间隙内充满从血窦滤出的血浆样物质和散在的贮脂细胞。门静脉、肝动脉、肝管、淋巴管及神经由肝门进入肝实质，其分支相伴走行于肝小叶之间的结缔组织内。观察肝的组织切片，可见相邻的肝小叶之间呈椭圆形或三角形的结缔组织小区，称门管区，其中可见三种管道结构的分支，即管腔大、管壁薄的小叶间静脉，管径小、管壁厚的小叶间动脉和衬以单层立方上皮的小叶间胆管。每个肝小叶周围有 3～4 个门管区。由于肝细胞从血窦中摄取来自肝动脉的氧气和门静脉的糖类、脂类及肽类物质，在细胞内进行物质的贮存、合成、代谢和分泌，其分泌的物质排入血窦内，再单向地流入门静脉。因此，经典肝小叶结构突出了肝脏的内分泌功能。

二、门管小叶结构

经典肝小叶以中央静脉为中心，与其他外分泌腺结构不同。门管小叶的概念由 Mall 提出，其强调肝脏的外分泌功能，即以小叶间胆管及其伴行血管为中轴，以相邻三个中央静脉的连线为边界所形成的三角形柱体，称为一个门管小叶。在门管小叶结构中，肝板相当于腺泡，胆小管相当于腺泡腔，小叶间胆管相当于外分泌腺的导管，由此，使肝小叶的组织结构与大多数外分泌腺的结构相一致。肝细胞分泌的胆汁从门管小叶的边缘流向中央，汇入胆管。

三、肝腺泡结构

1954 年 Rappoport 观察肝血管灌注，研究肝微循环与肝病理和肝再生关系时，发现一个经典肝小叶要接受周围几个终末血管的血供，而肝缺血时，往往是血供的末端即中央静脉附近首先发生缺血性坏死，即"中央坏死"。因此，经典肝小叶结构不是肝的最小微循环单位，也不能很好地解释肝微循环和肝病理及肝再生的关系，于是 Rappoport 又提出了肝腺泡作为肝最小功能单位的概念。其立体形态呈橄榄形，在平面上呈卵圆形。它是以汇管区血管发出的终末肝微动脉和终末门微静脉为中轴，两侧以中央静脉为界。单腺泡是肝的最小微循环单位，由终末肝微动脉至中央静脉肝板几十个肝细胞所组成，通常包含两根中央静脉和两个三联管。单腺泡可被分为三个带：中央部分为Ⅰ带，该处肝细胞优先获得血液中的物质，包括氧气、营养成分及其他外源成分的供应；靠近中央静脉部分为Ⅲ带；Ⅰ带和Ⅲ带之间为Ⅱ带。一个终末前血管发出 3 个终末支供应 3 个单腺泡，3 个单腺泡组成一个复腺泡，复腺泡的中心是一个较小的汇管区。腺泡球由3~4个复腺泡组成，中心为较大的汇管区。一个腺泡球分泌的胆汁排入一个胆管。

一般设想每个肝细胞均具有整体肝所具有的分泌、合成、分解、贮存和解毒等功能，但肝的超微结构、组织化学等方面的研究表明，并非所有肝细胞都具有同样的代谢能力、营养需要及对化学物质、病原因子的敏感性。肝细胞接受单向渐进性的血流灌注，摄入的物质也因此有序地进行转化，因而在肝腺泡不同部位的肝细胞的功能也必然出现梯度差异。

第三节　肝脏的间质

一、肝的结缔组织

小叶内的结缔组织主要是由网状纤维构成的支架，介于肝细胞板及肝窦内皮细胞之间，起着支持肝细胞的作用，并使肝窦保持开放。此外，一些研究证明，当肝损伤后，如果网状支架得以保存，肝实质细胞的再生较快，且以较有秩序的形式进行。

小叶间结缔组织中除网状纤维外，尚含胶原纤维及弹性纤维，偶见成纤维细胞。小叶间结缔组织通常联系着两个或两个以上的肝小叶。有些肝小叶间结缔组织中含汇管分支，即小叶间动脉、小叶间静脉和小叶间胆管，这部分就称为汇管区，汇管区除汇管分支外，尚含有淋巴管和神经等。小叶间结缔组织中含有小叶下静脉，但不构成汇管区。

肝的结缔组织增生，即肝的纤维化，是慢性肝病和肝硬化的早期组织特征。近年来的大量研究证明位于窦周隙中的贮脂细胞在早期肝纤维化过程中起着重要作用。一般光镜下所见的肝纤维化多出现在汇管区、小叶间，使小叶界限由此变得明显。结缔组织还常出现于中央静脉及小胆管周围，或围绕着病变和再生的肝细胞。一般认为，肝细胞的损伤或退变，均能刺激结缔组织的增生。肝细胞在中毒、炎症或外伤等情况下，其退变坏死往往与再生相伴而行，此时，结缔组织常形成不规则的分隔，包围着再生的肝细胞团，形成大小不等的假小叶。增生的结缔组织阻碍了这些肝细胞与血管、胆管的有机联系，并抑制了它们的生长，致使肝组织失去正常结构与功能。

二、肝脏的血管

肝脏实际上是由肝实质和一系列管道结构组成，肝内有两个不同的管道系统：一个是 Glisson 系统，另一个是肝静脉系统。前者包含门静脉、肝动脉和肝胆管，三者被包于一结缔组织鞘内，称为 Glisson 鞘，经第一肝门处出入于肝实质。此三者不论在肝内或肝门，都是走在一起的。肝静脉系统是肝内血液的流出道，单独构成一个系统。门静脉与肝动脉进入肝脏后，反复分支，在肝小叶周围形成小叶间静脉和小叶间动脉，进入肝血窦中（即毛细血管），再经中央静脉注入肝静脉，肝静脉的主干及其属支位于 Glisson 系统的叶间裂或段间裂内，并与 Glisson 系统管道相交叉，经肝脏后上方的静脉窝（即第二肝门）注入下腔静脉。

（一）门静脉系统

门静脉由肠系膜上静脉和脾静脉汇合而成，其汇合点位于胰腺头部和颈部交界的后方，相当于第二腰椎水平。然后斜向右上方，经十二指肠第一部之后，到达肝十二指肠韧带内，在网膜孔前方上升到肝门，分成门静脉左、右干入肝。成年人门静脉长 5.5～8.0cm，其内径约 1cm。门静脉在肝门横沟处分成左、右支入肝。门静脉左干沿肝门横沟走向左侧，至左纵沟处入肝实质。一般可分为横部、角部、矢状部和囊部。横部长 2～4cm，在其后缘发出分支分布于尾状叶左侧部，角部及囊部外侧缘各发出一支分布于左外叶上下段，矢状部内侧缘发出分支分布于左内叶。囊部与肝圆韧带相连，内有闭塞的脐静脉。门静脉右干粗短，长 1～3cm，在其后缘发出分支至尾状叶右侧部，然后再分出两大支到右前叶和右后叶，后者又分出上、下两支到右后叶上下段。

（二）肝动脉系统

肝动脉由腹腔动脉发出后，贴网膜囊后壁，沿胰腺上缘向右走行，随即转向前上方，到达十二指肠球部上缘，先后分出胃右动脉和胃十二指肠动脉，以此为界，分支前的主干称肝总动脉，分支后的主干称肝固有动脉，在十二指肠韧带内与门静脉、胆总管并行，并在肝门附近分为左支、右支和中间支。肝动脉在肝内的分支、分布和行径与门静脉基本一致。

1. 肝左动脉　肝左动脉自肝固有动脉发出后，沿左门静脉横部及左肝管的浅面走行，其叶、段分支在肝门处即已分出。一般先分出尾状叶左动脉，分布于尾状叶左半；再分出左内叶动脉，分上、下支分布于左内叶；最后延续为左外叶动脉，分为上、下段支，分布到相应的肝叶和肝段。

2. 肝中动脉　起自肝左动脉、肝右动脉，肝固有动脉或肝总动脉，其出现率为57%～86%。肝中动脉主要分布于左内叶，并有分支至左外叶和尾状叶。

3. 肝右动脉　自固有动脉发出后，先发出一支胆囊动脉分布于胆囊，然后沿肝总管后侧上行（80%），或沿肝总管前面上行（20%）并入肝门，在肝门右切迹内分出右尾状叶动脉、右前叶动脉和右后叶动脉。后两者又分别分出上、下支，分别分布于同名肝段。

（三）肝静脉系统

肝静脉系统包括左、中、右三支主要肝静脉和一些直接开口于下腔静脉的小静脉，又称肝短静脉。肝静脉在肝内的行径与门静脉、肝动脉和肝胆管相互交叉。肝右静脉位于右叶间裂内，汇集右后叶全部和右前叶一部分的血液。肝中静脉居于正中裂，汇集右前叶大部和左内叶全部的血液。肝左静脉位于左段间裂内汇集左外叶全部血液。有时肝中静脉和肝左静脉汇成一个总干进入下腔静脉。三支主要肝静脉汇入的下腔静脉处也称为第二肝门。此外，尚有4～8支肝短静脉，主要汇集尾状叶和右后叶脏面区血液，直接进入下腔静脉的左、右前壁，也称为第三肝门。

1. 肝左静脉　由肝左后上支、左前下支及内侧支汇集而成，行于左叶间裂内，收集肝左外叶及左内上叶的血液，同肝中静脉共同开口于下腔静脉左前壁。

2. 肝中静脉　由左支和右支汇合而成。收集左内叶下部和右前叶下部的血液，与肝左静脉组成共干，开口于下腔静脉左前壁。肝中静脉走行于正中裂内，是左右半肝的重要分界标志。

3. 肝右静脉　由右上后支、右下后支、右前支和右后缘支汇集而成，走行于右叶间裂内，收集右后叶及右前叶上部的血液，开口于下腔静脉的右前壁。

（四）肝脏的淋巴系统

肝脏的淋巴管分深、浅两组，两组之间互有吻合。浅淋巴管位于肝被膜下，互相吻合成淋巴网；深淋巴管位于小叶间血管周围，主要收集来自窦周隙的体液；这些淋巴管逐级汇集成升、降干出肝。出肝后的两组淋巴管向上可汇入膈上淋巴结，再汇集到纵隔淋巴结；向下可汇集到肝淋巴结，再汇集到腹腔淋巴结。另外，某些部位的浅淋巴管可向相应部位毗邻的其他淋巴管如贲门旁、胃及腰部淋巴管回流。

（五）肝的神经

肝的神经来自腹腔的交感神经丛和迷走神经的分支，它们伴随着肝血管不断深入肝实质，分布于小叶间结缔组织内的血管和胆管上。神经纤维的末梢进入肝小叶内，分布于肝细胞和肝窦内皮上。

第四节　肝脏的超微结构

一、肝　细　胞

肝细胞是肝组织的主要部分，约占肝组织成分的60%，是肝脏正常功能活动的物质基础。肝细胞为不规则的多面体形，直径 $20 \sim 30 \mu m$。细胞核呈圆形，位于细胞中央。核内有一个或多个核仁，核仁中含有核糖核酸（RNA），细胞核染色体内含脱氧核糖核酸（DNA），与遗传及蛋白质合成有关。细胞质内有各种细胞器和包含物，如线粒体、高尔基体、溶酶体、内质网、糖原颗粒、脂滴和色素颗粒等，它们参与蛋白质合成，糖原分解，脂类代谢，胆汁的分泌、浓缩、运输、排泄，以及胆红素代谢、药物代谢、解毒等一系列功能活动。

（一）细胞膜

细胞膜为具有脂双层结构的单位膜，其外附有细胞外基质，液态流动性与其他细胞相似。肝细胞的三种功能面由于所含胆固醇和卵磷脂的量的不同而使其液态流动性稍有差异，其中胆小管面的液态性低于相邻肝细胞连接面和血窦面，使肝细胞表现一定的极性。

（二）肝细胞质

肝细胞通常被视为研究哺乳动物细胞超微结构的典型。除由于细胞成分的单一性及取材容易等因素外，更重要的是因为在肝细胞质中具有行使复杂功能的多种细胞器。许多细胞器均在研究肝细胞时被发现，如溶酶体、内质网和微体等。各种细胞器均埋藏在无定形的胞质溶胶（细胞质）中，它们的形态、数目和分布，可因肝小叶的区域、功能状态和动物年龄的不同而异。小叶中央带肝细胞含有较多的滑面内质网，而小叶周围的肝细胞内粗面内质网较多。某些肝内微细结构可随动物年龄增长而有显著改变，溶酶体随动物年龄增长而递增，成年动物肝小叶中央带肝细胞中的粗面内质网可较年轻动物多 90%。

（三）肝细胞核

肝细胞核大而圆，居细胞中央，直径 $5 \sim 11 \mu m$；有一至数个核仁，异染色质少而分散。肝脏中约 25% 的肝细胞为双核细胞。肝脏的重要特点之一是多倍体肝细胞数量大。应用流式细胞术测定发现，肝细胞以 4 倍体为主，人体肝脏的 4 倍体肝细胞在 60% 以上。

正常情况下极少见肝细胞增生。在肝脏受损伤后，尤其在肝部分切除后，肝细胞有惊人的增生能力，在手术切除肝脏 3/4 后大约 4 个月时间内肝脏可恢复到原来大小。

肝细胞核的异染色质凝集成块，分布于核的外周或分散于常染色质中，称为染色质浓缩及染色质边集。染色质的浓缩和边集是染色质转录活性降低和丧失的表现，是肝细胞退变和死亡的超微病理变化，是肝病诊断中重要的形态指征之一，它比光镜下所见的核浓缩出现得早。

二、细 胞 骨 架

细胞骨架是细胞质中的纤维网状结构，包括微管、微丝、中间丝三类纤维结构。细胞骨架能将细胞内各种游离的结构联系在一起。除了维持细胞的形状，赋予其强度外，细胞骨架是各种细胞器和大分子复合物在细胞内分布的基础，它在细胞的运动、细胞分裂、信息的传递和能量的交换等方面都起着重要作用。

微管由微管蛋白组装而成，其组装受微管组织中心（中心体）控制，肝细胞内微管含量较少，一般在核周分布密集，并向外周伸展，有的连于高尔基体的小泡上。微管除与细胞器的移动有关外，主要参与细胞分泌小泡的运送，肝细胞微管一面将细胞合成的蛋白质和脂蛋白运向血窦面排出，一面与微丝协同作用，参与胆汁的排泄。在肝细胞分裂时，微管会解聚并重新形成纺锤体，纺锤体收缩牵拉染色体移向细胞两极。

微丝主要由肌动蛋白构成，少数由肌球蛋白构成。通过水解腺苷三磷酸（ATP），肌动蛋白单体自发地进行聚合与解聚，使微丝产生运动。肌动蛋白微丝遍布于胞质内，尤以胆小管面的微绒毛内含量丰富，其作用主要是促进胆小管的收缩、胆汁的分泌和流动，并与肝细胞受体介导的内吞小泡的周期活动有关。

中心粒：每个细胞只有一对中心粒，直径为 0.1μm。中心粒是由九组三联体微管有规则地排列成环状，除了微管所含的微管蛋白外，还含有少量的 DNA、RNA 和核苷酸、糖蛋白和 ATP 酶。在细胞分裂前，中心粒进行自我复制，由一对复制成两对。有丝分裂时两对中心粒分别移向细胞的两极，在两对中心粒之间有纺锤丝相连，但中心粒之间的纺锤丝却是不连续的，在以细胞赤道为界的两个半纺锤体中所有的微管排列都是其负极指向中心体。在细胞有丝分裂中期，每条染色体的着丝点可连接 20~39 根微管。在纺锤丝的引导下染色体分别向细胞两极移动。在有丝分裂的后期，纺锤丝逐渐消失。纺锤体只出现在有丝分裂期。

肝细胞表达的中间丝蛋白只限于细胞角蛋白（cytokeratin）和层粘连蛋白（laminin），中间丝在细胞中围绕着细胞核分布，呈网架状，在毛细胆管周围构成一种完整的管状鞘。中间丝在细胞边缘呈平行排列。正常分布的中间丝与微管伴行，结构较稳定。

三、细　胞　器

（一）核糖体

核糖体（ribosome）由蛋白质及 RNA 构成，后者是由核仁相关 DNA 通过转录机制形成的。在粗面内质网中，核糖体附于内质网膜上。合成多肽后，进入粗面内质网池，合成输出蛋白，供给全身所需。游离的核糖体则合成肝细胞自身代谢需要的蛋白质。因此，游离核糖体的多少可代表肝细胞的再生、增生状态，肝细胞癌时游离核糖体十分丰富。

（二）内质网

肝细胞内质网（endoplasmic reticulum，ER）发达，广泛分布在胞质内。肝细胞的许多重要功能活动在内质网上进行。粗面内质网（rER）由平行排列的扁平囊及小管构成，滑面内质网（sER）为不规则的管和泡构成，常见于高尔基体处和糖原聚集处。肝细胞内的粗面内质网常呈层状，成群分布于核周、近血窦面及线粒体附近，并有密集的多聚核糖体，两者共同构成肝细胞合成蛋白质和酶的基础，还可将多余的氨基酸转变为另一种较少的氨基酸。血浆中的白蛋白、大部分凝血蛋白、纤维蛋白原、脂蛋白、补体蛋白及许多载体蛋白（如运铁蛋白、铜蓝蛋白、激素载体蛋白、Y 蛋白和 Z 蛋白等）均由肝细胞分泌。免疫细胞化学研究表明，肝细胞合成的白蛋白进入粗面内质网腔内或分离的肝细胞微粒体内。一般认为，内质网腔内的蛋白质经滑面内质网转移到高尔基复合体形成运输小泡，在血窦面以出胞方式释放。肝细胞的胆汁合成、脂类物质代谢、糖代谢、激素代谢及由肠道吸收的有机异物的生物转化等功能都与滑面内质网密切相关。

（三）高尔基体

高尔基体（Golgi body）实质上也是膜结构系统的一部分。由于它可与 ER 膜以及溶酶体膜相联系，并能互相转变，故把这一系统称为 GERL 复合体。肝细胞高尔基体的膜成分数量众多，每一细胞可含有多达 50 个高尔基体。每一高尔基体由 3～5 层紧密贴近并平行排列的滑面膜扁囊以及数量不等的与囊池相联系的大小膜泡组成，常位于胆微管附近的胞质内。扁囊的末端稍膨大成球状，与其相连系的较大膜泡内常充满 25～80nm 直径的电子致密颗粒。这些颗粒是富含三酰甘油的极低密度脂蛋白（VLDL），是脂类与蛋白质的复合物，它们参与从肝细胞向血浆输送新合成的脂类的过程。VLDL 的蛋白质在 rER 中合成，sER 则形成脂类。当脂蛋白合成后，通过 sER 出芽位点运送脂质和蛋白质，或进入高尔基体的膜泡中，再通过细胞骨架向表面移动，最后借出胞作用释放出其中的脂蛋白。

（四）溶酶体

溶酶体（lysosome）为单层界膜包围的卵圆形小体，直径 0.25～0.5μm，内含电子密度不等、形态各异的物质，它可对外源性物质、衰老的细胞器和内容物等进行消化分解，部分产物可被肝细胞利用作为能源或修复的材料，在细胞病理学中起到非常重要的作用。由于溶酶体在形态上与过氧化物酶体很相似，故需应用电镜细胞化学的方法，以酸性磷酸酶阳性作为标记才能在电镜下确定溶酶体。肝细胞胞质内含有许多的溶酶体，分为初级溶酶体（primary lysosome）、次级溶酶体（secondary lysosome）。初级溶酶体内容物较均匀、致密，内含溶酶体酶和酸性水解酶。次级溶酶体内含水解酶及消化产物，电子密度及大小不均匀，通常位于邻近毛细胆管和高尔基体的胞质区域。溶酶体的大小、数量、分布在不同的生理和病理情况下有所不同。在病毒性肝炎、胆汁淤积、缺氧导致的肝细胞损伤等情况下，肝细胞内的溶酶体数量有所增加。溶酶体中所含的水解酶种类繁多，目前已知至少有 40 种以上。有些情况下由于先天性溶酶体酶的缺乏，可导致溶酶体贮积病。儿童Ⅱ型糖原沉积症（Pompe 病）就是因为缺乏 α-1,4 葡萄糖苷酶而影响糖原的代谢，使糖原在全身各器官和组织内的细胞溶酶体中沉积，形态上表现为单颗粒的糖原沉积于溶酶体中，使其体积明显增大，影响整个细胞的超微结构。溶酶体还参与铁质的贮存。在溶血性疾病时，溶酶体内有大量的含铁血黄素。

（五）线粒体

线粒体（mitochondrion）是肝细胞内数量最多的细胞器。每个肝细胞内有 1000～1500个线粒体，其形态为圆形或椭圆形，外围双层膜，内膜向内折叠形成板层状线粒体嵴，内腔中含基质，其中见少数致密颗粒，还含有 DNA 和线粒体、核糖体。线粒体的平均寿命为 10 天，更新速度很快。线粒体数量的增多常为慢性损伤后的恢复性反应，而线粒体的增生既反映其数量的增多，也反映其体积的增大，两者均为功能增强的表现。肝细胞内线粒体少往往是细胞未成熟的表现，如个体特别小，数目又减少，常称之为幼稚的线粒体，可见于肝细胞癌。线粒体形态改变可见于多种急慢性肝病。急性肝炎时，线粒体肿胀往往伴有基质的空泛和嵴的短缩。慢性肝病如中毒性肝炎、病毒性肝炎、胆汁淤积症及酒精性肝病时，常可见到线粒体体积增大、畸形，基质密度增高，且见嵴间有平行的晶格状类包涵体，表现为平行排列的线条状结构，常集合成方阵状。

（六）微体

微体（microbody）也称过氧化物酶体（peroxisome）或乙醛酸循环体，为单膜包绕的小体，直径 0.1～1.0μm。在肝细胞内线粒体与微体的数量之比近乎 4∶1，微体的形态类似线粒体，区别是微体较少而小，单层膜，无嵴膜，基质呈细颗粒状。微体主要含催化酶，与过氧化氢的代谢有关。近年来研究表明，服用某些降血脂药物后，可伴肝细胞内微体增多。鉴于微体内所含的酶，有人认为它们在肝细胞内的功能可能是防止产生过量的过氧化氢而引起细胞中毒。此外，还可能参与糖原生成。

（七）糖原

糖原的合成及贮存是肝细胞的主要功能之一，通过糖原的分解，释出葡萄糖，为机体提供能量。在饥饿状态下，其数量减少或消失。应用过碘酸希夫（PAS）染色方法，可显示糖原的含量。糖原颗粒在透射电镜下有两种形态，即 α 颗粒与 β 颗粒。β 颗粒的大小为直径 15～30nm，α 颗粒为 β 颗粒的集簇，呈菊花状。核内的糖原常为 β 颗粒，糖原颗粒常位于 SER 所在区域，故认为 SER 与糖原的合成有关。

四、肝血窦与血窦细胞

肝板之间空隙内有血窦，人的肝血窦呈不规则囊状，窦壁衬覆有孔内皮细胞，内皮外无基底膜（基膜）。内皮细胞与肝细胞之间的狭小间隙，称窦周隙。电镜下见相邻肝细胞间近窦周隙处，间隙较宽大，称细胞间陷窝。胎肝造血时期，窦周隙内有大量造血细胞，第 7 个月以后，造血细胞逐渐消失。肝血窦内皮细胞、肝巨噬细胞（库普弗细胞）、大颗粒淋巴细胞和星状细胞，总称为血窦细胞。内皮细胞约占血窦细胞总体积的 44%；肝巨噬细胞约占 33%，位于肝血窦内；星状细胞约占 20%，位于窦周隙内；大颗粒淋巴细胞所占比例小，也存在于肝血窦内。

（一）内皮细胞

内皮细胞（endothelial cell）呈扁平形，胞核部分膨大，胞质丰富，胞质延伸形成厚 50～80nm 的不连续束膜，中有窗孔。窗孔可分大小两种：小者为 0.1～0.2μm，常呈集簇状，形成筛板；大者为 0.2μm。细胞培养观察认为，小的一种在细胞内，而大的一种在细胞间。

有人则认为这种大小差别是组织固定时人为导致的变化，窗孔的大小也可能是结构上的变动。0.1μm 大小的窗孔只能通过血浆，而血细胞不能通过。内皮细胞的吞饮能力很强。当把辣根酶或铁蛋白注入门静脉后，内皮细胞的膜受体与之结合形成一个小凹，小凹逐渐向内凹陷，同质膜脱离形成被膜小泡进入胞质，接受水解酶的作用后被膜小泡解聚转化为初级内体，初级内体与溶酶体融合，吞噬物被溶酶体的酶水解，初级溶酶体也转化为次级溶酶体。

（二）肝巨噬细胞

肝巨噬细胞（hepatic macrophage）由单核细胞发育分化而来，属定居于肝内的巨噬细胞，附于血窦内皮细胞上，偶可穿过内皮细胞进入窦周隙内。肝腺泡Ⅰ带的肝巨噬细胞较Ⅱ、Ⅲ带的大而且数量多。肝巨噬细胞形态不规则，表面伸出许多板状或丝状伪足，并有许多微绒毛或皱襞。细胞外基质较厚，与识别和捕捉异物有关。细胞核较大，胞质内溶酶体发达，溶酶体内所含酶类的数量和种类都较丰富。通过研究证实，肝巨噬细胞表面有许多特异性受体和结合位点，如 IgGFc 受体、C3 受体、低密度脂蛋白、蛋白质残基、甘露糖、半乳糖及一些内分泌激素的结合位点。肝巨噬细胞的主要功能是消化和分解来自门静脉的内源性颗粒物质和可溶性物质，同时像肝内的"清道夫"一样，清除肝内的微生物、退变的红细胞，循环肿瘤细胞及各种大分子物质。

（三）大颗粒淋巴细胞

大颗粒淋巴细胞为另一种血窦细胞，常附着于血窦内皮细胞或肝巨噬细胞上，或游离在血窦内。细胞形态近圆形，表面有短小的伪足，齿状凹陷的细胞核位于一侧，核膜下异染色质浓集。胞质内线粒体较少，核凹陷处可见高尔基体和中心体，核糖体丰富。胞质内可见一些类似分泌颗粒的嗜天青致密核心小泡，直径 0.3～0.6μm，有界膜，内含高电子密度物质。实验表明，肝内大颗粒淋巴细胞大多具有自然杀伤细胞（natural killer cell, NK 细胞）活性及其表面标志物，即 OX-8 抗原和无涎酸粒酶（granzyme, Gm），它与血液中 NK 细胞的不同之处在于它不表达 T 细胞的 OX-19 抗原。肝内大颗粒淋巴细胞的主要功能是抵御病毒、细菌等微生物和异物对肝的侵袭，可加速受病毒感染的肝细胞破坏并清除病毒。另外，它还有监视肝细胞突变和肿瘤发生以及防止肿瘤经血液转移的功能，在原发性和继发性肝癌中，大颗粒淋巴细胞的数量增多。

（四）星状细胞

星状细胞（stellate cell）又称 Ito 细胞、窦周细胞、贮脂细胞、星形细胞和间质细胞等，位于窦周隙和肝细胞间陷窝内，细胞有突起附着于内皮细胞及肝细胞表面或伸入肝细胞之间。细胞核形态不规则，胞质内含有许多大脂滴。星状细胞无吞噬功能，其功能是产生细胞外基质，调节微循环，贮存维生素 A，参与肝细胞的再生。在正常情况下星状细胞合成细胞内脂滴，在病理状况下，转化为成纤维细胞，活跃地合成胶原纤维，使肝脏发生纤维增生性病变。

参 考 文 献

梁英锐，丁濂，朱世能，等. 1998. 现代肝脏病理学. 天津：天津科学技术出版社.

孟祥伟. 2003. 肝脏病诊断与治疗. 延吉：延边人民出版社.

权启镇，孙自勤，王要军. 2003. 新肝脏病学. 济南：山东科学技术出版社.

石军，郝菁华. 2010. 肝脏微循环与慢性肝病. 济南：山东科学技术出版社.

王宝恩 张定凤. 2003. 现代肝脏病学. 北京：科学出版社.

吴孟超. 2000. 肝脏外科学. 2 版. 上海：上海科学技术文献出版社.

张泰和，周晓军. 1995. 实用肝脏病理学. 上海：上海科学技术文献出版社.

周晓军，张丽华. 2006. 肝脏诊断病理学. 南京：江苏科学技术出版社.

第二章　肝脏的生理与生物化学

　　肝脏是人体内最大的消化腺，也是体内新陈代谢的中心站。据估计，在肝脏中发生的化学反应有 500 种以上。实验证明，动物在完全摘除肝脏后即使给予相应的治疗，最多也只能生存 50 多个小时。这说明肝脏是维持生命活动的一个必不可少的重要器官。肝脏的血流量极为丰富，约占心输出量的 1/4，每分钟进入肝脏的血流量为 1000～1200ml。肝脏的主要功能是进行糖分解、贮存糖原；参与蛋白质、脂肪、维生素、激素的代谢；解毒；分泌胆汁；吞噬、防御功能；合成凝血因子；调节血容量及水电解质平衡；产生热量等。在胚胎时期肝脏还有造血功能。由此可见，肝脏的生理和生化功能是极其复杂和重要的，因此有人将它比喻为机体内的"化工厂"，是十分形象的。

第一节　肝脏的胆汁分泌作用

　　肝细胞能不断地生成胆汁酸和分泌胆汁，胆汁在消化过程中可促进脂肪在小肠内的消化和吸收。通常情况下每天有 600～1100ml 胆汁经胆管输送到胆囊。胆囊起浓缩和排放胆汁的功能。

一、胆汁的成分

　　胆汁的成分比较复杂，有水分、胆色素、胆盐、胆固醇和脂肪酸等。正常情况下，胆汁中的胆盐和胆固醇之间有适当的比例，以此来维持胆固醇呈溶解状态。当胆固醇分泌过多，或是吃进大量高胆固醇的食物，或是胆固醇含量并未显著增高而是胆盐含量减少，打破了以上生理平衡时，胆固醇即可以沉积下来在胆囊或胆总管中形成胆固醇结石。这也是胆结石形成的原因之一。

二、胆汁的作用

　　（1）胆汁有促进脂肪类食物消化的作用，反过来进食脂肪类食物也可促进胆汁的分泌与排泄，而进食糖类食物时胆汁分泌就相对较少。如果结扎胆囊，使胆汁分泌停止，就可导致整个消化功能的紊乱，但不会引起死亡。胆汁消化脂肪类食物是通过"乳化"作用实现的。脂肪同胆汁混合后，变成微细的颗粒，再与消化液接触时，脂肪与消化液的接触面扩大，就很容易被消化了。如果胆汁分泌被阻断，在人类可以发生由于脂肪消化不良引起的腹泻。

（2）胆汁还能促进胰液（由胰腺分泌出来的消化液）和肠液的消化作用，刺激肠的活动，加速消化过程。胆汁对维生素 A、维生素 D、维生素 E、维生素 K 的吸收有重要影响。如果在完全无胆汁的情况下，即使食物中含有此类物质，也不能充分吸收。胆汁还有抑制肠道内腐败细菌生长的作用。胆汁分泌发生障碍的情况下，如胆道被结石或肿瘤堵塞的患者，低脂肪的饮食很有好处。

（3）抗菌作用，胆汁可抑制肠道细菌生长。

三、胆汁的代谢

胆汁中除胆汁酸盐及磷酸酶和消化作用有关外，其他成分多属于排泄物。进入机体的药物、毒物、染料及重金属盐等都可以随胆汁排出。胆汁酸包括游离型和结合型，存在于人胆汁中的以结合型为主。胆酸、鹅脱氧胆酸由肝细胞合成，而且与甘氨酸或牛磺酸相结合，形成结合型胆汁酸，即甘氨胆酸、牛磺胆酸、甘氨鹅脱氧胆酸和牛磺鹅脱氧胆酸，随胆汁分泌。此外，还有少量与硫酸结合的胆汁酸。所有这些由肝细胞合成的胆汁酸统称为初级胆汁酸。胆汁中存在的结合型或游离型的脱氧胆酸、石胆酸则是上述初级胆汁酸分泌到肠管后受肠道细菌作用的产物，称为次级胆汁酸。胆汁酸是在肝细胞内由胆固醇转变而来，是肝脏清除体内胆固醇的主要方式，胆固醇首先在肝细胞经 7α-羟化酶催化生成 7α-羟胆固醇，再经羟化、加氢、氧化和加辅酶 A 等多步酶促反应，生成胆酰辅酶 A 或鹅脱氧胆酰辅酶 A，与甘氨酸或牛磺酸结合成各种结合型胆汁酸。7α-羟化酶属于加单氧酶系，是胆汁酸合成的限速酶。正常成人每天合成胆固醇 1～1.5g，其中约 0.5g 在肝脏内转变为胆汁酸，并随胆汁排入肠道。在肠道里，部分初级胆汁酸受到肠道细菌的作用，经水解脱下甘氨酸或牛磺酸转变成游离型胆汁酸，进而经过 7-位脱羟形成次级胆汁酸。在肠道里，大部分初级胆汁酸和次级胆汁酸被重新吸收入血，其中以回肠部对结合型胆汁酸的主动吸收为主，其余在肠道各部被动重吸收。重吸收的胆汁酸经门静脉运回肝脏后，被肝细胞摄取，游离型胆汁酸重新合成结合型胆汁酸，再随胆汁排入肠道，形成胆汁酸的"肠肝循环"。上述肝脏合成胆汁酸的能力不能满足机体生理需要，机体主要通过肠肝循环将排入肠道的胆汁酸重吸收入肝脏再加以利用，每天进行 6～12 次肠肝循环，从肠道重吸收入肝脏的胆汁酸总量可达 12～32g。每次由肝脏排入肠腔的胆汁酸 95%以上均被重吸收再利用，未被重吸收的小部分胆汁酸可在肠道细菌作用下衍生成多种胆烷酸衍生物由粪便排出，每天可排出 0.2～0.6g。正常人还有少量胆汁酸可以在肝内经酶促反应以它们的羟基与硫酸结合成硫酸酯，或与葡萄糖醛酸结合成葡萄糖醛酸苷，以增强它们的水溶性，并易于由血液通过肾脏从尿中排出，上述结合反应也可以认为是肝脏的一种解毒功能。

第二节　肝脏与糖代谢

单糖经小肠黏膜吸收后，由门静脉到达肝脏，在肝内转变为肝糖原而贮存。一般成人肝内约含 100g 肝糖原，仅够禁食 24 小时之用。肝糖原在调节血糖浓度以维持其稳定中具有重要作用。当劳动、饥饿、发热时，血糖大量消耗，肝细胞又能把肝糖原分解为葡萄糖进入血液循环，所以患肝病时血糖常有变化。

一、肝脏组织中葡萄糖的转运

肌肉细胞和脂肪细胞对葡萄糖均存在自由透过性障碍，由于肝细胞膜上存在葡萄糖转运体，因此，肝细胞内外的葡萄糖可以迅速地建立平衡。目前已经证实葡萄糖转运体（蛋白质）是一个家族，其表达有较高的组织特异性，家族成员间的氨基酸库列有较高的同源性。现在发现共有 5 种葡萄糖转运体，分别是 GLUT1、GLUT2、GLUT3、GLUT4、GLUT5，互为异构体。它们分别有 12 个跨膜的螺旋区，氨基末端和羧基末端均在细胞膜的胞质侧，螺旋区 1 和 2 之间的连接肽段位于细胞膜的外表面，该肽段上有一个潜在的寡糖 N-连接部位。5 种葡萄糖转运体之间在氨基末端区、羧基末端区和跨膜螺旋区 1，2 之间连接肽段的氨基酸序列和数目都有区别。在跨膜螺旋区 5，6 之间有一个由 65 个左右的氨基酸组成的高电荷的膜内表面结构域。肝细胞上的葡萄糖转运体主要是 GLUT2。该转运蛋白的 K_m 是 30mmol，约比红细胞上的葡萄糖转运体 GLUT1 的 K_m 大 10 倍。因此，门静脉的葡萄糖水平升高可迅速地提高肝细胞内的葡萄糖水平。GLUT2 的氨基酸序列有 55% 与 GLUT1 相似，在种属特异性上，人与大鼠的 GLUT2 的氨基酸序列有 82% 相似。人体除了肝细胞以外，肾脏、小肠和分泌胰岛素的 B 细胞也表达 GLUT2。B 细胞中 GLUT2 异构体在调节胰岛素的分泌方面也起着重要作用。血糖浓度升高时，可刺激 B 细胞分泌胰岛素，降低血糖水平。但胰岛素对肝细胞 GLUT2 跨膜转运葡萄糖没有促进作用。

二、糖的分解代谢

进入肝细胞内的葡萄糖进行分解代谢时主要经过以下三条途径：①在无氧情况下进行的无氧酵解；②在有氧情况下进行有氧氧化；③磷酸戊糖途径，代谢生成磷酸戊糖为中间代谢物。这三条通路中，在释放能量方面以有氧氧化和糖酵解这两条通路比较重要。

三、糖原合成和贮存

体重 70kg 正常成人的糖储存总量约 327g，其中肝糖原约为 72g，占肝重（约 1800g）的 4%；肝糖原含量（25～150g 或更高）变异范围较大，其产生主要受葡萄糖及葡萄糖-6-磷酸（G-6-P）浓度的调节。在血糖浓度增高数分钟内即能出现糖原合成增强。进入肝细胞内的葡萄糖通过葡萄糖激酶迅速被磷酸化为 G-6-P，并进一步经糖原合成酶合成为糖原贮存。肝脏所含的葡萄糖激酶与其他组织的已糖激酶不同，该酶对葡萄糖亲和力低（K_m 较大），仅在葡萄糖浓度明显高于生理情况下才能被饱和。G-6-P 可抑制已糖激酶反馈调控肝外组织摄糖，但肝不受这种约束。葡萄糖和胰岛素可刺激葡萄糖激酶促使大部分 G-6-P 转变为糖原而不用于糖分解。

四、肝糖原分解

糖原分解时，1，4-糖苷键在无机磷酸参与下，经磷酸化酶催化生成 1-磷酸葡萄糖，又经磷酸葡萄糖变位酶催化生成 6-磷酸葡萄糖，最后在 6-磷酸葡萄糖酶作用下水解成葡萄糖。糖原中的 1，6-糖苷键则在分支酶作用下释放出葡萄糖。参与糖原分解的磷酸化酶灭活需磷酸化酶催化。葡萄糖对作用于磷酸化酶的磷酸酶有刺激作用，因此能使活化型的磷酸化酶灭活，从而阻止糖原的分解。胰高血糖素、肾上腺素和刺激交感神经可激活肝脏中的磷酸化酶，故具有加速糖原分解的作用；胰岛素恰与胰高血糖素相反，不但不能诱导 cAMP 增加，而且还减少肝糖原的输出，因此，胰岛素有促进糖原合成和减少糖原分解的作用。

五、糖 异 生

糖原分解和糖异生反映总的肝糖释放能力，两者成反比关系，维持血糖水平。基础状态下葡萄糖产生有 25% 来自糖异生。肝糖原含量仅够维持供糖 12～24 小时，当饥饿超过 1～2 天或肝糖原含量低于 10g 时，糖异生是产糖的唯一来源。肝内丙酮酸激酶与周围组织不同，前者对胰岛素诱导较敏感，丙氨酸能强烈抑制该酶活性使糖分解减慢并促进糖异生；后者对胰岛素诱导欠敏感，也不受丙氨酸的抑制。

六、肝葡萄糖自身调节

葡萄糖本身可改变肝代谢使之有利于糖原贮存，肝糖产生速率与血糖浓度所成的反比关系可在与激素及神经调节无关的情况下发生。在完全阻断内源性胰岛素及胰高血糖素后，可见高血糖本身能抑制肝糖的产生。正常人血糖升高 15～20mg/dl 时可抑制 80%～85% 的肝糖生成。

第三节 肝脏与脂、胆固醇代谢

肝脏是脂肪运输的枢纽。经消化吸收后一部分脂肪进入肝脏，以后再转变为体脂而贮存。饥饿时，贮存的体脂可先被运送到肝脏，然后进行分解。在肝内，中性脂肪可水解为甘油和脂肪酸，此反应可被肝脂肪酶加速，甘油可通过糖代谢途径被利用，而脂肪酸可完全氧化为二氧化碳和水。肝脏还是体内脂肪酸、胆固醇、磷脂合成的主要器官之一。当脂肪代谢紊乱时，脂肪堆积于肝脏内形成脂肪肝。

一、脂肪酸代谢

肝脏是机体氧化脂肪酸的重要器官，肝内脂肪酸的更新率很快，从而产生很多的能量。

通常脂肪首先水解成为甘油和脂肪酸，再分别氧化分解，但由于肝内三酰甘油的活性低，所以肝脏不是分解食物源性脂肪的主要场所，而是代谢来自脂库的脂肪酸。脂肪酸在肝内转化有 2 个途径。①酯化：游离脂肪酸（FFA）转变为三酰甘油（TG），然后以极低密度脂蛋白（VLDL）形式分泌入血中，肝可由碳水化合物和氨基酸合成 FFA 进行酯化。②氧化产能：FFA 通过氧化为乙酰 CoA，后者可参与三羧酸循环，也可生成酮体，肝脏是唯一能利用乙酰 CoA 进行这两种交互改变的器官。脂肪组织释出 FFA 的速率取决于脂肪分解与酯化活性的平衡，当脂肪分解使血中 FFA 增高时，肝内脂肪生成减少。血中 FFA 增高虽可在肝内被转化为酮体，但此时由于伴随着刺激胰岛素分泌增加，使脂肪分解和酮体形成受阻。

二、三酰甘油代谢

两个分子的脂酰 CoA 和一个分子的 α-磷酸甘油先形成磷脂酸，然后再与另一个脂酰 CoA 结合，成为三酰甘油，此过程的酶系存在于线粒体和内质网内，因此，肝细胞的内质网是合成三酰甘油的主要场所，由运输至肝脏的游离脂肪酸或肝脏自身合成的脂肪酸进行酯化生成三酰甘油。肝脏也是合成脂蛋白的主要器官，脂蛋白与三酰甘油以非共价键形式结合后，释入血循环中。血浆三酰甘油的浓度主要取决于：①食物中三酰甘油的质和量，食物中的脂肪经胰脂酶水解成甘油和脂肪酸，再由小肠黏膜细胞重新酯化生成三酰甘油，然后经肠淋巴液运至肝脏，再通过肝脏释入血循环；②从脂库中动员出来的脂肪酸，脂库中的脂肪水解后生成甘油和脂肪酸，脂肪酸被运至肝脏由肝细胞合成三酰甘油；③肝细胞自身合成的脂肪酸经酯化后生成三酰甘油，三酰甘油的合成与 α-磷酸甘油脂酰基转移酶的活性密切相关。

三、肝脏与磷脂代谢

肝脏还是合成磷脂的重要器官。肝内磷脂的合成与三酰甘油的合成及转运密切相关。磷脂合成障碍将会导致三酰甘油在肝内堆积，形成脂肪肝（fatty liver）。其原因一方面是由于磷脂合成障碍，导致前 β 脂蛋白合成障碍，使肝内脂肪不能顺利运出；另一方面是肝内脂肪合成增加。卵磷脂与脂肪生物合成密切相关。卵磷脂合成过程的中间产物甘油二酯有两条去路，即合成磷脂和合成脂肪，当磷脂合成障碍时，甘油二酯生成三酰甘油明显增多。

四、肝脏与胆固醇代谢

胆固醇是细胞膜的组成成分，有稳定细胞膜、调节细胞膜稳定性的作用。在体内胆固醇可以转变成类固醇激素、胆汁酸和维生素 D_3，它们在体内具有十分重要的功能和作用。维持体内胆固醇代谢的平衡有非常重要的生理意义，体内胆固醇主要来自体内合成和从食物中摄取，体内合成的胆固醇占体内胆固醇来源的 2/3。肝细胞可以乙酰辅酶 A 为原料合成胆固醇，是胆固醇在体内的主要合成部位，也是其代谢调节的主要部位。

肝脏对胆固醇的代谢作用受激素的调控：①胆固醇合成的调控：胆固醇合成的关键限速酶为 3-羟基-3-甲基戊二酰辅酶 A（HMG-CoA）还原酶，此酶活性增加可促进胆固醇合成，而活性降低可使胆固醇合成减少。胰岛素、甲状腺激素、儿茶酚胺和生长激素等可提高肝细胞 HMG-CoA 还原酶活性，使肝合成胆固醇增加；而胰高血糖素、糖皮质类固醇、前列腺素等却降低肝细胞 HMG-CoA 还原酶活性，使肝合成胆固醇减少。FFA 可诱导肝合成 HMG-CoA 还原酶，加快胆固醇合成。低密度脂蛋白胆固醇（LDL-C）和胆固醇本身可通过抑制肝 HMG-CoA 还原酶和下降调节 LDL 受体的反馈作用机制，使肝脏从乙酰 CoA 合成胆固醇及肝细胞摄取 LDL-C 减少。②胆固醇转运和清除：体内 93% 的胆固醇在细胞内，仅 7% 在血浆中。组织中胆固醇有游离型和酯型两种形式，血浆中此两型比值维持在 1∶3。稳定状态时，胆固醇进入细胞的同时也离开细胞，周围组织细胞贮存的酯型胆固醇虽能被细胞内胆固醇酯水解酶清除，但这种能力很有限，需靠高密度脂蛋白（HDL）把非酯化的胆固醇转运到肝脏进行转化和清除。HDL 在与细胞表面受体结合时吸收胆固醇，然后高密度脂蛋白胆固醇（HDL-C）通过卵磷脂胆固醇酰基转移酶（lecithin cholesterol acyl transferase，LCAT）酯化反应，使胆固醇酯转移入含有载脂蛋白-B（apolipoprotein B，APO-B）、APO-E 的脂蛋白，或者直接由肝脏清除。体内约半数胆固醇在肝脏被转化为胆汁酸进行肠肝循环，另外近半数胆固醇以中性类固醇形式随粪便排出。雌激素能增加肝细胞 APO-B、APO-E 受体活性，增加血浆 HDL-C 水平，并通过增强受体介导的 LDL 降解使 LDL 胆固醇水平降低。肝脏能使较多胆固醇转而形成胆汁酸，相反，输注胆盐可使胆固醇产生胆汁酸的速率降低，这种反馈调控除与胆固醇本身影响 HMG-CoA 还原酶活性有关外，还与胆汁的激素调节有关。

第四节　肝脏与蛋白质代谢

由消化道吸收的氨基酸在肝脏内进行蛋白质合成、脱氨、转氨等作用，合成的蛋白质进入血循环供全身器官组织需要。肝脏是合成血浆蛋白的主要场所，由于血浆蛋白可作为体内各种组织蛋白的更新之用，所以肝脏合成血浆蛋白的作用对维持机体蛋白质代谢有重要意义。肝脏将氨基酸代谢产生的氨合成尿素，经肾脏排出体外。所以，肝病时血浆蛋白减少，血氨升高。

肝脏的解剖结构很特殊：食物消化后产生的氨基酸和其他物质经小肠吸收，通过门静脉首先到达肝脏，在这些物质进入血液大循环之前，受到肝脏截留，其中一部分供肝脏合成蛋白质。肝脏与胆道相连，肝细胞可将一些有毒的含氮代谢产物直接排入肠道。肝细胞几乎可以表达氨基酸代谢所需的酶，体内各种其他的组织都不具备这种能力。因此，肝脏就能分解、修饰、合成各种进入肝脏的氨基酸，包括三个方面的代谢过程：①分解氨基酸的碳链骨架为细胞提供能量，或作为糖异生的原料；②合成非必需氨基酸及其衍生物；③对体内的氨、胆红素等进行解毒，生成尿素、结合胆红素等代谢终产物，通过胆道或经血液循环到肾通过泌尿道排出体外。蛋白质在肝脏中的代谢，无论合成还是分解都非常迅速，半衰期为 2～8 天。肝脏分解和合成蛋白质的平衡对机体的其他组织和器官十分重要。因为肝脏合成的许多蛋白质分泌进入血液，包括细胞内酶，这些酶参加和影响整个机体的物质代谢。饥饿时，肝脏的某些蛋白质可被迅速地降解成氨基酸，作为合成糖（糖异生）和尿素的原料，为机体提供能量或者排除有毒的废物。肝脏除合成本身的结构蛋白质外，还合成多种蛋白质分泌到血浆中而发挥不同的功能（如白蛋白、纤维蛋白原及凝血酶原等）。血浆蛋白质大部分在肝脏合成，有些甚至仅在肝脏合成和分泌。例如，血浆中的白蛋白就是其中最重要的一种。

一、肝脏对蛋白质的分解作用

肝脏通过两种方式对蛋白质进行分解：一是通过溶酶体，降解来自肝细胞外和细胞内的蛋白质。细胞外的蛋白质主要通过受体介导进入肝细胞；细胞膜和可溶性胞液蛋白分别通过自噬和微自噬作用进入溶酶体。在溶酶体中蛋白质被水解酶降解成氨基酸，这是蛋白质在肝细胞内降解的主要方式。二是在胞液中进行的降解异常蛋白质和半衰期短的蛋白质，这种降解需要 ATP 和泛素（ubiquitin）参与。肝脏在血浆蛋白质分解代谢中亦起重要作用。肝细胞表面有特异性受体可识别某些血浆蛋白质（如铜蓝蛋白、α_1 抗胰蛋白酶等），经胞饮作用吞入肝细胞，被溶酶体水解酶降解。而蛋白质所含氨基酸可在肝脏内进行转氨基、脱氨基及脱羧基等反应进一步分解。肝脏中有关氨基酸分解代谢的酶含量丰富，体内大部分氨基酸，除支链氨基酸在肌肉中分解外，其余氨基酸特别是芳香族氨基酸主要在肝脏内分解。故有严重肝病时，血浆中支链氨基酸与芳香族氨基酸的比值下降。

二、肝脏对蛋白质的合成作用

肝脏中蛋白质合成非常活跃。除了合成其自身的结构蛋白以外，还合成许多蛋白质输出到细胞外，包括大多数的血浆蛋白，如白蛋白、甲胎蛋白、α-抗胰蛋白酶、转铁蛋白和铁蛋白、凝血因子等。蛋白质合成是在胞液游离的核糖体上进行的。肝脏合成白蛋白的能力很强。成人肝脏每日约合成 12g 白蛋白，占肝脏合成蛋白质总量的 1/4。白蛋白在肝内的合成与其他分泌蛋白相似，首先以前体物形式合成，即前白蛋白原，经剪切信号肽后转变为白蛋白原，再进一步修饰加工，成为成熟的白蛋白。血浆白蛋白的半衰期为 10 天，由于血浆中含量多而分子量小，在维持血浆胶体渗透压中起着重要作用。

三、肝脏对氨基酸的代谢

尽管肝脏中游离氨基酸含量不多，但肝内氨基酸代谢率明显高于其他组织。进食后，门静脉血中的氨基酸含量增多，并高于体循环动脉血和静脉血中的水平。氨基酸经门静脉血运至肝脏，由肝细胞膜上特定的载体迅速摄取，每种氨基酸都有特定的载体转运，然后在细胞内进行脱氨、转氨或合成蛋白质。进食后由于蛋白质的含量增加或分解减少，致使肝脏中的蛋白质含量增多。饥饿时，蛋白质分解代谢增速，分解的限度取决于肝脏蛋白质池中的蛋白质含量。大多数必需氨基酸均在肝脏中降解。支链氨基酸主要在肌肉中分解代谢。肝脏除自身负责氨基酸代谢外，还可将一些氨基酸释入血循环，供其他组织代谢。此外，肝脏还具有一个极为重要的功能，即将氨基酸代谢产生的有毒的氨通过鸟氨酸循环的特殊酶系合成尿素以解氨毒。鸟氨酸循环不仅能解除氨的毒性，而且由于在尿素合成中消耗了产生呼吸性 H^+ 的 CO_2，故在维持机体酸碱平衡中具有重要作用。

肝脏也是胺类物质解毒的重要器官，肠道细菌作用于氨基酸产生的芳香胺类等有毒物质，被吸收入血，主要在肝细胞中进行转化以减少其毒性。当肝功能不全或门体侧支循环形成时，这些芳香胺可不经处理进入神经组织，进行 β-羟化生成苯乙醇胺和 β-羟酪胺。它们的结构类似于儿茶酚胺类神经递质，并能抑制后者的功能，属于"假神经递质"，与肝性脑病的发生有一定关系。

第五节　肝脏与维生素代谢

肝脏可贮存脂溶性维生素，人体 95% 的维生素 A 都贮存在肝内，肝脏是维生素 C、D、E、K、B_1、B_6、B_{12}、烟酸、叶酸等多种维生素贮存和代谢的场所。

一、维　生　素　A

肝脏是维生素 A 的主要贮存地点。人类肝脏的维生素 A 可占人体维生素总量的 70%～85%。肝脏的维生素 A 的量可以随年龄、摄取的食物类型、季节等的变化而变化。维生素 A 的作用对人体极为重要，缺乏维生素 A 时易患传染病、皮肤角化、夜盲症等，严重者可致角膜软化、穿孔失明。维生素 A 的来源主要是胡萝卜素。当肝脏有明显损害的时候，即使吸收足够的维生素 A 原亦不易转化成维生素 A，同时，肝内储存量亦显著减少，因而出现夜盲、皮肤角化等一系列症状。

二、维　生　素　D

肝脏也是体内维生素 D 族的主要贮存器官。维生素 D 有很多种，以维生素 D_2 和维生素 D_3 较为重要。业已证明维生素 D_2（麦角钙化醇）在肝脏内代谢。根据对肝脏匀浆进一步的研究发现，肝脏能够催化维生素 D_3（胆钙化醇）羟化成为 25-羟-代谢产物。维生素 D 能促进钙化和磷的吸收，而钙和磷二者均为骨质构成的主要成分。因为维生素 D 为脂溶性维生素，如果肝脏或胆道有疾患，可使肠道内胆汁酸减少，影响到维生素 D 的吸收，从而阻碍体内钙和磷的吸收，结果造成骨质疏松和骨软化等现象。

三、维　生　素　K

维生素 K 是一种与凝血机制有关的维生素。体内缺乏维生素 K 会出现凝血机制障碍。肝脏是维生素 K 的主要贮存地点，也是许多凝血因子的合成场所。在多肽链合成后，肝脏还必须对新合成的多肽链进行加工和修饰，才能成为有生物活性的凝血因子。肝脏修饰的主要化学反应是对多肽链的谷氨酸残基进行 γ-羧化，使谷氨酸残基变成 7-羧基谷氨酸残基。化学反应是在这些多肽链上进行的，催化这类羧化反应的酶是 γ-谷氨酸羧化酶，该酶的辅助因子就是维生素 K。缺少维生素 K，酶的活性降低，影响凝血因子的成熟，造成凝血机制障碍。

四、维 生 素 E

肝脏是维生素 E 的重要贮存器官，维生素 E 可随胆汁排出。肝脏损害时因肠道吸收减少，肝脏内维生素 E 含量及血浆内的浓度亦下降。大鼠饲喂缺乏维生素 E 和蛋白质的饲料可产生暴发性肝衰竭，但用胱氨酸、甲硫氨酸、维生素 E 可以预防，并且观察到这种肝坏死仅发生在膳食中含有大量不饱和脂类时。大鼠摄入过量维生素 E 时，大部分可在肝脏中与葡萄糖醛酸结合由尿排出，或以生育酚状态通过肝脏随胆汁排泄到消化道，同粪便一起排出体外。维生素 E 缺乏可引起肝细胞线粒体结构紊乱和呼吸作用减弱。

第六节　肝脏与激素代谢

正常情况下血液中各种激素都保持一定含量，多余的经肝脏处理失去活性。许多激素在发挥其调节作用后，主要在肝脏内被分解转化，从而降低或失去其活性，此过程称激素的灭活。灭活过程对于激素具有调节作用。肝细胞膜有某些水溶性激素（如胰岛素、去甲肾上腺素）的受体，此类激素与受体结合而发挥调节作用，自身则通过肝细胞内吞作用进入细胞内。而游离态的脂溶性激素则通过扩散作用进入肝细胞。一些激素（如雌激素、醛固酮）可在肝内与葡萄糖醛酸或活性硫酸等结合而灭活。垂体后叶分泌的抗利尿激素亦可在肝内被水解而"灭活"。因此肝病时由于对激素"灭活"功能降低，使体内雌激素、醛固酮、抗利尿激素等水平升高，则可出现男性乳房发育、肝掌、蜘蛛痣及水钠潴留等现象。许多蛋白质及多肽类激素也主要在肝脏内"灭活"，如胰岛素和甲状腺素的灭活。甲状腺素灭活包括脱碘、移去氨基等，其产物与葡萄糖醛酸结合。胰岛素灭活时，则包括胰岛素分子二硫键断裂，形成 A、B 链，再在胰岛素酶作用下水解。严重肝病时，此激素的灭活减弱，血中胰岛素含量升高。

第七节　肝脏的其他生理生化功能

一、热量的产生

水、电解质平衡的调节，都有肝脏参与。安静时机体的热量主要由身体内脏器官提供。在劳动和运动时产生热的主要器官是肌肉。在各种内脏中，肝脏是体内代谢旺盛的器官，安静时，肝脏血流温度比主动脉高 0.4～0.8℃，说明其产热较多。

二、解毒功能

在机体代谢过程中，门静脉收集自腹腔的血液，血中的有害物质及微生物抗原性物质，将在肝内被解毒和清除。肝脏解毒主要有四种方式：①化学方法，如氧化、还原、分解、结合和脱氧作用；②分泌作用，一些重金属如汞，以及来自肠道的细菌，可随胆汁分泌排出；③蓄积作用；④吞噬作用。肝脏是人体的主要解毒器官，它可保护机体免受损害，使有毒物质成为无毒的或溶解度大的物质，随胆汁或尿排出体外。

三、防御功能

肝脏是最大的网状内皮细胞吞噬系统。肝静脉窦内皮层含有大量的肝巨噬细胞，有很强的吞噬能力，门静脉血中 99% 的细菌经过肝静脉窦时被吞噬。因此，肝脏的这一滤过作用的重要性极为明显。

四、调节血液循环量

正常时肝内静脉窦可以贮存一定量的血液，在机体失血时，从肝内静脉窦排出较多的血液，以补偿周围循环血量的不足。

参 考 文 献

孟祥伟. 2003. 肝脏病诊断与治疗. 延吉：延边人民出版社.

孙宏训. 1990. 肝脏病学. 南京：江苏科学技术出版社.

陶其敏. 2002. 肝脏疾病. 南宁：广西科学技术出版社.

王宝恩，张定凤. 2003. 现代肝脏病学. 北京：科学出版社.

吴孟超. 2000. 肝脏外科学. 2 版. 上海：上海科学技术文献出版社.

曾民德，萧树东. 1995. 肝脏与内分泌. 北京：人民卫生出版社.

第三章　酒精性肝病的病理学

　　酒精性肝病（alcoholic liver disease，ALD）是由于长期大量饮酒（嗜酒）所致的肝脏疾病。已知酒精进入肝细胞后，经过肝乙醇脱氢酶、过氧化氢分解酶和肝微粒体乙醇氧化酶系三条途径氧化为乙醛。过量饮酒者体内大量乙醛对肝细胞有明显的毒性作用，直接和间接导致肝细胞变性、坏死，以及纤维化，严重时可发展为肝硬化。根据国内临床标准，日饮酒精量超过 40g（合 50 度白酒 100ml），连续 5 年以上的患者定为嗜酒者。嗜酒者发生的肝病包括酒精性脂肪肝、酒精性肝炎、酒精性肝纤维化及酒精性肝硬化。在西方国家，酒精性肝硬化占肝硬化患者的 50%～70%，故酒精性肝病在国外很早就受到重视。1911 年 Mallory 首先描述了其病理特点，其后不断得到补充。1980 年 Admondson 依据 5000 例嗜酒者尸检及 3000 例酒精性肝病肝穿刺结果，总结了不同阶段酒精性肝病的病理改变。1981 年国际病理学组织提出酒精性肝病的病理形态学诊断指标，Ishak、French、Hall 较详尽地描述了酒精性肝病的病理。在我国，由于过去酒精性肝硬化很少见，长期以来对酒精性肝病病理未予太多重视。近年来，随着人民生活水平的提高和交往范围的扩大，在我国由于饮酒导致肝损伤的发生率呈明显上升趋势。中日友好医院自 1989 年开始的酒精性肝病的临床与病理观察，通过肝穿刺标本病理检查说明我国酒精性肝病的基本病变与国外报道一致，但从各型肝病的比例来看，我国酒精性肝病的程度较国外为轻。

　　肝脏是酒精代谢的主要场所，酒精代谢产物主要为乙醛，大量饮酒后，机体血液中酒精浓度增加导致乙醛产生过多，超过机体代谢能力，过量乙醛促使大量氧自由基和活性氧产生而损伤肝细胞，同时肝星状细胞被激活，分泌大量物质促进肝纤维化。酒精性肝病的进展大致是酒精性脂肪肝、肝脏炎症、肝纤维化和肝硬化再生结节。酒精性脂肪肝的病理变化为：肉眼可观察到肝脏体积明显肿大，肝被膜呈现黄色，腻感，质地脆；光镜下可见肝细胞内出现大小不等的圆形脂肪空泡，最先在中央静脉附近的肝细胞内出现脂滴，严重时胞核常常被挤压到细胞一侧。下一阶段进展成酒精性肝炎，此时常见细胞骨架损伤，其中乙醛具有损伤微管蛋白作用，影响细胞内蛋白的运输和分泌，造成细胞内蛋白储积，因蛋白的保水作用导致细胞内液体滞留。镜下可见肝细胞的体积肿胀，出现气球样变及少量点状坏死，中性粒细胞广泛浸润肝组织，肝细胞出现小片状坏死、凋亡小体，肝细胞结构不清晰等。酒精性肝纤维化是指肝细胞损伤后愈合过程中，活化的肝巨噬细胞分泌大量细胞因子在肝纤维化过程中发挥重要作用，并有大量细胞外基质在肝星状细胞被激活后合成，从而导致过多瘢痕组织在肝脏内积累，主要表现为：肝小叶结构紊乱，小叶间可见炎症细胞浸润，汇管区周围纤维组织产生增多。酒精性肝硬化在早期肉眼观表现出肝脏体积正常或略微增大，质地变硬。晚期肝脏体积缩小，颜色呈现暗黑色，皱缩，边缘角钝；肝脏切面可见弥漫性分布的肝小结节，呈黄褐色，结节周围肝细胞显著增生，肝细胞再生能力降低，肝索间窦周纤维化明显，肝假小叶形成。

酒精性肝病过程不但引起肝实质细胞即肝细胞（hepatocyte）的变性、坏死，同时也有肝非实质细胞，包括肝窦的肝巨噬细胞、窦内皮细胞、肝星状细胞及肝相关淋巴细胞的变化。肝实质与非实质细胞间的相互调节及作用，影响着肝内病变的发展。为了更清楚地阐述基本病变，本章按肝细胞的变性、肝细胞的坏死与凋亡、肝窦细胞的变化分述。

第一节 肝细胞变性

变性是指细胞和细胞间质的一系列形态学改变并伴有结构和功能的变化（功能下降），表现为细胞或间质内出现异常物质或正常物质数量显著增多。肝细胞的变性属于一种轻度可恢复性损伤，在病因除去后，多可恢复，但严重的变性可致细胞代谢停止、功能丧失而发展为坏死。肝细胞变性是酒精性肝病常见的病变之一，一般是可逆的。

一、脂肪变性

脂肪变性（fatty degeneration，steatosis）是肝细胞中甘油单酯、甘油二酯、三酰甘油和脂肪酸以脂滴的形式异常积聚。在正常的脂质代谢中，血浆中游离脂肪酸（FFA）未结合或附着在脂蛋白颗粒上，穿梭到肝脏后在肝细胞线粒体中被氧化，或以三酰甘油的形式储存。脂肪变性是酒精性肝病最早和最常出现的损伤形式，正常的肝实质由高达 5% 的脂质组成。因此，肝脏脂质沉积大于 5% 被认为是病理性的。长期酗酒者约 90% 肝穿刺可见脂肪变性（脂变）。肝细胞脂肪变性表现为细胞质内出现明显脂滴。脂滴的大量积聚直接导致肝细胞损伤。在非酒精和酒精诱导的脂肪变性中可以看到血浆 FFA 浓度的增加，这可能是病理性肝脏脂肪积聚的一种机制。脂滴的主要成分为三酰甘油，在石蜡切片制片过程被脂溶剂二甲苯溶解，故常规切片中仅留有圆形空泡。脂肪变性具有明显的大体和组织学特征。轻度肝脂肪变性时，肝肉眼观可无明显改变，或仅轻度黄染。如脂肪变性较显著和广泛，则肝增大，外观呈黄色，触之如泥块并有油腻感。显微镜下观察肝细胞内的脂肪空泡较小，起初多见于核的周围，以后变大，较密集散布于整个胞质中，严重时可融合为一大空泡，将细胞核挤向包膜下，状似脂肪细胞，一般与慢性酒精性肝病有关。如取小段肝穿刺组织固定于锇酸（OsO_4），脂滴呈黑色，可将微小脂泡与水样变相区分。锇酸化的组织仍可作 HE 染色或 Masson 三色染色。

脂变形式有两种：一为大泡性脂变（macrovesicular steatosis）（图 3-1，彩图 2），为酒精性肝病的主要脂变形式。肝细胞胞质内出现孤立的大脂滴，核被挤向边缘，脂滴大者可达 4~5 个肝细胞大，程度轻者仅见散在或灶状肝细胞脂变，主要分布于肝腺泡的 3 区（小叶中央静脉周围），随着病变加重可影响 2 区以至 1 区肝细胞。另一种脂变形式为小泡性脂变（microvesicular steatosis），（图 3-2，彩图 3）或称酒精性泡沫样变性（alcoholic foamy degeneration），后者为 Uchida 等于 1983 年提出，他们从 21 例大量饮酒者（每日至少饮酒精 175g，2.7~44 年）肝内见到一种另具特征的脂变。这种脂变的特点是肝细胞肿大，胞质内挤满了微小脂泡，脂泡大小较均一，直径<1μm，细胞核仍位于细胞中央，小叶结构

基本不受影响，一般见于脂肪变性的起始阶段。有些小泡性脂变是肝细胞严重物质代谢障碍的表现，因而又称为泡沫样变性，有的可同时见到大泡脂变，此外大部病例肝细胞内可见淤胆，或可见肝细胞溶解脱失。电镜下，突出的改变为细胞器受损，滑面内质网（SER）减少，线粒体肿大、变形，嵴断裂、消失，线粒体数目减少。嗜酒者通常发生的脂变以大泡性为主，少数病人可发生轻度小泡性脂变，小泡性脂变主要位于 3 区或达 2 区，罕见于1 区。1987 年 Flejou 等统计酒精性肝病肝穿刺活检结果，重度小泡性脂变不及 1%。发生小泡性脂变的病人有黄疸、肝大，血清转氨酶上升较大泡性脂变者为高，但短期预后仍为良性，戒酒后脂变可消退。有报道称持续大量饮酒可较快出现全部肝细胞小泡性脂变，病人出现急性肝衰竭或突然死亡，由于小泡性脂变较大泡性者预后差，故应将二者分开。小泡性脂变除由大量饮酒引起外，还可见于妊娠、瑞氏综合征及重型肝炎。

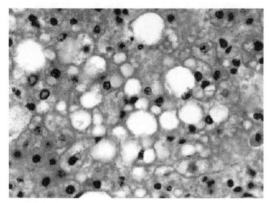

图 3-1　肝细胞大泡性脂变

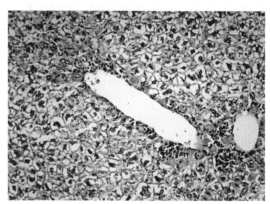

图 3-2　肝细胞小泡性脂变

　　目前一致认为引起酒精性脂肪肝的主要原因是还原型烟酰胺腺嘌呤二核苷酸/烟酰胺腺嘌呤二核苷酸（NADH/NAD）平衡失调。由于酒精氧化代谢消耗了大量的 NAD，使NADH/NAD 比值升高，结果导致：①需要 NAD 作为辅酶的脂肪酸氧化受到抑制。②三酰甘油的合成原料乙酰 CoA 和 α-磷酸甘油含量增加，同时，NADH 增加使 NADH 转化为NADPH 增加，而 NADPH 又是脂肪酸合成的重要辅酶，二者共同促使三酰甘油的合成增加。③营养不良和细胞微管系统的损伤导致脂蛋白的合成和分泌受阻，减少了肝内脂肪向肝外转运。④酒精氧化形成的高代谢状态使周围脂肪的动员增加，肝细胞摄取循环中的脂肪酸亦增加，由此造成三酰甘油在肝细胞内大量积聚导致肝细胞脂变。小泡性脂变的发生区别于大泡性脂变的是还伴有 β 氧化障碍。酒精中毒致线粒体内氧自由基产生增多，损伤线粒体的 DNA、蛋白质及脂质，使线粒体内 β 氧化受损。脂肪酸在线粒体内氧化障碍，酯化形成三酰甘油增加，并以微泡形式在胞质内堆积。如线粒体损伤严重，生物氧化障碍，重要能量来源丢失，加上糖原异生受损，可致严重代谢紊乱，引起急性肝衰竭、肝昏迷以致死亡。故肝内的广泛性小泡性脂变可作为病人出现严重代谢紊乱的形态学标志，预示肝病进展。

　　此外，酒精诱导的脂肪变性会刺激一系列的病理生理紊乱。例如，酒精氧化会减少NADH，从而抑制线粒体的氧化机制。在细胞培养和动物模型中，酒精也已被证明主要通过激活转录因子如固醇反应元件结合蛋白（SREBP），刺激肝脏脂肪生成，这些转录因子调节参与脂质生物合成的基因的表达。

脂肪变性被认为是疾病进展为脂肪性肝炎和其他更严重的肝病并发症（肝硬化、肝细胞癌）的风险因素。一些涉及人类和动物模型的研究表明，脂肪变性可能直接发展为纤维化或肝硬化，而没有脂肪性肝炎的特征性炎症变化。因此，建议病理学家检查单纯脂肪肝时，对是否存在纤维化及纤维化程度评估，同时对患者是否发展为肝硬化及其后遗症进行评估。

二、水 样 变 性

水样变性又称气球样变，是肝细胞较常见的变性形式。肝细胞肿大，胞质疏松、淡染，称水样变性（hydropic degeneration）；胞核也常被波及而增大，染色变淡，整个细胞膨大如气球，故又称气球样变（ballooning degeneration）（图 3-3，彩图 4）。电镜下，气球样变肝细胞尚可见线粒体肿胀、内质网解体、离断和发生空泡变化。有的肝细胞异常淡染，部分发空，胞核居中，较大，核仁明显，称为酒精性透明细胞。上述肝细胞变性早期多

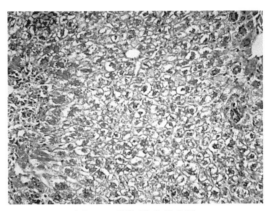

图 3-3　肝细胞水样变性

位于小叶中心带，呈灶状分布，戒酒后脂变消退较慢。

乙醛可与肝细胞成分结合产生毒性作用。主要表现为：①与肝细胞成分结合改变其抗原性，引起抗原抗体反应，造成自身免疫性肝病；②与细胞膜成分结合，改变质膜的通透性和流动性，引起细胞损伤；③损害细胞内微管系统，影响白蛋白及转铁蛋白的分泌；④与酶蛋白结合，使其失活；⑤损害线粒体的结构与功能，干扰细胞的氧化磷酸化和电子传递链功能；⑥与谷胱甘肽（GSH）的巯基结合，使其失活，同时通过激活微粒体 NADPH 氧化酶产生超氧离子和自由基，引起脂质过氧化，造成细胞损伤。乙醛通过以上毒性作用，轻者导致肝细胞的水样变性及气球样变，重者引起肝细胞的坏死。

三、马洛里小体

马洛里小体（Mallory body，Mb）为肝细胞质内出现的鹿角形、花环状或不规则形状的团块，HE 染色呈紫红色，常见于气球样变及透明变肝细胞内。电镜下马洛里小体由无数不规则的微丝组成，常在酒精性肝炎炎症病灶周围的肝细胞内出现，被视为酒精性肝病的一个标志。免疫组化证明马洛里小体内含肝细胞中间丝，分离马洛里小体，纯化后做化学分析证明马洛里小体蛋白含有 5 种主要多肽，分子量分别为 56kDa、50kDa、47kDa、43kDa 及 30kDa，有的多肽与正常肝细胞中间丝细胞角蛋白（CK）大小相似，有的较小，可能为分解产物，说明马洛里小体蛋白来自中间丝蛋白合成与降解的异常，潴留集聚的马洛里小体蛋白与胞质内因应激而大量表达的泛素（ubiquitin）相结合，形成大分子蛋白聚合物，即马洛里小体。故用抗泛素抗体做免疫染色能清晰显示马洛里小体，并可将 HE

染色中难以判定的小颗粒状马洛里小体显示出来。马洛里小体有嗜酸性，可引起中性粒细胞浸润。细胞坏死后，游离的马洛里小体团块周围常见较多 PMN 环绕。French 等统计酒精性肝炎及酒精性肝硬化，马洛里小体出现率分别为 76% 及 95%，但不同研究报告数据相差悬殊，可能与所用固定液、固定时间、蛋白酶消化时间及所用抗体不一等有关。有报道称马洛里小体出现率与平均每日饮酒量有关，日饮酒精 40～80g，马洛里小体形成增多，但较小；>80g/d，马洛里小体增多；>160g/d，马洛里小体形成特别明显。马洛里小体虽非酒精性肝病所特有，但与其他细胞变性等共同存在，对酒精性肝病有诊断意义。1911 年 Mallory 描述了酒精性肝病肝细胞质内有一种无定型的嗜酸性包涵体，当时认为它是酒精引起的肝损伤的特征性变化，故称之为酒精性透明小体（alcoholic hyaline）。但后来陆续在许多非酒精性肝病的肝内可见与之在形态上、生化上相同的胞质内包涵物，如见于药物硝苯地平（nifedipine）及胺碘酮（amiodarone）等引起的肝损伤、肝细胞肝癌、原发性胆汁性肝硬化、印度儿童肝硬化等。故 Hal 在《酒精性肝病》（1995 年第 2 版）中建议不再使用"酒精性透明小体"一词。

四、巨大线粒体

　　酒精性肝病的肝穿刺标本中经常能观察到肝细胞质中伊红染色阳性的细颗粒，电镜下证明为增生的线粒体。线粒体异常增生可形成巨大线粒体（giant mitochondrion，GM），巨大线粒体为肝细胞质内的一种圆形或梭形小体，嗜伊红染色，淀粉酶消化后 PAS 染色阳性。圆形巨大线粒体多位于小叶中心及中间带，单个，从微滴至胞核般大小。针形巨大线粒体常分布于小叶周边，多个，长 7μm 以上，宽 1～2μm。各类酒精性肝病中巨大线粒体检出率为 8%～22%。有研究报道 45 例巨大线粒体者，其中 44 例为轻及中度酒精性肝病，40例死亡病例均未见巨大线粒体，因此有研究认为巨大线粒体可作为慢性酒精性肝病预后良好的标志。

　　巨大线粒体的形成被认为是由于线粒体过度增生，以至发生变性和退变的结果。早期，线粒体明显增生、肿大，富含线粒体嵴和基质物质，继而线粒体发生变性，线粒体内膜破坏，线粒体嵴崩解，使其成为致密颗粒或匀质状。酒精性肝病时圆形巨大线粒体的形成认为是摄入过量酒精致线粒体先增生而后变性所致。而针形巨大线粒体，具有很多增生的线粒体嵴，嵴常堆集在一起，增生的线粒体峰平行排列成结晶样结构，与线粒体的长轴平行。针形巨大线粒体的形成被认为是由于长期接触酒精引起肝细胞代谢状态改变，为了适应这种环境线粒体发生了形态改变。

五、细胞内铁颗粒沉积

　　铁染色（即普鲁士蓝染色）显示晚期 ALD 中，特别是在肝巨噬细胞内，实质铁增加。嗜酒者肝穿刺标本中，时见不同程度的肝细胞内铁颗粒沉积（hemosiderin in parenchymal cell）或肝窦肝巨噬细胞吞噬铁颗粒，HE 染色颗粒呈棕黄色，较脂褐素为大，有折光性，结晶状，普鲁士蓝染色颗粒呈蓝染。酒精会增加肠道对铁的吸收。轻者，只在小叶周边及变性的肝细胞或再生结节内见少量铁颗粒沉积，严重时肝细胞内和肝窦肝巨噬细胞内大量铁颗粒沉积，有时与肝内原发性血色素沉积病不易鉴别，但结合酒精性肝病脂变、窦周纤维化等病变特点可有助于鉴别。严重铁颗粒沉积的病例，常伴有胰腺、胃黏膜和心肌内铁颗粒的沉积。

六、胆 汁 淤 积

组织学胆汁淤积症在酒精性肝炎中更常见，并且在区分这些实体时可能是一个关键特征。显微镜下胆汁淤积症可表现为小管内或肝细胞内胆汁淤积，称为胆汁"栓塞"或"血栓"。胆汁淤积症的另一个特征是胆管增生。这种组织学特征也被称为胆管反应，由门静脉内纤维化或桥接纤维化或肝硬化的纤维间隔沿胆管轮廓的增加组成。胆汁淤积症经常伴有中性粒细胞增多症。在 ALD 的所有阶段（脂肪变性、酒精性脂肪性肝炎或肝硬化）都可以看到胆汁淤积症，其严重程度各不相同。胆汁淤积在显微镜下的存在与临床酒精性肝炎患者的预后较差有关。

第二节　肝细胞坏死与凋亡

细胞凋亡与坏死都代表细胞功能被破坏的不可逆阶段，它们是细胞死亡的两个基本形式。二者的发病机制与形态特点不同，但在疾病情况下，二者时常同时发生，也可以由相同的原因引起。肝细胞凋亡与坏死的具体区别见表 3-1。

表 3-1　肝细胞凋亡与坏死的区别

项目	肝细胞坏死	肝细胞凋亡
涉及范围	大片细胞	单个细胞
诱导因素	病理	生理或病理
形态特征	无凋亡小体，细胞肿胀破裂，溶酶体释放，细胞自溶	形成凋亡小体
能量消耗	不耗能，被动过程	主动，耗能过程
膜的完整性	早期丧失	持续到晚期
基因调控	无	有
机制	事故性细胞死亡，被动引起	程序化细胞死亡，自主调控
炎症反应	有	无

一、细 胞 凋 亡

细胞凋亡（apoptosis）是通过细胞内基因调控程序引起的细胞自身死亡，是一种细胞按程序进行的自毁过程，故称之为细胞自杀（suicide）。在病变情况下，肝凋亡细胞明显增多，但仍多为单个散在。肝细胞凋亡早期胞质较周围肝细胞颜色嗜酸，胞核染色质凝聚，沿核膜呈半月状、帽状或破裂，有肝板坠入窦周隙和肝窦，形成凋亡小体。凋亡小体或裸露或被肝巨噬细胞吞噬。由于细胞凋亡过程中没有溶酶体和细胞膜破裂，没有细胞内容物外溢，故凋亡小体周围一般无明显炎症反应。肝细胞的凋亡小体呈球形，胞质嗜酸，故曾称嗜酸小体，为常规 HE 染色切片中确定肝细胞凋亡的主要依据。细胞发生凋亡的中心环节是激发了细胞内蛋白酶组成的级联反应，该酶属于 CE 蛋白酶超家族，目前已发现 13 个成员，曾有不同命名，为统一起见，科学家协议用 caspase 来命名，编号 caspase 1～13。

caspase 即半胱氨酸天冬蛋白酶（cysteine aspastate-specific protease），C 代表半胱氨酸蛋白酶，这种蛋白酶都具有在天冬氨酸（aspartic acid）后面酶切底物的特性，故得名。根据 caspase 的一级结构和作用，又分为两大类：①启动子 caspase，转导凋亡信号，起接头作用，如 caspase-8、caspase-9、caspase-10；②效应子 caspase，它们能分解细胞蛋白，起凋亡执行器的作用，如 caspase-3、caspase-6，平时以无活性的酶原形式存在。细胞凋亡信号可触发凋亡信号的转导，细胞是否进入凋亡还受细胞内部基因的直接调控。细胞内的凋亡调控基因 bcl-2 家族（已鉴定了至少 15 种 bcl-2 家族成员），其中又分为抑制凋亡的 bcl-2 亚族和促进凋亡的 Bax 亚族。bcl-2 主要存在于线粒体外层膜上，它抑制凋亡的机制是它可直接或间接地阻止细胞色素 c 自线粒体释出，而后者参与激活 caspase，引起凋亡。Bax 促进凋亡可能是与 bcl-2 形成异源二聚体，通过抑制后者的活性，使凋亡易于发生。所以细胞是否进入凋亡途径，还取决于调控基因间的平衡情况。当 caspase 被激活，细胞进入凋亡，活化的核酸内切酶将细胞核内 DNA 链在核小体的连接区切成缺口（nick），最后断成核小体及其连接 DNA 长度的小片段，在琼脂糖凝胶电泳上，呈现约 200bp 的梯形图像（ladder pattern），可作为细胞已发生凋亡的指标，凋亡细胞在形态学上表现为细胞皱缩，胞膜完整，核染色质浓缩碎裂，然后由胞膜内陷将细胞分隔成大小不等的外有膜包被的凋亡小体。凋亡细胞膜表面的糖成分发生变化，如糖蛋白的唾液酸侧链消失，露出单糖，质膜内侧的磷脂酰丝氨酸（phosphatidylserine）外露等，可作为吞噬标志，为吞噬细胞表面相应受体识别，因而易被吞噬清除。在细胞凋亡过程中没有溶酶体和细胞膜破裂，没有细胞内容物外溢，凋亡小体又很快被吞噬，故局部无明显炎症反应。

正常肝细胞板内偶可见到单个的凋亡肝细胞，但为数甚少，在酒精性肝病中，凋亡细胞明显增多，但仍为单个散在。细胞凋亡早期胞质较周围肝细胞颜色嗜酸，胞核染色质凝聚，沿核膜呈半月状、帽状或碎裂，核仁裂解，继而细胞与周围肝细胞分离，由肝板坠入窦周隙或肝窦，形成凋亡小体。凋亡小体或裸露或为单个核细胞吞噬，周围一般无炎症反应。凋亡小体呈球形、胞质嗜酸，故曾称嗜酸小体（acidophil body，Councilman body），为常规 HE 染色切片中确定肝细胞凋亡的主要依据。目前已有凋亡细胞检测试剂盒，末端核苷酸转移酶（TdT）介导的 dUTP 原位缺口末端标记（TdT mediated dUTP nick end labelling）简称 TUNEL 试剂盒，通过末端转移酶将生物素标记的 dUTP 连接于被切割 DNA 露出的 3′-OH 末端，显色之后，凋亡细胞核或核碎片呈阳性着色，此法对鉴别细胞凋亡敏感，可用于石蜡切片原位检测。为了同时显示组织结构，可再复染 Masson 三色染色；如为同时显示肝巨噬细胞，在 TUNEL 显色后，可再做肝巨噬细胞特异免疫组化 Kp-1 染色，可清楚地分辨出在肝巨噬细胞胞质空泡内的凋亡小体或其残骸。透射电镜下能较好地显示凋亡细胞的特征，如细胞皱缩，细胞表面微绒毛消失，细胞表面可见含细胞器的泡状隆起，但胞膜完整，线粒体、溶酶体等细胞器多亦完整，细胞核染色质沿核膜内侧凝聚成块，或呈碎片散于胞质内。有时可见大小形态不一的凋亡小体，外有膜包绕，内可见细胞器或核碎片。

荧光显微镜或激光共聚焦显微镜下，用荧光染料如吖啶橙（AO）、碘化丙啶（PI）、溴化乙锭（EB）、Hoechest 33342（HO342）等染色，可清晰显示出裂解的 DNA 碎片，有助于凋亡的确定。

饮酒所致的细胞因子合成增多、氧化损伤等许多因素均可引起细胞凋亡，主要通过凋亡受体通路及线粒体通路，二者也是引起凋亡的主要通路。

（一）凋亡受体通路

肿瘤坏死因子（TNF）家族中的 TNF、Fas 配体（Fas L 或 CD95L），肿瘤坏死因子相关凋亡诱导性配体（TNF-related apoptosis inducing ligand，TRAIL 或 Apozl）和 Apo3L 能诱导细胞凋亡，因此被称为死亡因子（death factor），介导它们诱导凋亡作用的受体被称为死亡受体（death receptor），后者的共同特征是受体的胞内有一约 80 个氨基酸残基构成的死亡结构域（death domain），它们在传递促凋亡信号中起重要作用，可使 caspase-8 活化，启动 caspase 级联反应，导致细胞凋亡。

（二）线粒体通路

新近的研究证实由活性氧（reactive oxygen species，ROS）所致的氧化应激，细胞内 Ca^{2+} 超载，毒素、缺血缺氧等可以通过引起线粒体膜渗透性转换（permeability transition，PT），释放凋亡相关蛋白，包括能激活 caspase 的凋亡诱导因子（apoptosis inducing factor，AIF）和细胞色素 c，细胞色素 c 可与 ATP 共同改变凋亡蛋白酶激活因子 1（Apak-1）的构形而使 caspase-9 激活，继而激活 caspase-3，引起凋亡。

现已知细胞色素 c 不但参与凋亡线粒体通路中 caspase-9 的激活，也参与受体通路 caspase-8 的激活。

二、细 胞 坏 死

细胞坏死（necrosis）是由于细胞外因素以酶溶性变化为特点的活体内局部组织细胞功能完全破坏引起的死亡，即细胞外因素对细胞的杀伤。肝细胞坏死有以下特点：坏死的细胞代谢停止，功能丧失，并出现一系列形态变化。多数情况下，坏死由可逆性损伤逐渐发展而来，少数可因致病因素较强直接导致。引起坏死的原因很多，如缺氧、物理因子、化学因子及免疫反应等损伤的因子，只要其作用达到一定的程度或持续一定时间，使受损细胞和组织的代谢停止，即可引起局部组织和细胞的死亡。刚坏死的细胞在肉眼和光镜下难以识别。细胞死亡几小时至十几小时后，由于细胞内溶酶体释放水解酶，引起细胞自身溶解，这时才能在光镜下见到坏死细胞的自溶性改变。细胞坏死的主要形态标志是细胞核的变化，主要有 3 种形式。①核固缩：细胞核染色质 DNA 浓缩，使核体积缩小。嗜碱性增强染色变深，提示 DNA 停止转录。②核碎裂：由于核染色质崩解和核膜破裂，细胞核发生碎裂后，染色质崩解成小碎片分散于细胞质中。③核溶解：在 DNA 酶的作用下，染色质中的 DNA 分解，染色质失去对碱性染料的亲和力，因而核染色变淡，最后消失。细胞质的改变是细胞质红染，结构崩解呈颗粒状。间质开始无明显改变，继之在各种溶解酶的作用下，基质崩解，胶原纤维肿胀、断裂或液化，最后坏死的细胞与崩解的间质融合成一片红染的、无结构的颗粒状物质。一般将失去活性的组织称为失活组织。失活组织的特点：①颜色苍白、浑浊，失去原有光泽；②组织回缩不良，失去原有弹性；③无血管搏动，切开后无新鲜血液流出；④无正常感觉和运动（如肠蠕动）功能等。在临床上，死亡细胞的质膜（细胞膜、细胞器膜等）崩解，细胞结构溶解（坏死细胞自身性溶酶体消化），引发急性炎症反应；细胞内和血浆中酶活性的变化在坏死初期即可查出，有助于细胞损伤的早期诊断。应认真观察、警惕失活组织的出现，一旦发现，在治疗中必须将其清除。

（一）肝细胞坏死有两种不同的过程：一为溶解性坏死，一为凝固性坏死

1. 溶解性坏死　是较常见的坏死类型。溶解性坏死首先表现为细胞膜的完整性被破坏，质膜通透性增加，通过严重水变性而高度肿胀，胞体变圆成气球样，内质网及线粒体肿胀，溶酶体破裂，核染色质 DNA 随机降解。最后，整个细胞溶解，胞质外溢，激起炎症反应。溶解性坏死物很快被清除，由于细胞溶解过程较迅速，因此在肝活检组织中也往往难以检见。诊断溶解性坏死主要依据在肝细胞坏死区聚集的炎细胞，或灶状肝巨噬细胞或巨噬细胞聚集，或网织纤维染色见局灶网状支架塌陷、肝索中断，说明局部有肝细胞丢失。依据肝细胞坏死范围、特点，结合分布，将肝细胞坏死分为以下四种类型。

（1）点、灶状坏死（focal necrosis）为肝细胞的溶解性坏死，常见于肝腺泡 3 区小叶中央带，如少数肝细胞发生坏死，称为点状坏死，坏死肝细胞溶解，难以见到残骸，局部可见中性粒细胞及少数淋巴细胞浸润伴窦壁细胞增生。如坏死累及范围稍大，呈片或带状，但不超过腺泡的 1/3，皆称为灶状坏死，坏死灶的大小、多少和酒精性肝炎炎症活动度相关。

（2）弥漫性肝细胞变性坏死多发生于长期酗酒者、集中大量饮酒者，临床表现为重度酒精性肝炎，镜下肝细胞弥漫肿胀，细胞大小不一，部分呈气球样变或脂变，肿大肝细胞质内胆红素颗粒堆积，毛细胆管多扩张，胆栓形成。坏死肝细胞多已溶解消失，仅见肝窦扩张，窦壁细胞增生，肝巨噬细胞肿大，胞质内充满胆色素，并可见散在中性粒细胞及淋巴细胞浸润。在较大片的肝细胞坏死脱失区，可见大量增生的肝巨噬细胞或吞噬细胞聚集，胞质充满黄褐色素，汇管区及小叶内还可以看到程度不等的纤维组织增生及炎症细胞浸润。这种重度酒精性肝炎有重度变性，大量肝细胞坏死脱失，临床肝脏多明显肿大；组织内重度胆汁淤积者，临床多具明显黄疸（血清胆红素＞86μmol/L），并与预后相关。

（3）界面肝炎（interface hepatitis）又称碎屑坏死（piecemeal necrosis，PN）。常见于汇管区周围，以界板破坏为标志，表现为与汇管区相邻的小叶周边肝细胞呈虫蚀状，局部炎症细胞浸润致实质与间质界限不清，炎细胞中有淋巴细胞、单核细胞、中性粒细胞及少数嗜酸性粒细胞。依程度可分为三度：轻度碎屑坏死，汇管区周围界板大部分完整，限局部界板破坏；中度碎屑坏死，炎症坏死范围波及汇管区周围 1/2 左右，但炎症限于汇管区周边；重度碎屑坏死，界板大部分破坏，炎症向小叶内伸延。此外，界面肝炎可见于新形成纤维间隔与肝细胞交界处，邻近肝细胞常呈气球样变。

（4）桥接坏死（bridging necrosis，BN）：范围较广泛的坏死相融合，连接于汇管区到

汇管区、汇管区到中央区、中央区到中央区，分别称为汇管区-汇管区桥接坏死、汇管区-中央区桥接坏死、中央区-中央区桥接坏死。由于有较广泛的坏死炎症，常有胶原沉积，可导致纤维间隔形成，桥接坏死多沿肝腺泡 3 区分布，对预后影响最大，若不积极治疗，常导致小叶结构破坏，肝硬化发生率高。

2. 凝固性坏死　多由缺血缺氧或中毒、感染引起，发生于肝实质缺血后 150 分钟，常见于肝硬化大呕血后，假小叶中心区肝细胞常呈广泛凝固性坏死，早期在光镜下看不到明显的形态上的改变，如血供断绝所致的梗死，常在缺血坏死后 12~24 小时始见典型改变，细胞肿胀，胞质嗜酸，胞核浓缩、碎裂或溶解，凝固性坏死后的细胞形骸尚可在原位保留一段时间，其后坏死细胞逐渐分解，在坏死灶周围形成以吞噬细胞为主的炎症反应带。根据其发生部位及范围可分为三类：灶状凝固性坏死、融合性凝固性坏死和小叶中心性凝固性坏死。灶状凝固性坏死见于儿童的某些病毒感染、全身真菌感染、化脓感染的脓肿壁及肿瘤浸润处的肝细胞。融合性凝固性坏死见于播散性单纯疱疹肝炎。大部呈非带状的融合性凝固性坏死，坏死灶边缘的肝细胞易见到核内嗜酸性病毒包涵体，呈卵圆形或不规则形。小叶中心性凝固性坏死由休克和左心衰引起小叶中心缺血造成，亦见于发生休克的肝硬化患者。早期无炎症反应，但是有的病例在休克 24 小时后，即可见到中性粒细胞浸润，凝固性坏死肝细胞最终溶解消失，肝窦扩张伴有细网状纤维及多少不等的含色素的巨噬细胞及中性粒细胞，未见有坏死后瘢痕形成。任何肝病均可能有一种以上的坏死。

（二）慢性嗜酒者肝细胞坏死可能是多种因素共同作用的结果

1. 氧化损伤　酒精氧化过程中激活黄嘌呤氧化酶使超氧离子和自由基生成增加，同时乙醛结合 GSH 使其含量减少，引起脂质过氧化，使细胞质膜的磷脂溶解，破坏膜的结构和通透性，Ca^{2+} 内流增加、排出受阻，Ca^{2+} 在细胞内、线粒体与核内滞留，激活酶类，裂解蛋白质和核酸，最终导致细胞死亡。

2. 乙醛直接作用　乙醛与微管蛋白结合，损坏微管系统，使细胞内蛋白分泌受阻，细胞变性、气球样变，最后崩解死亡。

3. 内毒素介导引起的肝细胞损伤　内毒素来自肠道内革兰氏阴性杆菌细胞壁的脂多糖（LPS），饮酒后胃肠黏膜通透性增加，加以长期酒精作用，肝巨噬细胞的解毒功能降低，致血浆内毒素水平增高，内毒素与血浆脂多糖结合蛋白（LBP）结合形成 LPS-LBP 复合物，再与肝巨噬细胞上的 CD14 结合，刺激肝巨噬细胞内核因子 κB（NF-κB）使之与抑制蛋白分离，NF-κB 进入细胞核内激活并上调多种基因，肝巨噬细胞合成并释放大量细胞因子，如肿瘤坏死因子（TNF-α）、白细胞介素（IL）-1、IL-6、IL-8 以及黏附分子。正常 TNF-α 对肝细胞并无毒性，但当其他因素如毒性物质、氧化应激存在时，可损伤肝细胞，使其发生坏死或凋亡。IL-8 可介导中性粒细胞（PMN）的趋化性和活性，致 PMN 在肝内聚集，并释放多种炎性因子和毒性物质，引起肝细胞损伤。

4. 免疫介导的损伤　免疫介导的损伤可由体液免疫及细胞免疫引起。几乎所有酒精性肝病患者都有高免疫球蛋白血症，尤以 IgA 为著。免疫球蛋白合成增加主要与肠源性抗原刺激增加、B 细胞反应增强有关，大约 75% 的酒精性肝病患者有 IgA 沿肝窦沉积，这些沉积对肝损伤的作用尚不清楚。体外试验表明，多聚体或单体 IgA 能刺激单核细胞分泌肿瘤坏死因子和细胞毒性细胞因子，引起损伤。肝脏特异性膜抗体（LMA）能直接抗被酒精及其代谢产物修饰的细胞膜抗原决定簇。对 39 例酒精性肝病患者进行跟踪观察，血清中肝脏特异性膜抗体存在预示酒精性肝病病变进展，易发展为肝硬化。此外还存在抗马洛里小体抗体，尽管马洛里小体不为酒精性肝病所特有，但抗马洛里小体引起的免疫反应是酒精性肝细胞坏死常见的原因。乙醛与细胞蛋白共价结合，在肝细胞膜及胞质形成蛋白-乙醛产物成为 T 细胞作用的靶抗原，肝组织内可见 CD8[+] T 淋巴细胞浸润及肝细胞损伤。

5. 缺氧　酒精氧化引起高代谢状态，氧耗增加，肝小叶 3 区易遭受缺氧，加重肝细胞损伤。

第三节　肝窦细胞变化

　　肝窦细胞包括肝巨噬细胞、肝窦内皮细胞（SEC）、肝相关淋巴细胞（LAL）与肝星状细胞（HSC）。三维构象显示窦壁结构分三层：最内层为位于窦腔的肝巨噬细胞及肝相关淋巴细胞，中层为窦壁衬复的窦内皮细胞，外层为窦周隙，其内有 HSC 及少量细胞外基质及神经末梢，这四种细胞统称为肝非实质细胞。这些非实质细胞除保持肝正常结构、调节肝窦血液流通外，可形成肝细胞与血流之间的特殊功能单位。内皮细胞与肝巨噬细胞，具有强大的吞入功能，防止门静脉血中的毒素、病原菌、免疫复合物等颗粒物质到达肝细胞：全身大部上皮性器官在上皮细胞与血管之间，各具有一层基底膜，而在肝脏，细胞与血窦之间没有基底膜，同时窦内皮细胞又有大量窗孔，这样不但血浆中大分子物质可以直接到达窦周隙，也有利于细胞之间的相互接触。几种窦细胞与肝细胞位置毗邻，并且每种细胞可以产生多种介质，包括细胞因子、趋化因子、氧代谢产物等，通过自分泌和旁分泌的形式对邻近细胞起作用，并相互作用。很多致肝损伤的因子开始作用于一个或多个靶细胞，引起基因表达的改变，通过细胞内和细胞间的介质参与，引起损伤。过去主要重视肝实质细胞的变化，忽视与肝非实质细胞间的相互影响及后者在病变形成中的重要作用。现将四种肝窦细胞分述于下。

一、肝巨噬细胞

　　肝巨噬细胞为定居肝内的巨噬细胞，占人体内固定巨噬细胞总量的 80%～90%，肝巨噬细胞位于肝窦腔内，以其长的胞质突起固定于窦内皮细胞，但没有细胞间连接，肝巨噬细胞可以自由移动，细胞表面有许多微绒毛及伪足，胞质突起可通过内皮细胞较大窗孔伸入窦周隙。肝巨噬细胞胞质内有较多的吞噬和吞饮小泡及大量的溶酶体，可为非特异酯酶、酸性磷酸酶等染色。胞核较大，肾形或呈马蹄铁样，染色质较细。肝巨噬细胞的重要功能是对由门静脉来的内毒素（LPS）及小分子异物具有强大的吞噬及清除作用，以及对肿瘤细胞的杀伤作用。肝巨噬细胞被激活后，能产生反应性氧基团，分泌多种细胞因子和蛋白分解酶，这些化学介质的产生在一定程度上是肝巨噬细胞的生物效应，借以清除有害的异性物质或颗粒，帮助免疫系统破坏抗原，对维护机体内环境的稳定十分重要。但如过量或持续时间过久，亦会造成损伤，或一旦肝巨噬细胞功能降低，影响对内毒素、病毒以及肿瘤细胞的清除，也必然会加重肝病的进展。长期大量饮酒可导致肝巨噬细胞活化增生，包括受损肝细胞分泌细胞因子对肝巨噬细胞的激活、酒精代谢产物乙醛的直接刺激，以及肠源性内毒素及其他肠源性抗原物质对肝巨噬细胞的刺激，均可导致肝巨噬细胞活化增生。形态学上，酒精性肝病，特别是在炎症或纤维化进展阶段，肝窦内肝巨噬细胞数目可明显增多、胞体明显增大，细胞形态多样，并常有多数突起伸出，胞核亦增大，偶见双核，应用 Kp-1 免疫组化染色活化肝巨噬细胞胞质弥漫阳性，胞质内常见大小不等的吞噬空泡、颗粒状物或细胞残骸，用 TUNEL 及 Kp-1 双重染色，证实肝巨噬细胞能吞入较完整的凋亡细胞。在炎症坏死区，可见增生吞噬黄褐色色素的肝巨噬细胞聚集，如坏死范围较大，可见成片增生的肝巨噬细胞和（或）巨噬细胞聚集。有时增生肝巨噬细胞可形成上皮样细胞或形成巨细胞。

肝巨噬细胞激活后，分泌多种活性因子、趋化因子、黏附分子及活性氧中间产物，可影响周围细胞的功能，或引起周围细胞损伤。肝巨噬细胞释放的各种细胞因子（如 IL-1、IL-6、TNF-α 等）可调节肝细胞的蛋白合成，构成急性期反应，上调 C 反应蛋白、α_1 酸性糖蛋白及纤维蛋白原，并抑制白蛋白的合成，下调白蛋白及转铁蛋白。肝巨噬细胞的毒性产物可致肝细胞气球样变以至坏死，通过所分泌的细胞因子如 TNF-α 等介导肝细胞凋亡。Muschen 等用 LPS 刺激原代培养的大鼠肝巨噬细胞和内皮细胞，6 小时后，两种细胞内 FasL 的 mRNA 升高 3～5 倍。24 小时内 FasL 染色阳性的细胞数亦显著增加。将肝巨噬细胞和内皮细胞培养的上清液加入肝细胞或淋巴细胞，分别引起了肝细胞及淋巴细胞的凋亡，提示活化的肝巨噬细胞还可以通过 Fas 系统介导肝细胞凋亡。

肝巨噬细胞分泌的 TNF-α 还可以引起肝窦内皮细胞肿胀，黏附分子表达增加，使炎细胞黏附，也可以引起内皮细胞凋亡。肝巨噬细胞分泌的多种细胞因子如转化生长因子 α（TGF-α）、TGF-β 和血小板衍生生长因子（PDGF）可刺激 HSC 活化增生，细胞外基质合成增加。实验证明肝细胞和肝巨噬细胞对 HSC 活化过程具有协同作用。Gressner 等研究表明先用肝细胞条件培养基，再用肝巨噬细胞培养基作用于 HSC，可提高对 HSC 的促增生作用，将两种培养基混合作用，不但可以诱导 HSC 向肌成纤维细胞转化，还可以极大地促进 HSC 蛋白多糖、纤维蛋白等合成。TGF-β 促进细胞外基质增多，不仅表现在刺激合成，同时还可抑制降解。TGF-β 能增加蛋白激酶抑制剂[纤溶酶原活动因子抑制因子、组织金属蛋白酶抑制剂（TIMP）]的分泌，减少 HSC 以外其他细胞合成及分泌的蛋白激酶，包括纤溶酶原活动因子胶原酶、弹性蛋白酶和 Transin。TGF-β 还能刺激 HSC 合成 TIMP-1，进一步抑制蛋白酶活性，加重纤维生成与降解间的失衡，加速纤维化。

长期饮酒者酒精可以抑制肝巨噬细胞的吞噬功能。酒精性肝硬化患者的肝巨噬细胞数量正常，但细胞内形成的溶酶体减少，肝巨噬细胞功能减低不利于内毒素的清除，导致内毒素血症，加重肝内损伤。

二、肝窦内皮细胞

肝窦内皮细胞（sinusoidal endothelial cell，SEC）是构成肝窦壁的主要细胞，沿窦壁整齐排列，细胞扁而薄，有长突起，含胞核部分微隆向窦腔。肝窦内皮细胞异于一般毛细血管内皮细胞，具有其独特的结构和功能。

（1）肝窦内皮细胞具有大量窗孔（fenestrate），扫描电镜下见窗孔呈簇状分布，致肝窦内皮细胞呈筛板状（sieve plate），透射电镜下测出窗孔直径为 150～175nm，其外周有窗孔相关骨架环（fenestrae associated cytoskeleton rings）（以下简称骨架环）。实验证明，肝窦内皮细胞经酒精处理，窗孔扩大，骨架环变薄，经 5-羟色胺处理，窗孔缩小，骨架环变厚。说明骨架环由收缩蛋白（肌球蛋白、肌动蛋白）组成，可以调节窗孔的舒缩、开闭，甚至窗孔数量。药物、酒精、尼古丁、血管活性物质及压力等因素，均能影响窗孔孔径。窗孔无隔膜，血浆中除乳糜微粒（直径 2μm）外，其他大分子物质包括脂蛋白、胆固醇、维生素 A 等可以自由通过，肝细胞合成的低密度脂蛋白亦可直接由窦周隙入血窦，窗孔保证了血浆与肝细胞间的物质交换。

（2）肝窦内皮细胞没有一般毛细血管所具有的内皮下基底膜。

（3）肝窦内皮细胞有很强的内吞作用，胞质内含有大量吞饮小泡及溶酶体，对血液有净化作用。通过肝窦内皮细胞表面丰富的净化受体（scavenger receptor），能内吞清除转铁蛋白，变性的蛋白，修饰后的 LDL、HDL，透明质酸等，而且对一些物质可予超速清除，如 I 型前胶原-N 端，在血浆半衰期 0.6 分钟内，80%可被肝窦内皮细胞清除。此外，肝窦内皮细胞还可以迅速清除 HSC 分泌到窦周隙内的细胞外基质成分，从而防止胶原引起的血小板聚集，保证肝内微循环畅通。

（4）肝窦内皮细胞能合成内皮素、前列腺素及一氧化氮，调节 HSC 的收缩和舒张。

正常情况下肝窦内皮细胞分泌细胞因子有限。肝窦内皮细胞受刺激后，分泌活性氧中间产物（ROI）及 IL-1、IL-6、IL-8 等细胞因子的能力明显增强，可以直接损伤肝细胞，参与病变的发生发展。肝窦内皮细胞窗孔的大小直接影响血脂的转运，已知家兔肝窦内皮细胞的窗孔较大鼠者为小，因此同样胆固醇脂类在家兔血中循环的时间就要延长，与家兔易发生动脉粥样硬化直接相关。在酒精性肝病过程中，急性服用酒精，使肝窦内皮细胞窗孔开启，脂质易于通过，短时间内即可引起肝脂变。长期酗酒者窗孔数量减少，孔径减小，抑制血浆内胆固醇及维生素 A 向肝细胞及 HSC 转运，致高脂血症。随肝内纤维化加重，窗孔亦渐减少。

三、肝相关淋巴细胞

肝相关淋巴细胞（liver-associated lymphocyte，LAL）又称 Pit 细胞或大颗粒淋巴细胞。肝相关淋巴细胞为肝窦内除 HSC、肝巨噬细胞、内皮细胞之外的第四种窦细胞。肝相关淋巴细胞在肝窦内黏附于内皮细胞及肝巨噬细胞，可在窦内移动，偶见于窦周隙。它具有外周血 NK 细胞的抗原标志，CD56、CD57 阳性。细胞呈圆形或卵圆形，核偏位，胞质内有淋巴细胞，含有的嗜天青颗粒，电镜下呈现为致密颗粒及含杆状态的小囊泡（rod cored vesicle），可作为肝相关淋巴细胞的形态特征，所以也有研究认为肝相关淋巴细胞为肝相关 NK 细胞。肝相关淋巴细胞经 Percoll 梯度分离液离心后，可分出高密度与低密度两型细胞。标志实验证实肝相关淋巴细胞来自血中 NK 细胞。它在肝窦定居后，转化为高密度细胞，在肝微环境中再分化为低密度细胞。肝巨噬细胞对肝相关淋巴细胞的分化具有重要作用，用含二氯亚甲基二磷酸酯（dichloromethylene diphosphate）的脂质体清除肝巨噬细胞（脂质体为肝巨噬细胞特异摄取，被溶酶体消化后，释出药物而杀死肝巨噬细胞）后，2周内肝相关淋巴细胞逐步消失。体外实验证明，肝巨噬细胞的条件培养液，能加强肝相关淋巴细胞的毒性及对内皮细胞的黏附力。低密度细胞与血液 NK 细胞相比较，较后者胞质内颗粒数目增多，对肿瘤细胞的细胞毒性也高 5～8 倍。一般情况下，肝相关淋巴细胞主要是在局部增生，给大鼠连续 5 天应用 IL-2 或 IL-12 后，可见肝内单抗阳性的 NK 细胞数目显著增多。

肝相关淋巴细胞的功能目前了解还不够多，当前研究较多的是其肿瘤细胞毒性，清除转移到肝脏的肿瘤细胞，防御肝内转移。研究证明，肝相关淋巴细胞的肿瘤细胞毒活性有两种：自然杀伤（natural killing，NK）活性及自然细胞毒（natural cytotoxicity，NC）活性。NK 活性发生迅速。自动物门静脉将淋巴瘤 yac-1 细胞注入后 1 小时，在电镜下即能见到 LAL 伸出伪足钳进 yac-1 细胞质内，肝相关淋巴细胞胞质内的致密颗粒移向靶细胞，生化及免疫组化实验证实颗粒中含有穿孔素及丝氨酸酯酶（serine esterase），并破坏靶细胞膜，细胞出现肿胀，继之肿瘤细胞溶解、破裂。NC 活性发生缓慢，将肝相关淋巴细胞与结肠腺癌细胞孵育 16 小时后出现癌细胞溶解，这一作用不是通过原有颗粒的释放，而是依赖于肝相关淋巴细胞受到一定刺激后，合成溶解分子而出现的溶解效应。NK 和 NC 活性的作用不同，不同的瘤细胞对二者的敏感性也不同，对肝巨噬细胞及巨噬细胞毒性完全抵抗的结肠腺癌细胞可为肝相关淋巴细胞所溶解。

有关肝相关淋巴细胞在酒精性肝病中的作用报道不多，中日友好医院用免疫组化染色证明肝窦内散在 CD57 阳性肝相关淋巴细胞与活化的肝巨噬细胞相伴出现，细胞数较后者为少。

肝内有一定数量的肝相关淋巴细胞定居，构成了抵御病毒、细菌、真菌及寄生虫的防线。在监视细胞突变及对肝切除后再生的影响方面有少数报道，还有待进一步深入研究。

四、肝星状细胞

肝星状细胞（hepatic stellate cell，HSC）位于肝窦周隙及肝细胞间陷窝内（intercellular recess），曾被称为星状细胞、Ito 细胞、窦周细胞、脂细胞（lipocyte）和贮脂细胞（fat storing cell）。为了避免应用名词不一致造成不必要的混乱，1996 年 98 位国际知名肝病专家签名写信给《肝病学杂志》（Hepatology），建议统一使用 HSC，目前国内多用此命名。HSC 胞体呈星形，具有多数带分支的长突起，包绕于肝窦外，突起分支与内皮细胞、肝细胞表面相接触，维持肝窦及窦周隙的立体结构。在生理状态下，HSC 胞质内含脂滴，为贮存及转化维生素 A 的主要场所；HSC 胞质内有 α-平滑肌动蛋白，有收缩能力，并和神经末梢相接触，可受神经调节，通过突起的收缩与舒张，调节肝窦血流及血流与窦周隙间的液体传送；HSC 是肝细胞外基质的主要来源细胞，通过合成细胞外基质（ECM）及基质金属蛋白酶（MMP），保持窦周 ECM 的恒定；此外，HSC 能合成和分泌肝细胞生长因子（HGF），HGF 能刺激肝细胞 DNA 合成和维持肝细胞增生与更新。

任何类型的肝损伤，HSC 均可被激活，在酒精性肝病中激活更为明显，表现为：

（1）细胞活化增生，HSC 活化过程细胞表型及功能发生改变，转变为肌成纤维细胞，活化的 HSC 胞体膨大、胞质延伸，细胞呈蜘蛛状，胞质内粗面内质网、线粒体和微丝更加丰富，所含脂滴及维生素 A 则减少或消失，细胞可在局部增生，胞质内显示大量肌丝，用 α-平滑肌肌动蛋白（α-SMA）免疫染色胞质阳性着色，细胞数目增多。

（2）合成细胞外基质增加，细胞表达 II、IV型前胶原和 FN，mRNA 数量迅速增加，蛋白多糖（硫酸皮肤素、硫酸软骨素）和透明质酸含量亦增加，同时还可以产生层粘连蛋白（LN）。

（3）合成降解细胞外基质的 MMP 及组织金属蛋白酶抑制剂 1（TIMP-1）亦增加，后者能抑制 MMP 活性，从而促进纤维化进展。

（4）HSC 收缩力增强，增加肝内循环阻力，肝受损后，窦内皮细胞及 HSC 合成内皮素（ET）均增加，HSC 表面 ET-1 受体亦增加，同时由于一氧化氮合酶功能失常，NO 减少，受自分泌、旁分泌调节导致 HSC 收缩增强，致使门静脉压增高。

（5）合成多种细胞因子，如 TGF-α、TGF-β、白介素-6（IL-6）、细胞间黏附分子（ICAM）、单核细胞趋化肽-1（MCP-1）、胰岛素样生长因子 1（IGF-1）及血小板衍生生长因子（PDGF）等，这些因子除了通过自分泌及旁分泌作用于自身发挥作用外，还可以作用于其他细胞产生相互作用，影响活化 HSC 通过分泌 TGF-β 参与肝细胞凋亡这一过程。此外，HSC 转化成肌成纤维细胞后，即失去表达肝细胞生长因子的能力，从而影响肝细胞再生，与一些病理情况下肝细胞再生能力减弱有关。

在酒精性肝病通过肝细胞、肝巨噬细胞及 HSC 自身分泌的细胞因子的刺激作用及乙醛的直接作用均可致 HSC 活化，活化增生的 HSC 早期主要见于小叶中央静脉周围区，其后增生渐弥漫并伴胶原沉积。随窦周胶原沉积增多，肝细胞萎缩消失。在新形成的疏松纤维间隔内及改建的纤维间隔内，均可见大量活化的 HSC。随病变静止，肝细胞再生，活化 HSC 减少，推测其结果有二：一是回到静止状态；二是可能通过凋亡而消失。北京友谊医院在细胞培养证实了增生 HSC 的凋亡过程，并证明正常的肝细胞可以促进 HSC 凋亡，中药复方 861 能够加强这种促凋亡作用。在酒精性肝纤维化的组织切片内亦可见 TUNEL 阳性的凋亡 HSC，所见到的数目较少，可能与凋亡细胞较易被吞噬清除有关。Iredace 等观察了四氯化碳（CCl_4）所致大鼠肝纤维化的自发逆转过程，通过肝组织病理学和羟脯氨酸检测证明在纤维化形成后 28 天，随肝细胞的再生，纤维间隔基本消失，在纤维化形成后第 3、7、28 天，分别观察到 HSC 的凋亡。α-SMA 免疫组化染色显示，HSC 总数比纤维化形成时间减少了 11/12，TIMP-1 和 TIMP-2 的 mRNA 显著降低，而胶原酶 mRNA 仍保持纤维化形成时水平，但是活性增加。以上研究说明了 HSC 增生、凋亡在纤维生成与降解中的重要作用及在肝纤维化过程中肝实质细胞与非实质细胞间的相互作用与影响。

参 考 文 献

封玉玲，宋晓环，黄琼. 2013. 病理学与病理生理学. 武汉：华中科技大学出版社.

韩德五. 1992. 肝脏病理生理学. 太原：山西高校联合出版社.

江正辉，王泰龄. 2001. 酒精性肝病. 北京：中国医药科技出版社.

李三强. 2019. 组织损伤与修复分子生物学. 北京：科学出版社.

吴敬涛. 2017. 酒精肝的致病机理及其相关细胞信号通路. 济南大学学报（自然科学版），31（6）：513-518.

周晓军，张丽华. 2006. 肝脏诊断病理学. 南京：江苏科学技术出版社.

Beier JI，McClain CJ，2010. Mechanisms and cell signaling in alcoholic liver disease. Biol Chem，391（11）：1249-1264.

Bradham CA，Plümpe J，Manns MP，，et al，1998. Mechanisms of hepatic toxicity. I. TNF-induced liver injury. Am J Physiol，275（3）：G387-G392.

Duerkop BA，Vaishnava S，Hooper LV，2009. Immune responses to the microbiota at the intestinal mucosal surface. Immunity，31（3）：368-376.

Ishak KG，Zimmerman HJ，Ray MB，1991. Alcoholic liver disease：pathologic，pathogenetic and clinical aspects. Alcohol Clin Exp Res，15（1）：45-66.

Kaphalia BS，Cai P，Khan MF，et al，2004. Fatty acid ethyl esters：markers of alcohol abuse and alcoholism. Alcohol，34（2/3）：151-158.

Mandrekar P，Szabo G，2009. Signalling pathways in alcohol-induced liver inflammation. J Hepatol，50（6）：1258-1266.

Parlesak A，Schäfer C，Schütz T，et al，2000. Increased intestinal permeability to macromolecules and endotoxemia in patients with chronic alcohol abuse in different stages of alcohol-induced liver disease. J Hepatol，32（5）：742-747.

Parola M，Robino G，2001. Oxidative stress-related molecules and liver fibrosis. J Hepatol，35（2）：297-306.

Rocco A，Compare D，Angrisani D，et al，2014. Alcoholic disease：liver and beyond. World J Gastroenterol，20（40）：14652-14659.

Soderberg BL，Salem RO，Best CA，et al，2003. Fatty acid ethyl esters：Ethanol metabolites that reflect ethanol intake. Am J Clin Pathol，119（Suppl）：S94-S99.

Su GL，Klein RD，Aminlari A，et al，2000. Kupffer cell activation by lipopolysaccharide in rats：role for lipopolysaccharide binding protein and Toll-like receptor 4. Hepatology，31（4）：932-936.

Wu DF，Cederbaum AI，2009. Oxidative stress and alcoholic liver disease. Semin Liver Dis，29（2）：141-154.

第四章　酒精性肝病概述及动物模型

损伤是指细胞和组织在内、外环境有害因子的作用下发生的形态结构和功能代谢变化。引起细胞损伤的原因有很多，包括缺氧、理化因素、生物因素、免疫因素、遗传因素、营养因素等。较轻的损伤是可逆的，即消除病因后，受损伤的细胞可以恢复正常，这种可逆性损伤称为变性；严重损伤是不可逆的，即受损细胞的结构和功能已无法恢复，表现为细胞死亡。

肝实质细胞（hepatocyte）是肝脏最主要的细胞成分，它行使重要的代谢、贮存和解毒功能。其他 3 种肝非实质性细胞：肝巨噬细胞、星状细胞和血管内皮细胞（endothelial cell），对于维持肝脏功能的完整性同样起着不可或缺的作用。这 3 种细胞在解剖学位置上十分接近，通过旁分泌和自分泌形式产生各种化学介质，借以传递信息，沟通交流，相互影响，相互作用。各种有害的因子和物质，如病毒、药物、酒精、缺氧、免疫等，以一种或几种细胞为靶细胞，激发细胞损伤，产生一系列的介质，造成细胞坏死和凋亡、炎症、纤维化等病理改变，最终导致各种肝脏疾病。

第一节　酒精性肝病的基本概念和分类

一、酒精性肝病概述

酒精性肝病（ALD）是指由于长期的过量饮酒，使肝细胞反复受损、变性、坏死所引起的一系列中毒性肝病的总称。在短时间内大量酗酒，也可引起酒精中毒导致严重酒精性肝病，当一次性大量摄入酒精致使血液中酒精浓度严重升高超过了肝脏的酒精代谢能力可引起急性 ALD。ALD 发病机制涉及多方面，较为复杂，目前尚不完全清楚，酒精及其代谢产物如乙醛可引起肝脏细胞凋亡、免疫反应、细胞代谢紊乱、细胞氧化应激、内毒素血症等，早期常诱发脂肪肝，随后发展成酒精性肝炎（alcoholic hepatitis，AH），若损伤持续加重将进展为酒精性肝纤维化（alcoholic liver fibrosis，ALF）甚至肝硬化，最终导致肝癌。

（一）酒精性肝病的流行病学

随着社会经济的发展，人们的生活压力也在不断变大，酗酒人数逐年增长。流行病学调查表明，全球人均酒精消费量在 1990 年至 2017 年间增长约 10%。目前，酒精滥用已引起全世界的普遍关注。在西方国家，50%～75% 的肝硬化由过量饮酒引起，ALD 导致美国每年 15 000～20 000 人死亡。在我国 ALD 作为第二大肝损伤因素仅次于病毒性肝炎，严重影响我国居民的身体健康，研究 ALD 及其相关疾病如酒精性肝炎、肝硬化、肝癌的发生发展机制和各个阶段相关分子的表达变化对 ALD 治疗具有重要意义。

（二）酒精性肝病的病理学特点

肝脏是酒精代谢的主要场所，酒精代谢产物主要为乙醛，大量饮酒后，机体血液中酒精浓度增加导致乙醛产生过多，超过机体代谢能力，过量乙醛促使大量活性氧产生而损伤肝细胞，同时肝星状细胞被激活分泌大量物质促进肝纤维化。酒精性肝病主要包括酒精性脂肪肝、酒精性肝炎、肝纤维化、肝硬化和肝癌。酒精性脂肪肝光镜下可见肝细胞内出现大小不等的圆形脂肪空泡，严重时胞核常常被挤压到细胞一侧。酒精性肝炎常继发于酒精性脂肪肝，此时常见细胞骨架损伤，其中乙醛具有损伤微管蛋白的作用，影响细胞内蛋白的运输和分泌，造成细胞内蛋白储积，因蛋白的保水作用导致细胞内液体滞留，镜下可见肝细胞气球样变性，中性粒细胞广泛浸润肝组织，肝细胞出现小片状坏死等。在肝细胞损伤后愈合过程中，活化的肝巨噬细胞分泌大量细胞因子在肝纤维化过程中发挥重要作用，并有大量细胞外基质在肝星状细胞被激活后合成，从而导致过多组织连接在肝脏内积累，主要表现为肝小叶结构紊乱，小叶间可见炎症细胞浸润，汇管区周围纤维组织增多。肝硬化时可见肝脏肿大，大小较一致的肝小结节形成，结节周围肝细胞显著增生，肝细胞再生能力降低，肝索间窦周纤维化明显，肝假小叶形成。

二、酒精性肝病的分类及临床表现

酒精性脂肪肝代表 ALD 谱的初始阶段，以肝脏中的三酰甘油积聚为标志。在一些个体中，酒精性脂肪肝进展为酒精性脂肪性肝炎（ASH），其特征是存在细胞水肿，圆形脂肪空泡、肝细胞损伤、肝细胞膨胀和炎症。慢性损伤、炎症和肝再生机制的激活是 ASH 的特征，在镜下可观察到炎症细胞浸润，肝细胞坏死，凋亡小体，肝细胞结构不清晰等。可能导致肝实质被纤维化组织替代，最终导致肝衰竭和肝硬化。酒精性肝纤维化是一种肝细胞损伤后愈合过程中，导致过多组织连接积累在肝脏内，主要表现为汇管区周围纤维组织增多，肝小叶结构紊乱。酒精性脂肪肝的病理变化为：肉眼可观察到肝脏体积明显肿大，肝被膜呈现黄色，腻感，质地脆。显微镜下可见，最先在中央静脉附近的肝细胞内出现脂滴。酒精性肝硬化，在早期肉眼观表现出肝脏体积正常或略微增大，质地变硬；晚期肝脏体积缩小，颜色呈现暗黑色，皱缩，边缘角钝；肝脏切面可见弥漫性分布的肝小结节，呈现黄褐色。除了 ASH 进展的慢性、亚临床性质外，ALD 患者中观察到的急性和显性综合征被称为 AH，已知预后较差。

急性酒精性肝病：轻度患者表现为三酰甘油明显升高，丙二醛含量明显增加和血清转氨酶上升；重度患者表现为出现明显的黄疸、腹胀、全身乏力、肝肿大、食欲缺乏、厌食、腹泻、呕吐、腹部有压痛感、体重下降，部分患者出现发热、免疫细胞增多。

慢性酒精性肝病起病较隐匿，临床诊断主要依靠临床表现、生化指标及影像学的表现。早期可无明显特异性症状，随着病情进展可表现为无精打采、轻微恶心呕吐、肝区疼痛、性功能减退、阳痿、蜘蛛痣；后期如果任其自由发展，不作出相应的干预，则会出现肝脾肿大、大量腹水、腹部出现海蛇头样改变、柏油样大便等，也可出现上消化道出血、胃底食管静脉曲张、肝性脑病、门静脉血栓等严重病变。酒精性脂肪肝是指肝细胞中的脂肪堆积，没有实质性炎症或肝纤维化，可在高达 90%的重度饮酒者中观察到。长期大量饮酒会加速酒精性脂肪肝向酒精性肝炎的转变，其特征是脂肪变性、肝细胞膨胀和中性粒细胞浸润伴或不伴纤维化。酒精性肝硬化是一种更严重的 ALD，其定义是肝脏结构紊乱伴纤维化。肝窦中炎症细胞的存在导致星状细胞的活化，其特征是视黄酸的损失和纤维化基因的诱导，如 α_1 平滑肌肌动蛋白和胶原-1 的产生。活化的肝星状细胞增殖并产生胶原，从而导致肝纤维化。肝星状细胞和肌成纤维细胞的持续和长期激活导致胶原的进行性沉积、肝纤维化，以及晚期桥接纤维化和肝硬化。

造成酒精性肝病的发病原因主要有炎症因子和氧化应激。氧化应激（乙醛，肝巨噬细胞激活）引起肝细胞的线粒体中产生过多的细胞色素 P4502E1（CYP2E1），造成肝细胞炎症和纤维化，可以引起肝细胞内炎症反应的增多。线粒体形态和功能的改变会导致后期肝星状细胞活化、增殖，促进纤维化的发展。细胞凋亡是机体维持自身稳态的正常现象，通常凋亡蛋白与抗凋亡蛋白处于平衡状态。相关文献研究表明，当机体受到外界刺激（如酒精）时，机体会启动凋亡因子。

三、酒精对肝脏的损伤作用

（一）酒精对肝脏的直接损伤

酒精对肝细胞的作用是形成 ALD 最基本的条件，诱导细胞凋亡、内质网应激、线粒体损伤和（或）调节肝脏炎症细胞应答等，为肠源性脂多糖（lipopolysaccharide，LPS）和（或）其他病原体相关分子模式作用提供了环境，导致最终形成 ALD 的复杂病理过程。肝脏是酒精代谢的主要器官，90%的酒精由肝脏代谢。酒精可调节和活化肝脏脂肪代谢相关的转录因子，如脂联素、腺苷酸活化蛋白激酶、过氧化物酶体增殖物激活受体 α 等脂质代谢通路转录因子的调控作用。通过调控上述各类代谢通路可促进脂肪合成基因表达、抑制脂肪的氧化分解，导致肝细胞内脂质过度沉积。

乙醛（AA）是酒精对肝脏毒性作用的主要物质。乙醛具有极强的亲脂性和高度反应性，可以形成各种蛋白质和 DNA 加合物，乙醛加合物丙二醛（MDA）和 4-羟基壬烯醛（4-HNE）。后者可影响蛋白质功能，引起肝细胞内的酶失活、DNA 修复蛋白功能障碍、脂质过氧化及线粒体破坏等损害；加合物还可作为抗原，通过免疫反应产生相关抗体，引起肝脏组织细胞炎症、坏死及纤维组织增生。乙醛还通过增加肝星状细胞中胶原的表达促进纤维化发生。

酒精及其代谢物通过线粒体损伤和内质网应激，诱导 ROS 的产生和肝细胞损伤。趋化因子的早期活化，特别是单核细胞趋化蛋白-1，有助于召回巨噬细胞，从而将中性粒细胞聚集于肝脏。乙醛和乙酸不但可以直接诱导炎症反应，而且能够增强 LPS 介导的肝巨噬细胞和巨噬细胞的炎症因子产生，促进巨噬细胞对 LPS 的炎症反应，激活 NF-κB 信号通路，促进 TNF-α 产生。

此外，酒精及其代谢产物导致 $NADH/NAD^+$ 比例增加，促进丙酮酸转化为乳酸、磷酸二氢丙酮转化为 α-磷酸甘油，依赖于 NAD^+ 的生化反应如三羧酸循环、脂肪酸 β 氧化、氧化磷酸化和糖原异生等受到抑制，肝内 3-磷酸甘油水平升高，促进脂肪酸和三酰甘油合成，并抑制脂肪酸的线粒体 β 氧化。

（二）酒精对各营养物质代谢的影响

酒精通过其氧化代谢影响肝脏对物质的代谢作用。蛋白质、碳水化合物及脂肪代谢均受影响。急性酒精摄入可影响肝内葡萄糖的合成，使三羧酸循环发生障碍，造成一过性低血糖。长期酗酒可造成肝内糖原缺乏，糖异生障碍，并干扰垂体-肾上腺素轴，限制内分泌激素对低血糖的反应，并延缓低血糖的恢复。同时长期酗酒可使肝细胞对脂肪的代谢紊乱，造成肝内脂肪积聚，形成酒精性脂肪肝。长期酗酒患者还常伴有蛋白质、叶酸、微量元素等吸收障碍，造成营养不良。肠道通透性、胆汁酸谱和微生物组的改变都是造成这种情况的原因。此外，酒精代谢过程中释放的有毒代谢物和 ROS 会对肠道造成结构损伤。特别是，长期饮酒已被证明会导致细胞死亡、黏膜侵蚀和绒毛尖端上皮细胞的丧失。其后果是维生素 A、B_1（硫胺素）、B_2（核黄素）、B_6（吡哆醇）、C、D、E 和 K，以及叶酸、钙、镁、磷、铁锌和硒的不同程度的缺乏。因此，所有患有慢性酒精使用障碍的患者都要接受全面的营养评估，因为这些缺陷因个体而异，例如铁可能不足或过量。除了上述机制外，重度饮酒者每天摄入的热量中，高达 50% 来自营养成分极度缺乏的酒精饮料。除此之外，应该注意的是，除了慢性酒精滥用（如呕吐、厌食和腹痛）的症状影响外，这一群体的社会因素，如不能获得营养"完整"的饮食，也可能导致营养不良。

（三）酒精对多种肝脏相关酶类的影响

酗酒对肝脏多种酶类均有不同程度的影响，由此引起的谷胱甘肽-S-转移酶、谷丙转移酶、谷草转氨酶和谷氨酰转肽酶升高已成为诊断酒精性肝病的重要依据之一。

（四）酒精与肝脏氧化还原作用之间的关系

在大鼠酒精肝模型中可检测到胆汁中有自由基生成，提示肝巨噬细胞在酒精引起的肝损伤中有一定作用。而应用肝巨噬细胞抑制剂可使肝巨噬细胞失活，防止谷草转氨酶升高及肝细胞脂肪变性、炎症及坏死。Gutierrez 等发现在急性酗酒后，脂质过氧化水平增加了3.5 倍，慢性酗酒则增加了 2 倍。摄入酒精可使还原型谷胱甘肽水平升高，起到保护肝细胞的作用。但又有研究表明，长期酗酒者，其体内谷胱甘肽水平有所下降，推测为机体对氧化因素长期刺激的适应性反应。

（五）酒精与细胞色素 P450 之间的相互作用

细胞色素 P4502E1 在酒精急性摄入中起重要作用。肝细胞微粒体内的 P4502E1 可使酒精的氧化过程转换成对酒精的耐受，造成选择性肝静脉旁损伤。异烟肼、对乙酰氨基酚由于乙酰化率增加，可与酒精竞争同一 P450，增加其毒性。长期酗酒后，微粒体内 P450系统的诱导也可影响肝微粒体的药物转化酶，使不同药物的作用发生变化，如使甲丙氨酯（眠尔通）、苯巴比妥、华法林（华法令）、苯妥英钠、甲磺丁脲、普萘洛尔（心得安）和利福平等药物的清除率增加。短期饮酒则可抑制某些药物的代谢，与长期饮酒的作用恰恰相反。

（六）酒精引起的肝耗氧量降低

酒精性肝病患者常有肝内脂肪浸润和汇管周围区域轻微肝纤维化，造成肝小叶中央区肝细胞氧含量很低，自然降低了肝细胞的耗氧量。Lieber 等研究证实狒狒长期酗酒后，出现脂肪肝、肝纤维化的同时，其肝细胞耗氧量下降，并伴有线粒体的损伤，而这种改变并不伴随着肝静脉系统氧含量和氧饱和度的变化而变化。由此可证实，长期酗酒可导致肝损伤的氧利用率不协调。

（七）酒精性肝病与内毒素之间的关系

G^-细菌分泌的内毒素可加重酒精引起的肝细胞损伤，故抗生素对酒精性肝病有保护作用。Adachi 等证实抗生素（新霉素和多黏菌素 B）清理肠道可预防酒精引起的 Wistar 大鼠肝损伤，也证明了肝巨噬细胞激活后产生的高代谢和缺氧作用。

（八）线粒体功能障碍

已证实线粒体内 ROS 水平上升与酒精代谢密切相关。NO 会介导呼吸抑制，与细胞色素 c 氧化酶结合阻止其与 O_2 的结合，进入线粒体与活性氧自由基反应生成 $ONOO^-$，参与线粒体蛋白质翻译后修饰。而高酒精消耗的动物干细胞模型对 NO 介导的呼吸抑制表现出高敏感性。有研究发现，长期使用酒精会导致线粒体蛋白质组发生变化。李勇等通过探讨宫内酒精暴露对胎鼠大脑线粒体蛋白组的影响发现，呼吸酶复合物亚单位、腺苷三磷酸（ATP）合成酶亚单位、线粒体分子伴侣均有表达上的改变。

线粒体是非吞噬细胞内细胞 ROS 的主要来源。氧代谢产物是在氧化磷酸化过程中产生的。在生理条件下，高达约 1% 的线粒体电子流有助于产生超氧阴离子，超氧阴离子是由分子氧还原形成的。该反应由 NADP（H）或黄嘌呤氧化酶等酶催化。由于氧化还原活性化合物如线粒体电子传输链的半泛醌化合物，分子氧的还原也可能非酶性地发生。生理上，合成的氧自由基在细胞中发挥积极作用，它们负责信号转导、基因表达和防御入侵病原体。然而，对电子传输的干扰会增加超氧化物的产生，以致于它们在细胞中的作用变得有害。除了线粒体，内质网还可以通过细胞色素 P450 酶在肝脏中产生 ROS，这种反应可以在巨噬细胞和中性粒细胞中发生。慢性肝病几乎总是以氧化应激增加为特征，而不考虑肝病的原因。多项研究表明，哺乳动物细胞中的蛋白质表达模式可能是对过氧化氢应激反应的调节。这种调节是由于氧化还原敏感转录因子如 Egr-1、NF-κB 和 AP-1 及 G 蛋白的激活而发生的。细胞激酶，尤其是丝裂原活化蛋白激酶家族中的酶，也具有重要作用。蛋白质表达的改变强调了氧化依赖性细胞信号通路的重要性。这种病理链式反应使肝脏暴露于严重的氧化应激，并导致肝细胞凋亡。这一过程的作用机制尚未完全了解，研究正在进行中。ROS 特异性的传感器多肽尚未被鉴定。这一发现对于开发新的、有效的治疗各种肝损伤的方法非常有帮助。尽管数据仍然很大程度上不足，但在氧化应激的情况下，几种特定基因及其产物对控制细胞功能至关重要。无嘌呤/无嘧啶核酸内切酶（APE）/氧化还原因子（Ref）-1（APE/Ref-1）是碱基切除修复途径中的一种关键蛋白，它同时具有修复和氧化还原控制特性，其氧化还原活性在氧化还原状态下迅速增加。更好地提升 APE/Ref-1 在基于氧化应激的肝脏病理中的诊断能力非常重要，这将进一步促进氧化应激的相关研究开展。此外，更好地了解 APE/Ref-1 的作用可能使科学家能够找到治疗肝脏疾病的新策略。

（九）免疫学机制

有假说认为酒精会激发人体自体免疫应答，推动酒精性肝病加速发展。初期的先天免疫系统启动了肝内的免疫应答，随后继发免疫系统进一步加重肝脏的免疫损伤。其中，先天免疫的酒精性肝病以内毒素激发为主。酒精促进内毒素从肠腔向门静脉系统转移，激活肝脏非实质细胞，导致炎性细胞和炎性因子向肝脏聚集。获得性免疫系统加速肝损伤，初期为 T 细胞的细胞毒反应，酒精性肝病病理检查可见大量 CD4+、CD8+ T 细胞聚集。酒精性肝炎和酒精性肝硬化患者 Th17 细胞水平也明显增加。

（十）肝炎病毒

肝炎病毒与脂肪肝的关系尚存在争议。乙型肝炎病毒（HBV）、丙型肝炎病毒（HCV）等嗜肝病毒感染导致汇管区炎症的同时，还可引起肝细胞脂肪变性，其中以丙型肝炎引起的肝脂肪变最为常见和明显。赵卫东等通过对 HBV 转基因小鼠进行酒精干预，发现酒精组 HBV 转基因小鼠较酒精组普通小鼠肝细胞脂肪变性的程度明显加重。但张忠东等分析乙型肝炎合并酒精性脂肪肝肝脂肪变性程度、体质指数（BMI）等，未发现肝脂肪变性与肝炎病毒的相关证据。

（十一）遗传因素

酒精性肝病是多基因遗传病，CYP2E1、乙醇脱氢酶（ADH）、乙醛脱氢酶（ALDH）等代谢相关分子均具有遗传多态性。高活性 CYP2E1 或低活性 ALDH 存在时，可提高乙醛的产生率。

四、酒精对肠黏膜的损伤作用

酒精对肠黏膜屏障的破坏，可能是酒精性肝病发生的先决条件。酒精对黏液的溶解和细胞屏障的破坏导致肠道通透性增加，门静脉循环中细菌内毒素、LPS 升高，这种起源于肠道微生物的炎症信号通过激活 TLR4 引发肝脏炎症，后者逐渐被视为形成酒精性肝病的一个主要因素。这种肠肝相互作用（肠-肝轴）的机制，使我们对酒精性肝病的发生和发展有了新的认识。

肠道中的营养物质和众多微生物共同作用，形成健康的新陈代谢和维护肝脏各项功能的场所。肠源性营养物质及其他信号通过门静脉到达肝脏血窦的窗孔内皮，即触发了肠源性物质与肝细胞和其他肝实质细胞（包括免疫细胞）之间的密切接触，肝血窦的低流量血流又为这种密切接触创造了良好的微环境，从而开启了肠源性营养物质及其他信号在肝脏的"旅行"。

肝脏作为机体重要的免疫器官，控制着免疫细胞组群的所有种类，并且具有募集及活化相关免疫细胞从而应答肠源性代谢及致病信号的能力。酒精改变肠道微生物的组成、削弱肠道的完整性和屏障功能，加重肠源性内毒素血症，这是酒精性肝病发生的第一步，也是最重要的一步。

肠道屏障是指肠道能够防止肠内的有害物质如细菌和毒素穿过肠黏膜进入人体其他组织、器官和血液循环的结构和功能的总和，包括肠黏膜上皮、肠黏液、肠道菌群、分泌性免疫球蛋白、肠道相关淋巴组织、胆盐、激素和胃酸等。肠道屏障功能是指肠道上皮具有分隔肠腔内物质，有效地阻挡肠道内寄生菌及其毒素向肠腔外组织、器官易位，防止机体受内源性微生物及其毒素的侵害。肠黏膜上皮（机械屏障）、肠黏液（化学屏障）、肠道菌群（生物屏障）、分泌性免疫球蛋白和肠道相关淋巴组织（免疫屏障）共同组成黏膜屏障，肠道除消化吸收功能外，其功能完整的黏膜屏障可防止细菌入侵，也可防止吸收毒素。

酒精兼有水溶性和脂溶性，大量快速饮酒可导致黏膜屏障的损伤。酒精可破坏由肠黏膜上皮细胞分泌的黏液、消化液及肠腔内正常寄生菌产生的抑菌物质组成的化学屏障，促进酒精的快速吸收和增加外来细菌的黏附。

血液循环中高浓度的酒精会使 mRNA 低表达，后者的翻译产物是形成结肠上皮细胞之间紧密连接的重要蛋白质，导致肠道上皮细胞保护层上的防御素、肠道上皮细胞之间的紧密连接蛋白和肠道免疫细胞决定的肠道黏膜的完整性遭到破坏，引起肠上皮细胞的损伤和死亡，导致肠渗漏增加，进入肝脏的 LPS 增多。酒精的高毒性代谢产物乙醛也可破坏紧密连接，从而增加肠道通透性，使细菌及内毒素等有害物质透过肠黏膜进入门静脉血液，促进酒精诱导的肝损伤和炎症形成。

肠道通透性增加还与氧化应激反应有关。LPS 也能够诱导一氧化氮、H_2O_2 的产生并激活 TNF-α 等，促进一氧化氮合酶（iNOS）的产生。LPS 和这些促炎性细胞因子通过肝细胞诱导急性期反应物产生，包括血清淀粉样蛋白 A、脂多糖结合蛋白（LBP）、纤维蛋白原、C 反应蛋白和铜蓝蛋白，促使肠黏膜结构发生变化，最终导致肠道通透性增加，为正常定植在肠道内的细菌易位到其他组织提供机会。酒精性肝硬化患者血浆内的细菌 DNA 含量明显增加，为细菌易位提供了有力的支持。进展期酒精性肝病、LBP 和可溶性 CD14 的水平增加与肠道渗透性增加相一致，酒精性肝硬化患者的肠道细菌数量发生变化，并且易位至肝脏和腹水中，促进细菌感染，常常表现为亚急性细菌性腹膜炎、肝性脑病或严重的全身性感染。

IL-22 由存在于肠壁的固有淋巴细胞（ILC）产生，是一种可调节肠道上皮细胞和免疫功能的细胞因子。酒精可使 IL-22 表达减少，肠道通透性增加。肠壁上各种免疫细胞的相互作用是维持宿主和微生物平衡的重要组成部分，微生物群可以决定巨噬细胞和 ILC 之间的交叉对话，从而促进肠道内稳态的平衡。ILC 能够平衡肠道的免疫、炎症、组织修复，同时调节酒精性肝病的肠-肝轴。酒精可选择性抑制肠道相关淋巴组织，使特异性分泌型免疫球蛋白（sIgA）分泌减少，增加细菌黏附机会，进而发生细菌异位。

肠道微生物对于形成宿主免疫应答具有主要作用，共生细菌形成肠道黏膜的完整性（细菌屏障或生物屏障）。在健康人体中，肠道内微生物群处于共生平衡状态，但是长期习惯性摄入酒精会改变正常肠道菌群数量，进而引发肠道菌群失调，还能使胃肠蠕动减少、胃内 pH 增加，促进小肠细菌的过度生长。长期饮酒也会改变胃肠道中微生物的营养来源，直接和间接地改变肠道菌群的组成。主要表现在肠道优势菌被抑制，少数致病菌过度繁殖，导致肠道生理功能受损。

肝巨噬细胞的活化已经被认为是形成酒精性肝病的主要因素。大量饮酒后，门静脉及循环系统中的 LPS 水平明显升高，后者通过 TLR4 活化肝脏中的肝巨噬细胞和聚集的巨噬细胞。提示门静脉血中微生物成分是酒精性肝炎的主要炎症介导因子，推动肝纤维化的进展和门静脉高压的发展。

五、酒精对代谢组的影响

酒精相关的微生态失调不可避免地会影响肠道代谢组，短链脂肪酸、氨基酸和胆汁酸的显著变化均已被证实。短链脂肪酸（SCFA）是碳原子少于 6 个的脂肪酸，是肠道微生物群对不可消化的膳食纤维进行厌氧发酵的产物。短链脂肪酸在维持紧密连接方面的作用越来越显著。对患有酒精使用障碍的人类粪便代谢组的分析显示，其短链脂肪酸减少，这可能部分是由于微生态失调对产生短链脂肪酸的细菌（如粪杆菌）产生了负面影响。一些小鼠模型的研究已经可靠地表明，在酒精模型中，以高纤维饮食、益生菌或饮食的形式补充短链脂肪酸可以增强肠道上皮完整性并减少肝损伤，这方面的相关研究正在进行当中。

肠道代谢组在必需和非必需氨基酸的代谢和吸收中也起着重要作用，这些氨基酸似乎会因摄入酒精而改变。目前调查这种影响的研究工作较少。然而，已有的几项研究表明，饮酒会降低肠道内腔中几乎所有氨基酸的浓度。必需的、膳食获得的氨基酸（如赖氨酸）和非必需氨基酸（如谷氨酸）都会受到影响。据推测，这是微生态失调导致微生物-宿主共同代谢紊乱的结果。尽管管腔氨基酸浓度随着饮酒量的增加而下降，但一些氨基酸（如酪氨酸和苯丙氨酸）的血清水平升高，这表明失调微生物组的代谢和吸收特征发生了改变。这种代谢失衡可能在 ROS 的产生和有毒中间体水平增加中发挥作用。

研究表明，饮酒的人类与大鼠的血清和管腔内容物中的胆汁酸都会发生变化。初级胆汁酸（由肝脏合成）和次级胆汁酸（来自细菌代谢）主要在小肠中发挥各种功能，并通过其类固醇结构在脂质吸收、胆固醇稳态及激素作用中发挥关键作用。在健康的肠肝循环中，生成的初级胆汁酸与牛磺酸和甘氨酸进行结合，形成结合型胆汁酸。人体中胆汁酸主要与甘氨酸结合，而小鼠和大鼠体内胆汁酸主要与牛磺酸结合。非结合型胆汁酸可以通过扩散穿过细胞膜，而结合型胆汁酸需要通过胆盐输出泵（BSEP）主动运输到胆汁中，并储存在胆囊内，随后被释放到十二指肠。同时，也会生成硫酸化胆汁酸或葡糖醛酸化，并与甘氨酸或者牛磺酸进行结合，由多药耐药性相关蛋白 2（MRP2）分泌到胆囊中。在肠道中，结合型胆汁酸在回肠末端和结肠上段肠道微生物和胆盐水解酶（BSH）作用下甘氨酸或牛磺酸被去结合形成游离型胆汁酸，随后再被细菌 7α-脱羟基酶转化为次级胆汁酸：脱氧胆酸和石胆酸，二者在结肠通过弥散作用重吸收或通过粪便排出体外。

六、酒精造成的其他损伤

（一）营养不良

蛋白质缺乏性营养不良的存在和程度是决定酒精性肝病患者临床结局的重要因素。微量元素异常、维生素 A 的耗竭、低维生素 E 水平，有可能引起肝脏疾病的恶化。肥胖和酒精滥用可发挥协同作用，加重肝细胞损害，增加酒精性肝病发生的风险。当酒精提供机体每日所需热量的 35% 以上时能造成脂肪肝。

（二）缺氧

酒精能增加肝细胞的氧消耗，因为其代谢途径需要更多的氧。由于酒精主要在肝组织的小叶中心区域代谢，对氧气的需求增加使这些区域相对缺氧，导致小叶中心区的细胞坏死。组织缺氧通过降低蛋白酶体中的缺氧诱导因子（HIF）降解来增加肝细胞中转录因子 HIF 的水平。许多参与肝脏炎症、脂肪变性、纤维化、血管生成和肿瘤发生的基因受 HIF 调节，并加速 ALD 的进展。

（三）病毒感染

目前认为 HBV、HCV 与 ALD 发生呈协同关系。二者同时发生可加重肝脏损害的炎症反应，加速肝硬化和肝细胞癌的发生，对 ALD 患者预后产生不良影响。酒精能降低沉默信息调控因子 1（silent mating type information regulation 1，SIRT1）基因和蛋白质表达水平，并抑制其脱乙酰酶活性，引起组蛋白和其他蛋白质（如 p53）的高度乙酰化，导致肝基因表达异常、脂肪变性、炎症和肿瘤的发生。

（四）微生态失调

人类肠道微生物组描述了一个由细菌、病毒、真菌等组成的复杂群落，它随着环境因素（如饮食和药物）和年龄的变化而变化，但随着宿主遗传学的变化则不那么明显。微生物组的破坏（微生态失调）与多种疾病有关，包括糖尿病、肥胖、心血管疾病、炎症性肠病和肝硬化。几项研究调查了饮酒对动物和人类模型的影响，结果一致表明饮酒与生态失调的发展有关。研究发现，酒精会增加变形杆菌、肠杆菌和链球菌的相对丰度，并降低拟杆菌、阿克曼菌和粪杆菌的丰度，这种生态失调的病因机制尚不完全清楚。然而，其病因可能是多方面的，包括酒精诱导的氧化应激（类杆菌等专性厌氧菌对其耐受性较差）和酒精对抗菌肽的下调。

酒精诱导的微生态失调通过酒精对肠道完整性的病理影响导致急性（如酒精性肝炎）和慢性（如酒精相关肝硬化）肝病的发展。肠道黏膜屏障在肠道免疫功能中发挥着重要作用，黏膜屏障破坏会导致疾病状态，相邻的肠细胞通过顶端的"紧密连接"蛋白和闭塞带结合在一起，防止管腔内容物[如病原体相关分子颗粒（PAMP）和细菌内毒素]不必要地移位到门静脉循环中。饮酒引起的生物失调与这些紧密连接的破坏有关，随之而来产生的免疫功能障碍和促炎性细胞因子如 TNF-α 和 IL-1β 的增加进一步破坏了肠道屏障。

七、酒精性肝病机制

（一）酒精及其代谢产物对肝脏的毒性作用

肝脏是机体代谢工厂也是酒精代谢的主要器官，90% 的酒精吸收后在肝脏中进行氧化消除，其余 10%以原型被肺、皮肤（汗）和肾脏消除。酒精进入肝脏后氧化为乙醛，乙醛被进一步氧化为乙酸，其代谢途径主要包括以下三条。①ADH 途径，ADH 主要存在于肝细胞胞质中，ADH 在辅酶烟酰胺腺嘌呤二核苷酸（nicotinamide adenine dinucleotide，NAD^+）的作用下将进入胞质中的酒精氧化为乙醛并生成还原性 NADH。②次要途径，涉及肝细胞内质网的微粒体乙醇氧化系统（microsomal ethanol oxidizing system，MEOS），需要细胞色素 P4502E1（cytochrome P4502E1，CYP2E1）才能发挥相应功能。肝细胞微粒体中 CYP2E1 与酒精氧化代谢为乙醛密切相关，在正常生理条件下，CYP2E1 催化少量酒精（如 10%）氧化成乙醛，并在此过程中生成 ROS，ROS 会导致蛋白质损伤，增强纤维生成和 DNA 损伤。此外，过氧化氢酶（catalase，CAT）可通过将 H_2O_2 转化为 H_2O，使酒精代谢为乙醛，对酒精的氧化具有辅助作用。③过氧化氢酶系统，在还原型辅酶 Ⅱ 的催化作用下完成，它被认为是依赖于 NADPH 进行氧化代谢的另一个主要代谢系统。这种含血红素的过氧化氢酶通常催化 H_2O_2 的去除，但也能催化酒精氧化为乙醛。无论最初的氧化方式如何，代谢产物乙醛随后都会被 ALDH 还原为乙酸，从而排出生物体外。在这三条代谢途径中，酒精主要经过氧化代谢并且在催化酶作用下产生大量的自由基，进而破坏机体自身的氧化系统。首先，酒精可以透过细胞膜进入细胞产生肝毒性，其氧化后的代谢产物乙醛更是可以直接作用于肝组织引起肝脏的严重损伤。其次，乙醛是一种由代谢产生存在于体内的活性氧化剂。细胞大量生成乙醛超过肝脏的代谢能力，此时胞质中未被氧化的乙醛部分可透过细胞膜进入血液循环，在黄嘌呤氧化酶作用下最终变为超氧化物，造成肝细胞膜脂质过氧化损伤。最后，肝星状细胞促进肝纤维化和肝脏炎症的作用在乙醛诱导 TGF-β 表达量升高后被持续激活。此外，肝细胞内线粒体和微管可以和乙醛结合进而被损伤，从而引起脂肪酸在肝细胞的氧化代谢功能障碍，导致存在于皮下脂肪组织的脂肪酸被机体动员向肝内转移，形成脂肪肝。据文献报道：一方面乙醛可以与酶重要基团结合，促进酶构象和酶活性的改变，继而引起相关蛋白酶失活、线粒体损伤和氧利用障碍、DNA 修复功能障碍，最终导致肝细胞损伤；另一方面乙醛可以与多种蛋白质相结合形成一种络合物即乙醛复合体，这些络合物可以作为一个新的抗原刺激物，引起机体特异性免疫应答，激活特异性免疫细胞作用于肝细胞导致其凋亡或坏死。酒精代谢过程中的产物会损害肝脏，并成为 ALD 从酒精性脂肪变性发展为酒精性肝硬化的驱动力。酒精代谢产生的主要毒性化合物是乙醛。乙醛作为酒精衍生的氧化代谢产物之一对 ALD 的有害影响主要表现在对肝脏产生广泛的损伤，从肝细胞中的脂质积聚到炎症、纤维化和致癌。肝细胞通过脂质过量[增加肝脏对脂肪酸（FA）的摄取和肝脏中的新生脂肪生成]和/或脂质清除途径受损[线粒体 β 氧化减少和极低密度脂蛋白（VLDL）中过量脂质的分泌]来积累脂质。此外，乙醛激活肝巨噬细胞，释放 ROS 和细胞因子，募集其他免疫细胞。当暴露于乙醛时，肝巨噬细胞激活 Toll 样受体 4（TLR4）介导的 NF-κB 信号通路，引发炎症反应。乙醛蛋白质加合物通过蛋白激酶 C（PKC）和 TGF-β 信号通路促进活化的肝星状细胞产生胶原。ROS 介导的氧化应激也会加速肝纤维化。蛋白质和 DNA 与乙醛的加合物会导致肝癌的发生。它们削弱 DNA 的完整性，干扰 DNA 修复系统，增加了致癌的 DNA 突变。酒精代谢酶的遗传变异，如 ALDH2*2 和 ADH1C*1 等位基因，抑制了酶的活性，增加了乙醛的量。乙醛直接与 DNA 相互作用，导致点突变和染色体损伤，还与多种蛋白质结合形成乙醛加合物，从而扭曲肝脏功能和结构。这些蛋白质加合物可上调 CYP2E1 的表达并增强氧化应激。此外，Holstege 等证明，蛋白质加合物有助于脂质积聚、炎症和纤维化，在 ALD 不同阶段的发病机制中发挥关键作用。据报道，乙酸盐通过在血液中循环来增加门静脉血流量，尽管毒性比乙醛小。非氧化途径衍生的代谢产物，包括脂肪酸乙酯（FAEE）、磷脂酰乙醇（PEth），也会导致酒精毒性，但其机制尚未确定。

（二）氧化应激与酒精性肝病

氧化应激是引起酒精性肝病的主要机制。酒精进入机体后在相关酶的作用下氧化产生 ROS 和活性氮（reactive nitrogen species，RNS）自由基等活性分子，当自由基浓度超过了机体的代谢能力时就会打破机体氧化物与抗氧化物动态平衡，造成肝细胞氧化应激损伤。ROS 的主要来源是线粒体（通过呼吸链）、内质网（通过 CYP2E1）和肝巨噬细胞（通过 NADH 氧化酶）。大量饮酒的情况下，酒精代谢会导致 ROS 积累，而过量的 ROS 会与细胞中的不饱和脂肪酸相互作用，产生脂质过氧化物和蛋白质加合物，进一步导致肝细胞坏死，并最终造成严重的肝损伤。一方面这些代谢产物可以导致脂质过氧化，造成蛋白质和 DNA 的结构、功能损伤；另一方面可以激活磷脂酶破坏肝细胞膜磷脂分子层结构造成肝细胞损伤，使细胞膜通透性增加和功能损伤。酒精刺激后肝细胞内 CYP2E1 表达量显著升高，造成大量的 ROS 产生，此处氧化应激最活跃和组织氧供不足，直接引起肝细胞蛋白质和脂质等氧化和再氧化损害，因此是酒精性肝病的好发部位。

由 NADPH 氧化酶和 CYP2E1 的激活产生的过量自由基诱导肝细胞的氧化应激反应，从而介导肝细胞凋亡。ROS 对肝细胞的损伤机制可以通过以下四个方面实现：①氧自由基直接作为信号分子，与肝细胞凋亡受体结合，进一步通过肝细胞凋亡的信号通路促进细胞凋亡；②引起线粒体 ATP 酶的功能障碍，导致细胞能量生成不足，引起细胞功能障碍和水肿等；③通过自身的生物学效应刺激炎症因子，如产生的脂质过氧化产物激活肝巨噬细胞产生 TNF-α，诱导中性粒细胞产生炎症反应，同时激活肝星状细胞，促使肝脏发生纤维化；④直接导致肝细胞内的脂质、DNA、蛋白质发生变异或者失活。酒精诱导的肝细胞氧化应激反应可以使肝细胞线粒体功能障碍，引起线粒体损伤造成能量生成不足和线粒体膜损伤，诱导细胞凋亡。一方面通过细胞表面死亡受体激活 caspase 系统导致外源性细胞凋亡和坏死；另一方面线粒体膜通透性增加，释放出大量细胞色素 c（cytochrome c，Cyt c）进入细胞质与凋亡蛋白活化因子及 caspase-9 共同结合形成凋亡复合体，最终激活凋亡效应蛋白 caspase-3 降解细胞 DNA 为固定大小的片段，诱导内源性细胞凋亡。

（三）脂质代谢与酒精性肝病

脂质过氧化物［如丙二醛（MDA）和 4-羟基壬烯醛（4-HNE）］与蛋白质和乙醛反应形成较大的加合物，充当抗原来激活适应性免疫。此外，大量饮酒会通过代谢产物乙醛、ROS 和内质网应激（endoplasmic reticulum stress，ERS）导致脂肪变性。早期研究将脂肪变性归因于 NADH/NAD$^+$值增加，抑制线粒体中脂肪酸的 β 氧化。固醇调节元件结合蛋白（sterol-regulatory element binding proteins，SREBP）和腺苷酸活化蛋白激酶［adenosine 5′-monophosphate（AMP）-activated protein kinase，AMPK］与 ALD 密切相关，在调节脂质代谢中起重要作用。急性或慢性酒精暴露会通过下调 AMPK 或 ERS 反应间接刺激 SREBP 表达，增强脂肪酶如脂肪酸合酶（fatty acid synthase，FAS）、硬脂酰 CoA 去饱和酶（stearoyl CoA desaturase，SCD）、乙酰辅酶 A 羧化酶（acetyl CoA carboxylase，ACC）合成而导致三酰甘油的积累。此外，乙醛会抑制过氧化物酶体增殖物激活受体 α（peroxisome proliferators-activated receptor α，PPAR-α）的 DNA 结合和转录活性，从而导致脂肪酸氧化下调。

（四）细胞凋亡与酒精性肝病

研究发现，细胞凋亡在酒精诱导的肝损伤过程中发挥着重要作用，与 Fas（CD95）系统、TNF-α 及其受体（TNFR1、TNFR2）等基因异常表达密切相关。酒精诱导细胞凋亡造成肝损伤的主要因素如下：①肝 CYP2E1 的活化。活化的 CYP2E1 可以增加肝细胞反应性氧中间产物和氧化应激产生的脂质过氧化产物，对肝细胞产生严重的毒性作用。②增加肝脏铁负荷。铁超负荷和酒精协同作用催化自由基形成，通过肝细胞的氧化应激等多种途径，加重肝损伤。③TNF 及其受体活性增高。酒精抑制蛋白合成并促进 TNF-α 表达，增加 TNF-α 对肝脏的毒性作用，诱导肝细胞凋亡。④促氧化物和抗氧化物动态平衡被破坏造成的肝细胞氧化应激反应。酒精氧化代谢过程中产生的大量具有活性的氧化剂能够造成肝细胞凋亡，使 DNA 产生片段化。⑤肌成纤维细胞和 TGF-β 的作用。在酒精性肝病过程中，TGF-β$_1$ 是肝星状细胞、肌成纤维细胞和肝巨噬细胞都能分泌的一种公认的肝细胞凋亡诱导剂。

（五）对损伤的炎症反应

新的证据表明，激活 Toll 样受体 4（TLR4）和补体的天然免疫在 ALD 早期发病原因中也起到了巨大作用，诱导肝巨噬细胞中 TLR4/TRIF/IRF-3 通路产生氧化应激和促炎性细胞因子参与 TLR4 介导的酒精性肝病。另据报道，饮酒会引起肠道菌群失调并改变其功能。在酒精摄入过程中，会引起肠道通透性增加，肠道衍生的内毒素脂多糖移位至门静脉在循环中释放，进而引发一系列炎症反应。通过增加门静脉 LPS 水平增强肝星状细胞和肝窦内皮细胞的 TLR4 激活可能导致病变。同时，受损的肝细胞释放出内源性损伤相关分子模式（damage associated molecular pattern，DAMP），LPS 与脂多糖结合蛋白（LBP）结合，后者激活肝巨噬细胞表面的 CD14，随后 CD14 与 TLR4 相互作用，以触发信号级联反应，从而激活 NF-κB、趋化因子并释放炎性细胞因子，包括 TNF-α、IL-1β 等。乙醛和 LPS 都会激活肝巨噬细胞，释放 ROS 和趋化因子，将骨髓来源的中性粒细胞和血液来源的单核细胞募集到肝脏中。最近的证据表明补体激活也对 ALD 的发病机制有显著的贡献。慢性酒精喂养小鼠可增加 C1q 和 C3 的激活。缺乏 C3 和 C5 的小鼠不受酒精诱导的脂肪积累和谷丙转氨酶水平的影响。活化的 C3a 和 C5a 与其在肝巨噬细胞上的受体相互作用，导致 TNF-α 和肝细胞损伤以及 IL-6 和 IL-10 等细胞因子释放。这些细胞因子释放分别引起肝细胞和肝巨噬细胞中的信号转导与转录激活因子 3（STAT3）信号通路的启动，以防止酒精引起的肝损伤和炎症。此外，酒精会导致先天免疫系统大多数细胞的关键功能失调，包括淋巴细胞、嗜中性粒细胞、单核细胞和组织巨噬细胞，这些改变又可以调节适应性免疫应答。研究表明，慢性炎症可能通过对 T 淋巴细胞的抑制性受体如程序性细胞死亡蛋白 1（programmed cell death protein 1，PD1）和 T 细胞免疫球蛋白黏液素 3（T cell immunoglobulin mucin 3，TIM3）作用而导致免疫力衰竭。

（六）胃肠道通透性变化与微生物群

ALD 与小肠细菌过度生长和微生物区系的定性变化有关，特别是包括乳酸菌在内的有益共生细菌的比例较低。酒精和其代谢衍生物可增加肠道通透性和损伤肠道紧密连接。研究表明，有或无 ALD 的慢性酒精滥用患者的血浆内毒素水平是健康对照组的数倍。临床上也证明使用抗生素可以通过防止细菌过度生长来减轻酒精引起的内毒素血症。在胃肠道，上皮紧密连接可阻止毒素、过敏原和病原体从肠腔扩散到黏膜和全身循环系统。紧密连接的破坏和细菌毒素的扩散在许多胃肠道疾病的发病机制中起重要作用。最近的研究表明，由于内毒素血症对不同器官系统的影响，结肠上皮屏障功能障碍会影响胃肠道以外的全身器官，其中之一即是 ALD，它与肠黏膜屏障功能障碍和内毒素血症有关。肠上皮细胞及革兰氏阴性菌对酒精的代谢造成乙醛的积累，从而增加酪氨酸的紧密磷酸化和磷酸化黏附，提高了肠道的通透性，导致内毒素转移到肝脏，从而引起肝脏和其他器官的炎症改变。此外，研究还发现，酒精和代谢物诱导肠道生成巨量 NF-κB 和唤醒细胞当中的非特异性蛋白酶 C 来提高细胞之间的渗透性。它引起细胞骨架磷酸化、微管细胞骨架的损伤和细胞构象的变化，导致肠道屏障功能的中断。同时，Toll 样受体（TLR）介导细胞因子的合成和释放，引起炎症因子的合成解放来损害免疫调节和抗病毒的能力，从而引起 ALD 患者发生"渗漏"，导致内毒素进入血液。血内毒素可以诱导库普弗细胞和炎症细胞产生 TNF-α、白细胞介素等细胞因子和自由基。通过刺激肝巨噬细胞还能增进中性粒细胞的征集，这些活化的肝巨噬细胞和中性粒细胞产生纤维化相关因子。

（七）NF-κB 与酒精性肝病

NF-κB（核因子激活的 B 细胞的 κ 轻链增强子）可控制脱氧核糖核酸转录，调节细胞因子和细胞凋亡。绝大多数动物细胞中都有 NF-κB 的存在，它在调节对感染的免疫反应中起重要作用并且与细胞对外界的刺激反应有关。NF-κB 由两组组成：p50/p52 组，分别由 p110、p105 前体分解产生，这一组能与其他成员形成二联体；RelA（p65）、RelB 和 c-Rel 一组，没有前体。IκBα 是一种 NF-κB 的抑制蛋白，可结合、抑制 NF-κB 并使 NF-κB 存留于胞质中，阻止 NF-κB 形成二聚体及进入胞核，只能在胞质组成 p50-p65-IκBα 复合体。高浓度的 TNF-α、佛波酯、脂多糖、IL-2、H_2O_2 等，可刺激 NF-κB 产生丝裂原蛋白激酶，再将 IκBα/β 磷酸化，磷酸化的 IκBα/β 的 Lys 残基被泛素化后，可使 IκBα/β 降解，再使 p50-p65 NF-κB 活化。炎症反应与酒精性肝病过程相关。当 NF-κB 在肝细胞核内激活时，部分基因被迅速调控诱导炎症和凋亡反应，导致炎症介质（如 cox-2，mcp-1，iNOS）的表达，促进促炎性细胞因子（如 TNF-α、IL-6）和巨噬细胞趋化蛋白 1（MCP1）的产生，NF-κB 信号传导通过下游效应物介导 ROS 触发的炎症反应，如细胞间黏附分子 1（ICAM1）。ICAM1 参与肝细胞与中性粒细胞的接触，促进中性粒细胞介导的肝细胞杀伤。因此，NF-κB 是细胞炎症和坏死的主要介质，也会在酒精性肝病中表现出来。

第二节　酒精性肝病研究的动物模型

20 世纪见证了生物学和医学的空前进步。技术创新，如抗生素的发明、新的诊断方法和手术技术、癌症的化学和放射治疗以及改进的疫苗接种，挽救了数百万人的生命，大大提高了人类平均预期寿命。在过去的几十年里，动物模型的使用急剧增加，进一步支持了医学的发展。目前，实验室中经常使用的动物物种（模式生物）包括：啮齿动物（小鼠和大鼠）、斑马鱼、猪、恒河猴、豚鼠、兔、猫和狗。然而，哺乳动物啮齿动物模型是最常用的，有几个重要的优点：①对连续繁殖具有高度抵抗力，个体动物（和世代）之间的遗传变异较小；②寿命短，繁殖速度快，可以更快地积累数据；③体积小，在大多数实验程序中易于处理；④就初始购买成本和维护而言，每只动物的成本较低。总之，啮齿动物为研究酒精对哺乳动物生理学的影响提供了一个模型系统，能够解决大量的实验问题。

目前对酒精性肝病发病机制的了解，在很大程度上取决于动物模型的可靠性和可重复性，以及动物模型与人类酒精性肝病的相似性。为了深入研究酒精性肝病的发病机制，筛选防治酒精性肝病的有效药物，选择一种理想的实验动物模型十分必要。理想的动物模型是指：与人类酒精性肝病特征相似；病变有一定发展过程，即明显分期；形成率高，死亡率低；造模方法简便易行；造模后病变逆转缓慢，便于进行药物干预研究。经众多学者努力，目前国内外已建立多种酒精性肝病的动物模型，微猪和豚鼠等新的模型亦已确立，且造模方法仍在不断改进之中。

早期用动物模型研究 ALD 的尝试始于 20 世纪 50 年代，主要使用啮齿动物（小鼠、大鼠、仓鼠、豚鼠）和灵长类动物。一项早期研究平行使用了六种动物，旨在检测它们自愿饮酒的情况。有趣的是，数据表明，仓鼠明显更喜欢酒精溶液（约占其液体总摄入量的 88%），而所有其他物种都明显更喜欢水而不是酒精（兔作为唯一一个以同等水平饮用这两种饮料的例外）。在另一项研究中，接受含酒精饮食 3～4 年的狒狒都出现了严重的肝损伤（肝纤维化或肝硬化），这与人类 ALD 的所有病理阶段非常相似。因此，灵长类动物被认为是研究 ALD 的理想动物模型。然而，伦理问题，目前对灵长类动物使用的严格监管，以及高昂的经济和时间成本，阻碍了大多数实验室使用灵长类动物进行 ALD 研究。因此，啮齿动物（主要是小鼠和大鼠）仍然是模拟人类 ALD 的首选动物物种。

人们提出了各种假设来解释酒精暴露后人类和啮齿动物之间肝损伤的差异。值得注意的是，大多数啮齿动物天生厌恶酒精，并且倾向于消耗酒精只是为了获取热量，而不是为了渴望。此外，啮齿动物的分解代谢速度是人类的 5 倍。这些特征导致啮齿动物在酒精暴露后受到的伤害比人类小。除了酒精代谢的影响外，还必须仔细考虑先天免疫系统的差异，因为免疫反应和炎症模式在 ALD 的病理学中都起着关键作用。例如，小鼠和人类血液中中性粒细胞和淋巴细胞之间的平衡差异很大：中性粒细胞占人类血液中总白细胞的 50%～70%（小鼠为 10%～25%），而淋巴细胞在小鼠血液中占白细胞的 75%～90%，而在人类中这一比例为 30%～50%。这些差异的生理学/病理生理学后果在很大程度上仍然未知。研究表明，小鼠对内毒素诱导的炎症表现出更大的抵抗力，因此实验通常需要更高的酒精挑战才能产生与人类相当的损伤程度。

针对酒精对胃肠道和肝脏的影响，已经开发并广泛应用的是啮齿动物口服酒精摄入模型。通过让啮齿动物参与"自愿饮酒"，这些方法在很大程度上复制了人类饮酒习惯的整个过程以及酒精对肝脏和肠道的影响。人类的酒精暴露模式包括短期和长期饮酒。在啮齿动物中，胃插管通常用于给予 4～6g/kg 体重的酒精剂量，以诱导急性肝损伤。一项使用以上方法，然后注射 LPS 的研究表明，急性酒精给药会加剧内毒素引起的肝损伤。与只使用一次或几次灌胃的急性动物模型相比，酒精喂养的慢性模型通常持续 4～12 周，采用特殊设计的饮食。由于肝脏中的急性和慢性酒精损伤在病理学上有显著的重叠，越来越多的研究将这两种模型（慢性加酗酒模型）结合，以更好地模拟人类目前的饮酒模式。

一、急性酒精性肝病模型

急性酒精性肝病的模型主要有两种：一是用 56 度白酒灌胃，每次 7ml/kg，每日 2 次；二是通过腹腔注射给予大鼠一定浓度的酒精，每次 20ml/kg，每日 2 次。结果发现两种方法均能成功诱导出急性酒精性肝病模型，并且灌胃法能更好地模拟人类饮酒方式，同时避免了腹腔注射可能造成的感染。

二、慢性酒精性肝病模型

（一）在饮水中加入酒精

在饮水中加入酒精是建立酒精性肝病动物模型最早的方法之一，优点为简单易行，并且易于操作水中酒精的精确浓度。正常饮食下的"自愿"饮酒模仿了人类典型的饮酒模式，即在普通食物摄入的情况下间歇性饮酒。由于操作的灵活性，不同研究中使用的浓度差异很大。酒精溶液的浓度在 10%～40%（v/v）之间变化，不同组使用的酒精给药时间从 8 周到 70 周不等，没有显著的死亡率。在大多数研究中，随意喂食模型足以诱导肝损伤，伴有明显的脂肪变性和 ALT、AST 升高，但没有更晚期的纤维化或肝硬化病变。尽管很方便，但与其他 ALD 动物模型相比，随意喂食的方法有局限性。缺点主要是难以评估和控制与饮酒有关的营养因素在酒精性肝病发生中的作用，但如果主要考虑酒精对肝脏的损伤作用而不考虑营养因素对造模的影响，该种造模方法仍不失为一种有用的动物模型。其次是啮齿动物对酒精表现出强烈的自然厌恶，因此不能控制其酒精摄入量，而且啮齿动物肝脏对酒精的代谢能力较强，酒精代谢速率比人类快得多，也容易对酒精形成耐受，故难以保持血中有较高的酒精浓度。既往认为在饮食充足的条件下，该种造模方法血液中酒精的浓度不足以产生明显的肝损伤，故模型成功率不高，且所致模型肝病理学改变较轻。

最近有研究报道，给 Wistar 大鼠 40% 的酒精溶液作为唯一饮料，持续喂养 25 周以上可产生肝细胞脂肪变性、炎性细胞浸润和中央静脉周围纤维化等酒精性肝损害。具体造模方法为：起初 3 天给予大鼠 2% 的蔗糖溶液自由饮用，然后在 2% 的蔗糖溶液中加入浓度为 5% 的酒精（体积比），以后每隔 4 天提高 5% 的酒精浓度直至 15%，其后改为每周增加 5% 的酒精浓度直到酒精的终浓度为 40%，此时酒精占每日总热量的 39%。造模大鼠以低脂肪

（占总热量的 7%）和富含蛋白质（占总热量的 13%）、胆碱和糖类（占总热量的 41%）的饲料喂养。结果在造模 16 周时出现肝腺泡 3 区轻度脂肪变，此时大鼠每日饮酒量平均为（12.5±0.6）g/kg；25 周时肝脂肪变加重，并伴有肝细胞坏死、汇管区炎症细胞浸润和中央静脉周围纤维化，此时每日饮酒量（14.9±0.8）g/kg。电镜显示肝细胞内有丰富的脂滴，线粒体明显肿胀变性，滑面内质网扩张，活跃的成纤维细胞伴胶原纤维沉积，并发现雌性造模大鼠肝脂肪变程度高于雄性大鼠，但其他肝病理学改变并无性别差异。与其他酒精性肝病模型相比，该模型肝细胞脂肪变程度较轻，但该模型的固体食物和组成比例与人类接近。因此，它可能是一种切实可行的酒精性肝病的动物模型。Niemel 等利用微猪复制酒精性肝纤维化模型，因微猪是一种随意食用含酒精类饲料的动物，故可保证足够的酒精摄入。给微猪饲以占每日热量 40%的酒精和相同热量的脂肪以及适量蛋白质和微量营养素的饮食，1 个月后出现血清转氨酶升高，12 个月后造模动物发生肝细胞脂肪变性、局灶性炎性细胞浸润及中央静脉周围纤维化，继续饲喂此种饮食至 21 个月，可见更广泛的中央静脉周围及小叶间纤维化。此模型的一个显著特点是通过肝组织切片免疫组化染色发现，肝小叶中央区含有酒精的主要产物是乙醛加合物和丙二醛及 4-羟基壬烯醛等脂质过氧化产物的加合物。该发现提示脂质过氧化参与酒精诱导的肝损害和肝纤维化的发病，而且自身免疫反应可能参与了慢性酒精性肝损害的发生。微猪酒精性肝纤维化的诱导时间相对较长，从而增加了实验的费用，但该模型与人类酒精性肝纤维化缓慢发展的过程相似。

尽管在饮水中加入酒精随意喂养模型作为轻度酒精性肝病的"独立"模型是有用的，但越来越多的研究将其与其他应激源相结合，以刺激肝脏炎症、纤维化或肝细胞癌（HCC）。且由于死亡率较低，长期持续喂养可以被长期随意喂养所取代。最近，引入了次要因素，包括其他饮食模式，如高脂肪饮食和高果糖饮食，以评估这些饮食因素是否会加重慢性酒精诱导的肝损伤。其他研究将酒精随意喂养模型与众所周知的肝脏应激源［如 N-亚硝基二乙胺（DEN）、二烯丙基二硫化物（DADS）、苯巴比妥和 CCl_4］相结合，通常会诱导晚期肝损伤，包括炎症、纤维化和肝细胞癌。总之，在饮水中加入酒精随意喂养是一种在啮齿动物中引入酒精的简单且可重复的方法，可以引入二次损伤，因此被许多实验室广泛用于ALD 研究。

（二）Lieber-DeCarli 液体食物

Lieber-DeCarli 液体饮食模型是专门为研究体内饮酒影响而设计的最早和最成功的饮食之一，也是目前 ALD 研究中最常用的啮齿动物实验模型之一。

Lieber 等 1963 年首次引入该模型，以应对对 ALD 进行更准确的体内研究的模型需求。在之前的一项研究中，大鼠接受 15%（v/v）的酒精溶液代替饮用水 177 天。之后，在仅酒精喂养组中没有发现明显的肝损伤（包括脂肪变性和纤维化），但在同时喂养营养缺乏饮食的组中出现此种情况。研究人员认为，饮酒后肝脏受损是营养不良的结果。因此，人们普遍认为，单独饮酒没有肝毒性风险。

20 世纪 60 年代，在一系列研究中，Lieber 等设计了一种含有酒精和其他营养成分的饮食。他们证明，当大鼠接受足够的饮食时，由于它们天生厌恶酒精，酒精的吸收不足以导致严重的肝损伤。当大鼠只能获得含酒精的液体饮食配方而没有其他食物或饮料时，这种厌恶情绪可以克服。在这种情况下，大鼠每天的酒精摄入量可达到 12～18g/kg，是饮用纯酒精溶液的 2～3 倍，还观察到了较高的血液酒精浓度（100～150mg/dl）。Lieber 等使用这种方法观察到肝脏中存在显著的脂肪变性，并得出结论，仅酒精是一种可诱发肝病的病理因素。在接下来的十年里，他们进一步发现这一过程受到其他因素的影响，如性别、膳食脂肪、必需营养素甲硫氨酸和胆碱及维生素 A。这些发现为 ALD 研究开辟了一个新时代。这些研究中的液体饮食配方后来被称为 Lieber-DeCarli 酒精（LDE）和 Lieber-DeCarli 对照（LDC）饮食，目前是 ALD 研究的标准实验模型。

Lieber-DeCarli 饮食是一种等热量控制的流质饮食，因为饮食中的总热量含量（0.6～1.0 卡/毫升）保持不变，而特定成分因不同群体和实验目标而异。LDC 饮食通常用于配对喂养的对照组，对照液体饮食由蛋白质酪蛋白（由甲硫氨酸和胱氨酸组成，占总热量的 15%）、脂肪（来源于橄榄油和玉米油，占总热量的 36%）、碳水化合物（糊精和麦芽糖混合物，占总热量的 49%）、脂溶性维生素（维生素 A、维生素 D、维生素 E、维生素 K）和水溶性维生素（维生素 B_{12}）、矿物质和纤维组成，在含酒精配方奶粉（LDE 饮食）中，酒精替代了 LDE 饮食中分配给碳水化合物的总热量的 35.5%，糊精和麦芽糖混合物中相当于总热量 35.5% 的热量被去除，并被等热量测量的酒精取代。Lieber-DeCarli 模型包括大约 7 天的初始驯化阶段，酒精从 0 逐渐增加到最终浓度（5% 酒精 w/v）。在完成驯化喂养后，继续使用 LDE 饮食喂养 4～12 周。当动物长时间自由喂食 Lieber-DeCarli 饮食（5% 酒精 w/v）时，啮齿动物的血液酒精浓度（BAC）达到 100～150mg/dl，动物的血浆 ALT 和 AST 水平显著升高，同时肝脏三酰甘油水平增加 6 倍，导致轻度肝损伤。在这个模型中，当啮齿动物只吃含酒精的液体食物而不吃任何可食用的食物或饮料时，它们可以克服对酒精的厌恶。此时，啮齿动物每天消耗约 15g/kg 酒精。该模型的优点是经济，操作简单，不需要特殊的手术技能或昂贵的设备，死亡率非常低。作为一种温和的长期喂养模式，经常用于 ALD 研究的早期阶段。

值得注意的是，该模型的饮酒模式不同于人类的饮酒习惯，因为啮齿动物在饥饿和口渴时被迫饮酒，并从经常吃固体食物和水转向液体饮食，从而导致生理现象发生一些变化。此外，该模型只能在啮齿动物中诱导轻度脂肪变性，很少引起肝脏炎症和纤维化，并且不能诱导晚期 ALD（肝硬化和肝细胞癌），这在 ALD 进展的复制中具有明显的限制。

（三）Tsukamato-French 大鼠模型

尽管口服酒精给药（包括在饮水中加入酒精的随意喂食和含酒精的 LDC 饮食）已被证明是在啮齿动物中应用酒精的一种方便有效的方法，但它有局限。通常，与人类相比，接受口服酒精给药的啮齿动物的平均 BAC 通常低于 150mg/dl。此外，在进行口服酒精应用（没有第二种应激源）的研究中，肝脂肪变性是主要的病理变化，没有发现纤维化或肝硬化。为了克服这些限制，1984 年研究人员开发了一种新的通过手术植入胃内套管直接输注的喂养模型，称为 Tsukamato-French（TF）模型。1984 年 Tsukamato-French 等给大鼠手术植入胃管，持续注入含酒精的液体饲料，该模型克服了啮齿动物对酒精的天然厌恶，并允许更好地控制动物的酒精消耗，从而导致更严重的肝损伤。在该模型中，植入胃管和液体泵用于每天给动物注入含酒精的液体饮食，酒精占总热量的 49%。输注

1 个月 [22～35g/（kg·d）] 后，动物出现严重的肝脏脂肪变性和局灶性坏死，平均 BAC 约为 300mg/dl，同时 ALT 和 AST 水平显著升高。更重要的是，TF 模型还允许容易地操纵营养成分以创建期望的肝损伤模型。当逐渐增加酒精摄入量（占总热量的 32%～47%）与高脂肪饮食（占总热量的 25%）结合，导致啮齿动物脂肪性肝炎进一步发展，30 天内开始观察到纤维化，4 个月后所有动物的肝出现纤维化。此外，该组还表明，通过在高脂肪/酒精饮食中添加羰基铁（0.25% w/v），到 16 周结束时，大多数小鼠出现不同程度的纤维化，而 20 只小鼠中有 2 只出现肝硬化。2015 年，Tsukamoto－French 团队在最初的酒精灌胃模型的基础上开发了一种新的混合模型。在动物被喂食高胆固醇和饱和脂肪 2 周后，植入灌胃导管进行酒精输注。从第 2 周开始，每周进行一次酒精狂饮（4～5g/kg）。在 8 周模型期内，酒精摄入量逐渐增加至每天 27g/kg。其中，反复给动物注射酒精引发了从慢性 ASH 到急性 AH 的转变。该模型首次显示了酒精性肝炎的临床特征，如脾大、低蛋白血症和高胆红素血症。

即使在仅灌胃 4 周后，小鼠实验中的平均 BAC 也可以高达 300～350mg/dl，并且出现高于 400mg/dl 的峰值 BAC，反映了通过 TF 模型实现的酒精中毒水平明显高于其他酒精喂养方案。总之，TF 模型在啮齿动物中可诱导类似人类 ALD 的肝损伤过程，包括进行性脂肪变性、纤维化和以局灶性坏死和免疫细胞浸润为特征的肝硬化。虽然与其他模型相比，TF 模型确实造成了更严重的肝损伤，但也存在一些潜在的缺陷。将胃管插入动物体内及随后几个月的护理需要高水平的技术和细致维护。因为输注套管通常在原位放置 2～3 个月，套管的开放性增加了感染和刺激的可能性，这可能会影响结果或导致死亡。因此，动物的健康、生理体征及任何病理变化都需要密切监测。这些严格性使得 TF 模型成为一个昂贵的模型，并非所有实验室都能够执行。

该模型的优点在于：①可完全控制酒精和营养物的摄入量，从而能保持血中有一定的酒精浓度（一般为 200～300mg/L），且可研究酒精与营养因素的相互作用；②其病变符合进行性酒精性肝病的发展过程，从肝细胞脂肪变性、小叶中心坏死、炎症，至造模 3 个月时出现肝细胞周围和小叶中央静脉周围纤维化，并且实验之间的重复率（57%）很高。缺点是至今尚未形成标准的肝硬化模型，且马洛里小体等特征性酒精性肝损害表现未能在实验中观察到。

从 Tsukamato-French 大鼠模型研究中得到的结果，强烈支持这样一个观点，即肝小叶中央缺氧是酒精性肝坏死的发病机制。与另一些酒精性肝损害模型截然不同，在酒精诱导的肝坏死早期，肝内脂质过氧化并没有显著增强，但当此种肝损害发展至肝纤维化时，在其早期脂质过氧化就明显增强。这提示在此模型中脂质过氧化并不是酒精性肝坏死的先决条件但可能是肝纤维化的启动因子。此模型还认为 TGF-3 的作用至少部分是激活肝星状细胞（HSC）。然而，经过胃内喂饲酒精 1～2 个月，肝切片免疫组织化学并不见提示 HSC 的显著增生和纤维沉积，从该模型中观察到液体食物中脂肪的量及种类与酒精性肝病形成间的密切关系。使用鱼油食比玉米油食更易引起肝细胞坏死，且肝纤维化程度更重，而猪油、牛油则几乎不引起酒精性肝损害，甚至棕榈油对鱼油食所致酒精性肝损害有防治作用。在使用玉米油食的实验中发现，高脂肪、低糖类饮食比低脂肪、高糖类饮食更易导致酒精性肝病，但后者肝损害也较明显，且病变与前者类似，提示血液中酒精浓度维持高水平时，低脂饮食并不能阻止肝损害的发生，这也说明酒精及其代谢产物对肝细胞有直接毒性作用。

Tsukamato-French 大鼠模型是一种很好的酒精性肝病模型，但该模型中酒精是强制注入的，不符合正常摄入过程，并且制作此种模型需要一些技术上的培训如胃内导管的植入和维持，以及保证 24 小时持续注入酒精所需的特殊设备昂贵。因此，目前仅在几项报道中此种模型被成功地再建立。该模型只适用于体重超过 375g 的成年大鼠，对于体重为 125～150g 重的大鼠，则宜采用 Lieber-Decarli 模型。

（四）慢性加狂饮模型

最初的慢性加狂饮模型（NIAA 模型）由高斌的团队开发。这种模式包括单次或多次狂饮，类似于许多酒精性肝炎患者的饮酒模式，这些患者有长期（慢性）饮酒的背景，且近期有酗酒史。该模型模拟了患者急性到慢性酒精性肝病。2010 年，首次将短期加大量乙醇喂养模型应用于小鼠。在该模型中，给小鼠喂食 LDC 饮食 5 天，然后喂食 LDE 饮食（含5%酒精）10 天，而 BAC 约为 180mg/dl。第 16 天，通过管饲法给小鼠单剂量酒精（5g/kg，20%v/v）。单次狂饮后，最高 BAC 水平为 400mg/dl。小鼠在酗酒 9 小时后被实施安乐死，ALT 和 AST 的峰值水平分别约为 250IU/L 和 420IU/L，并伴有明显的肝损伤。2013 年，在适应性喂养的 5 天内，慢性加狂饮模型逐渐增加了酒精（液体饮食的 1%～5%），并且通过胃内给药将酒精溶液的浓度调整为超过 31.5%（v/v）。2015 年，该团队改进了酒精慢性加暴饮暴食的模式。在慢性喂养期间，小鼠在 10 天至 12 周期间用 LDE 液体饮食喂养，并结合单次吹气（5g/kg 或 6g/kg）或 LDE 饮食喂养 8 周，再加上多次狂饮酒精（5g/kg 或 6g/kg，每周两次，共 8 周）。与之前的 10 天 LDE 加一次酒精狂饮模型相比，增加慢性喂养的持续时间和狂饮期的频率会导致更严重的 ASH，并模拟 AH 患者早期脂肪性肝炎的某些方面，包括血清 ALT 和 AST 水平升高、脂肪变性、中性粒细胞浸润和轻度铁丝网纤维化。近年来，NIAA 模型得到了改进。在用 LDE 饮食长期喂养小鼠 4～7 周后，结合单次暴食（5g/kg）或多次暴食（5mg/kg，31.5% v/v，3 次剂量，间隔 12 小时），改进的模型增加了动物的 BAC、ALT 和 AST 水平，增加炎症反应和中性粒细胞浸润。此外，研究发现，当不同年龄的小鼠用于 NIAA 模型时，年龄大（大于 16 个月）的小鼠更容易受到酒精过量导致的肝损伤、炎症甚至纤维化的影响，这可能与衰老通过下调肝星状细胞、肝细胞和中性粒细胞中的 SIRT1 而加剧 ALD 的进程有关。在 NIAA 模型中，驯化喂养期间，酒精浓度从 1.25%增加到 5%，随后 4 周 LDE 饮食，再加上反复狂饮（32% v/v，3 次灌胃，间隔 12 小时），可诱导大鼠肝脏脂肪变性，显著增加 BAC 水平，增加肝脏氧化应激和促炎性细胞因子的产生，导致肝脏脂肪变性和炎症。

在 NIAA 模型中，酒精狂饮可以在 2～3 小时内加速酒精代谢及其代谢产物乙醛在肝脏中的发展。早期研究发现，与长期饮酒或单独狂饮相比，NIAA 模型可以显著上调肝脏中 IL-1β 和 TNF-α 的表达，并诱导肝脏中性粒细胞的积聚，但不会诱导巨噬细胞浸润。值得注意的是，最近有研究表明，NIAA 模型还可以增加肝脏中恒定自然杀伤 T 细胞（iNKT）的数量，并诱导其激活。

NIAA 模型再现了 ALD 患者的饮酒行为和急性/慢性肝损伤，并已广泛用于研究 ASH 和轻度 AH 的发病机制。在 NIAA 模型中，短期模型操作简单，成本低廉，可以很好地复制 ASH，但不会诱导纤维化。8～12 周的长期模型，可以诱导显著的脂肪变性、炎症和轻度纤维化，但由于长期喂养，模型的护理成本增加。

（五）二次损伤模型

如果要更准确地再现人类ALD的病理学，有必要在动物模型中提供二次损伤。在目前的研究中，众所周知的二次损伤包括营养修饰、激动性/外源性、病毒感染和基因。

1. 营养修饰 营养修饰是最常见的环境二次损伤方法之一。高脂肪饮食和过量饮酒最初都有助于肝脏脂肪变性的发展，将高脂肪饮食（HFD）与饮酒相结合是最基本的营养调节方法之一。在Chang开发的模型中，给小鼠喂食HFD 3天或3个月，然后在最后一天进行单剂量酒精灌胃（5g/kg，3天HFD+31.25%酒精或3个月HFD+53%酒精）。研究表明，短期和长期HFD加上急性酒精中毒可导致小鼠肝脏中性粒细胞大量浸润，肝巨噬细胞减少，ALT和AST水平升高。长期模型的趋势更加明显。除此之外，这项研究表明，肥胖的酗酒者可能更容易从脂肪变性发展为晚期ASH。该模型成功地模拟了肥胖酗酒者的急性脂肪性肝炎，但需要更长的建模时间。

此外，肝脏在维持体内铁稳态方面发挥着重要作用。在铁+酒精摄入模型中，羰基铁方法主要在肝细胞中实现铁负荷，其中铁催化并促进肝脏氧化应激和损伤。因此，肝脏铁超载容易导致ALD。在啮齿动物ALD模型中，铁的二次损伤显著加重了酒精性肝病，并促进了酒精性肝纤维化的形成。给大鼠长期植入胃管，并在高脂肪饮食（总热量的25%）和酒精饮食（总热量的49%）中添加羰基铁（第一周为0.12%w/v，第二周为0.25%w/v），喂养16周后，大鼠的血清ALT和AST水平升至正常饮食大鼠的2～3倍，导致中度至重度脂肪肝及局灶性小叶中心坏死和炎症，一些动物出现肝纤维化甚至肝硬化。由于该模型使用胃导管摄取食物，因此护理成本高和所需设备昂贵。然而，它的优势在于克服了动物对酒精的天然厌恶，并在16周内诱发ASH、AH、肝纤维化，甚至肝硬化。

2. 兴奋性/外源性二次损伤 二次损伤的常见外源性刺激包括LPS、CCl_4、乙醛化合物、对乙酰氨基酚（APAP）和N-亚硝基二乙胺（DEN）。最初的LPS加酒精模型由Bhagwandeen等开发。大鼠以LDE饮食喂养10周，然后静脉注射LPS（10mg/kg）。慢性酒精联合低剂量LPS可导致严重脂肪变性大鼠肝细胞坏死和中性粒细胞浸润。大鼠的最终BAC水平约为90mg/dl。近年来，人们建立了多种结合LPS的酒精狂饮模型。当小鼠连续3天灌胃给予酒精（6g/kg），并在最后一次灌胃后24小时腹腔注射LPS（10mg/kg）时，肝脏坏死和肝中性粒细胞浸润程度及ALT和AST水平显著增加（约400U/L）。在另一个模型中，小鼠在给予LDE饮食4周后，ALT水平也显著升高，随后灌胃给予酒精（5%v/v）和腹腔注射LPS（2mg/kg）。小鼠肝脏切片也显示脂滴积聚和肝损伤增强，具有明显的坏死和炎性细胞浸润区域。总之，LPS加酒精模型可在短时间内诱导啮齿动物显著的脂质积累、炎症和肝损伤。此外，该模型具有成本低且易于在大多数实验室实施的优点。

乙醇加CCl_4治疗酒精性肝纤维化的模型被认为是经典模型。8周内，小鼠腹腔注射CCl_4（0.5μl/kg，每3天一次），并与LDE饮食结合。该模型显示了与人类酒精性肝硬化相似的相关模式，同时显示了伴随的过程。在最近开发的酒精加CCl_4模型中，小鼠通过吸入CCl_4（前4周每周一次，后3周每周两次）造成肝损伤，并将酒精添加到饮用水中（第一周4%，第二周8%，最后一周16%）。吸入CCl_4可在4周内导致严重纤维化，并在7周内引起强烈的促炎反应。该模型诱导的小鼠纤维化、炎症和脂肪变性与人类酒精性肝纤维化相似。同时，Wonhyo Seo 等使用酒精饮食加 CCl_4 成功诱导了肝细胞癌。通过腹腔内注射 CCl_4 橄榄油溶液（CCl_4 与橄榄油按照体积比 1:4 混匀）（0.2ml/kg，每周两次）18 周，然后结合 LDE 饮食（4%v/v）和 CCl_4 再注射 10 周，首先在小鼠中诱导了严重的肝纤维化。酒精加 CCl_4 给药 28 周后，小鼠的肝脏组织病理学显示脂肪变性、炎症、纤维化、肝细胞膨胀和肿瘤结节。酒精加 CCl_4 模型成功地再现了 ALD 的大部分病程和肝脏病理，虽然耗时，但操作简单，护理费用低，是研究酒精性肝纤维化的常见模型。

此外，在酒精加 APAP 模型中，小鼠用酒精灌胃（每 12 小时灌胃 4g/kg 酒精，持续 2.5 天），在最后一次狂饮后 12 小时，通过口服灌胃给小鼠注射 APAP（150mg/kg 和 300mg/kg）。在另一项研究中，给小鼠喂食含有 5% 酒精（5%v/v）的 LDE 饮食 15 天（包括 5 天的驯化喂养），并在最后一天给予相应的酒精灌胃（5g/kg，31.5%v/v）和腹腔注射 APAP（200mg/kg）。研究表明，该模型增加了小鼠的炎症分泌、脂质积累和氧化应激，同时伴有 ALT 和 AST 水平的显著增加。这种酒精加 APAP 模型可以在短时间内再现早期 ALD 的特征，通常用于药物肝毒性研究。

DEN 是一种 DNA 碱基烷化剂，可诱导小鼠肿瘤中的基因表达模式，类似于人类肝癌的不良预后亚型。因此，DEN 结合 LDE 饮食经常用于喂养小鼠以复制肝细胞癌模型。具体方案是在前 3 周内每周腹腔注射 75mg/kg DEN，在接下来的 3 周内将 DEN 剂量调整为 100mg/kg，随后进行 7 周的 LDE 饮食。在这一过程中，小鼠的肝损伤继续加重，并最终表现出具有混合 M1/M2 表型的癌前肝巨噬细胞的募集增加。另一个相关模型是在 2 周龄小鼠中腹腔注射 DEN（10mg/kg）。然后在 3 个月大时给小鼠服用 LDE 饮食（4.8% 酒精），持续 3~7 周。在该模型中，酒精加 DEN 诱导小鼠可见的浅表肿瘤，血清甲胎蛋白水平增加至正常小鼠的 3 倍。酒精加 DEN 模型操作简单，成本低，在组织学和遗传学上反映了酒精诱导的肝细胞癌，使其成为肝细胞癌的常用模型之一。

3. 病毒感染和基因二次损伤　基因二次损伤包括两个方面：增强疑似致病基因的功能以促进损伤，以及保护基因功能的减少或丧失，这些保护基因使肝脏对酒精的有害影响敏感。目前，HBV 和 HCV 仍然是世界范围内肝细胞癌最重要的危险因素。根据研究，饮酒的 HCV 阳性患者会比不饮酒的患者更快地从肝纤维化和肝硬化发展为肝癌。这两个因素协同影响免疫反应、细胞毒性和氧化应激，以加速导致肝硬化和肝细胞癌的一系列事件。将酒精添加到 2 个月大的 HCV 核心转基因小鼠的饮用水中，初始浓度为 5%，每两周增加 5%~20%，直到小鼠 10 个月大。10 个月大的小鼠通过胃插管给予水和 25% 酒精溶液（酒精摄入量为 2.5g/kg）24 小时。结果表明，酒精摄入增加了肝脏脂质过氧化，表明该模型模拟了 HCV 感染的酗酒者中观察到的纤维化加速进展。

相应地，HBV 感染也是 ALD 患者肝细胞癌和肝相关死亡的危险因素。将含有完整 HBV 基因组的小鼠喂食含有酒精（5%v/v）的 Lieber–DeCarli 液体饮食 4 周。在接下来的 4 周内将液体饮食的酒精含量调整为 7%v/v。8 周的喂养导致小鼠肝脏组织中的脂滴增加，同时三酰甘油和胆固醇水平升高。研究表明，HBV 和酒精饮食协同诱导小鼠肝脏脂质代谢异常，导致酒精性脂肪肝。

尽管二次损伤模型非常适合在动物中诱导早期和晚期 ALD，但与酒精单独导致的肝损伤相比，酒精和第二种肝损伤物质的组合导致的肝损害的发病机制存在差异。二次损伤最好是"自然的"，因为剔除基因或包括过度药物治疗的模型不会完全再现人类 ALD 的特征。未来的研究需要更多类似于人类自然生活环境的二次损伤模型，以帮助了解 ALD 的发病机制并发现新的治疗靶点。

（六）人和鼠 ALD 的比较

尽管有几种小鼠 ALD 模型，但人类和小鼠在轻度和早期形式的 ALD 方面存在差异。在人类 ALD 中，血清肝功能测试和肝脏组织学分析显示，肝脏中存在高浓度的 ALT 和 AST、脂肪变性、肝细胞气球样变性、中性粒细胞浸润和 Mallory-Denk 透明质内含物。然而，轻度和早期 ALD 小鼠模型并不能反映每个阶段观察到的人类病理特征。在小鼠中随意喂食 LDC 酒精饮食 4 周的模型，仅导致轻度脂肪变性和血清 ALT 轻微升高，并伴有低水平炎症。用 LDC 酒精饮食逐步喂养 12 周，显示出脂肪肝，但血清 ALT 轻度升高。TK 模型通过连续灌胃喂养诱导严重的脂肪变性、轻度肝脏炎症和轻度纤维化。该模型对 ALD 发病机制的研究非常有用，但如前所述，它的成本较高，有技术限制，且需要重症监护。

急性灌胃单剂量或多剂量酒精仅诱导肝脏脂肪变性，血清 ALT 和 AST 酶略有升高。长期在作为唯一水源的饮用水中施用不同浓度的酒精已被证明会导致免疫异常和轻度脂肪变性，但对血清 ALT/AST 水平和肝脏炎症几乎没有影响。

（七）ALD 的其他动物模型

长期以来，非人灵长类动物（猴子和猿类）一直被视为研究生物医学疾病过程的重要实验动物。由于它们在遗传学、解剖学、行为学和生理学方面与人类相似，因此可用于弥合啮齿动物和人类研究之间的"翻译"鸿沟。在一项初步研究中，狒狒被给予酒精（总热量的 36%）作为其饮用水的一部分，并通过喂食特殊的高蛋白饼干来维持充足的饮食，但即使在 3 年后，也只能观察到脂肪变性，没有检测到酒精性肝炎或肝硬化。因此，研究人员将液态饮食中的酒精摄入量调整为总热量的 50%，同时添加蛋白质（总热量的 18%）、脂肪（总热量的 21%）、碳水化合物（总热量的 11%）和适量的维生素补充剂。狒狒平均每天摄入（81±3）ml/kg 的食物，在口服液体饮食的 9～12 个月后发生酒精性肝炎，在 20～21 个月时出现明显的肝脂肪变性、肝炎和广泛的纤维化，伴有 TC 水平高达 205mg/kg，在 24 个月后出现完全肝硬化，BAC 高达 260～367mg/dl。此外，研究表明，该模型中的狒狒在自食条件下确实发生了严重的肝脏脂质沉积，表明酒精诱导的肝脏脂质沉积阈值的差异似乎是以液体饮食（发病率较低）或自我给药（发病率较高）的形式摄入酒精。在最近的一项研究中，使用非人灵长类动物酒精恒河猴自我给药的模型。首先，通过将饮用水中的酒精剂量每 30 天增加 0.5g/kg，连续 3 个月，即从 0 增加到 1.5g/（kg·d），诱导动物自我食用酒精。这样，所有恒河猴的 BAC 都超过了 50mg/dl。在 3 个月的酒精诱导期后，给动物"开放获取"酒精（4%w/v）和水，每天 22 小时，持续 24 个月。在该模型中，动物在 18 个月的饮食后出现 ALD，表现出脂肪变性和肝脏炎症，伴有肝酶（包括 ALT、AST 和碱性磷酸酶）升高和显著的氧化应激。非人灵长类动物模型可以显示与人类相似的病理生理过程，并且可以在长期模型中显示 ASH、AH 和肝纤维化，甚至完全肝硬化。然而，这些动物在饮酒后具有一定的攻击性，而且无论是在经济上还是在护理方面，模型都昂贵和耗时长，无法在许多实验室中使用。

此外，斑马鱼已经成为研究肝脏相关疾病的强大脊椎动物模型。尽管斑马鱼肝脏的结构与哺乳动物不同，但其功能与 70% 的人类疾病基因相似，并表现出与人类非常相似的基本生理过程、基因突变和对环境损害的致病反应。Zhou 等使用受精后 96～98 小时的转基因斑马鱼幼虫暴露于 2% 酒精溶液中，并在 28℃ 的培养箱中孵育 32 小时。斑马鱼幼虫表现出肝脏肿大，并伴有肝脏组织中的严重脂质积聚和氧化应激。此外，斑马鱼幼虫肝脏组织中与脂肪酸代谢和平衡相关的基因转录水平发生改变，酒精代谢加快，导致肝损伤和毒性代谢降低。在另一项研究中，8 个月大的成年雄性斑马鱼用含 0.2% 酒精（v/v）的水处理，每天早上用含酒精的水代替培养箱中的水。4 周后，组织学分析显示，低剂量酒精处理的斑马鱼肝细胞出现肿胀和轻度纤维化，伴有高 ALT 水平（200IU/L）和高三酰甘油水平（300mg/dl），BAC 水平升高至 0.175%。与啮齿动物和非人灵长类动物模型相比，斑马鱼具有不同的肝脏解剖结构和框架，其不太保守的生理学和形态改变是用于生物医学研究的主要缺点。然而，由于其高繁殖率、可负担性和易维护性，在基因组编辑方面提供的便利性，以及较少的伦理约束，斑马鱼在 ALD 模型研究中具有很大优势。

酗酒现已被公认为一个重大的全球健康问题。饮酒对健康和社会经济的影响是全世界的沉重负担。尽管在更好地了解 ALD 的机制和病理学方面取得了重大进展，但 ALD 的许多特征尚不清楚，需要进一步研究，最好是使用更有效模拟人类 ALD 的动物模型。

在过去的几十年中，ALD 动物模型的开发使得 ALD 研究取得了重大进展，啮齿动物 ALD 模型的发展在代表人类 ALD 的不同阶段方面也经历了重大的演变。不同的 ALD 模型可用于研究不同阶段 ALD 的发病机制。然而，通过比较不同的 ALD 模型，我们发现，早期在饮水中加入酒精的随意模型显示了饮酒后的肝损伤，但主要局限于啮齿动物的自然厌恶。通过在饮食中添加等热量酒精以保持营养平衡，LDC 饮食的发展成功地克服了厌恶问题，并将 ALD 研究带入了一个新时代。在仅使用 LDE 饮食的模型中，动物的主要变化仅限于早期 ALD（肝脏脂肪变性和炎症），而更严重的 ALD（如肝炎和纤维化）的变化很少能够观察到。然后，TF 模型可以更好地控制酒精的摄入，有效地增加了大量酒精输注后的肝损伤。然而，目前的 ALD 动物模型未能在患者中复制 ALD 的全方位谱，尤其是晚期的 ALD。如前所述，在过量饮酒 10 年后，20%～40% 的重度饮酒者往往会患上 ALD，并伴有严重的酒精性肝炎、肝纤维化和肝硬化，甚至肝细胞癌。酒精作为许多疾病的易感因素，可影响疾病的进展，在许多情况下这种影响仅在继发性损伤后才具有临床意义。当肝脏受损时，饮酒者更容易发生纤维化和肝硬化。相应地，当啮齿动物受到除酒精以外的第二次打击时，肝脏中也会出现纤维化和肝硬化。这也是终末期 ALD 患者通常患有终末期病毒性肝炎、糖尿病和其他合并症的原因。然而，由于二次损伤模型中的非酒精效应，建模结果可能与酒精单独导致的发病机制和病理变化不同。

此外，尽管大多数酒精相关肝病可以通过改变刺激因子和实验动物在动物中实现，但目前很难建立酒精引发的肝细胞癌的动物模型，该模型可以再现与人类肝细胞癌相似的病理生理过程。作为致癌原，酒精诱导的肝脏炎症和相关的氧化应激可导致肝细胞 DNA 损伤。长期大量饮酒将通过致癌醛类和活性氧物质的产生支持肿瘤的发生和发展。慢性饮酒是导致肝细胞癌的重要因素，与慢性肝炎病毒感染共存，是肝细胞癌的主要危险因素，此外，它们还可以促进其他疾病的发展。因此，应更多地关注共病及由这些共病导致的具有协同病理结果的动物模型的开发，以更好地研究 ALD 的新机制和治疗靶点。此外，还可以检索结合人类肝细胞癌基因组数据的小鼠模型，以提供有关肝细胞癌发病和预后的不同方面的信息。

（八）新方向：人源化啮齿动物模型

在过去的 60 年里，ALD 动物模型的发展导致了 ALD 研究的显著进展。然而，所描述的许多模型都有内在的弱点，并没有完全概括人类 ALD 的每个阶段和方面。摄入后，酒精通过经典的药物处理途径进行处理：吸收、分配、代谢和排泄（ADME）。多种因素和系统参与了这一复杂的过程，可以直接和间接影响 ALD 的发病机制和最终结果。由于啮齿动物和人类在生理学和病理学方面存在明显的物种差异，将大鼠或小鼠的实验结果转化为人类结果是有问题的。然而，具有人类生理学某些特征的下一代实验动物正在开发中，这些动物可以更好地模拟疾病对人体的影响。

人源化啮齿动物模型是指植入有功能性人类细胞和组织的小鼠或大鼠。用于开发人源化啮齿动物的人类细胞和组织类型包括：免疫细胞、肝细胞、皮肤组织、胰岛、子宫内膜和神经细胞。由于肝脏的高再生潜力，实验动物的人源化肝脏已成为一个有吸引力的靶点。20 世纪 70 年代，人们开始了在啮齿动物模型中使用分离肝细胞的早期尝试，且逐渐从异位移植转移到肝内移植。然而，阻止这些模型成为有效疗法的一个主要困难是，移植后功能性重新填充的肝细胞数量仍然不足。20 世纪 90 年代，随着几种转基因小鼠系的引入，出现了突破性进展。第一个模型由 Sandgren 等开发，在肝细胞中独家表达蛋白酶、尿激酶型纤溶酶原激活剂。Overturf 等开发了一种小鼠模型，该模型靶向破坏由 2-环己烷-1, 3-二酮（NTBC）调节的富马酸乙酰乙酸水解酶（Fah）。由于其非凡的肝细胞再增殖能力，与正常小鼠相比，转基因模型中肝细胞的移植效率显著提高。

人源化的动物模型提供了一种新的方法，为探索 ALD 提供了巨大的机会，并产生了更可靠和稳定的数据，最终将更容易实现从工作台到床边的技术转化。例如，Cederbaum 等在小鼠中使用了人源化 CYP2E1 敲除，发现在酒精喂养 3 周后，该组小鼠的肝损伤水平显著升高，这表明 CYP2E1 在酒精性脂肪变性和氧化应激中起主要作用。

然而，要使人源化啮齿动物模型成为 ALD 研究的单一标准模型，还有很长的路要走，主要挑战包括残留的宿主先天免疫系统，以及由于人类和小鼠细胞因子之间的差异而导致的人类免疫细胞群的分化和成熟受损等。但这些缺点并不能阻止人源化动物模型被视为未来有前途的策略。

参 考 文 献

白敏, 李崎, 邵艳姣, 等, 2015. 利用 CRISPR/Cas9 技术构建定点突变小鼠品系. 遗传, 37(10): 1029-1035.

陈才伟, 贾晓娟, 孟颂东, 等, 2011. Gp96 蛋白的免疫学及其临床应用研究进展. 生物工程学报, 27（5）: 704-711.

陈丹, 林秀贤, 陈尧, 2017. CYP2E1 调控酒精性肝病发病机制的研究进展. 中国临床药理学与治疗学, 22（2）: 198-203.

陈晓阳, 黄宽, 李晟, 等, 2013. 抗酒精性肝损伤中成药的研究进展. 中国中医急症, 22（12）: 2082-2083.

陈以娟, 史斌, 王申五, 等, 2004. 从 K562 细胞中提取热休克蛋白 GP96 及其对人树突状细胞分化和功能的影响. 中国实验血液学杂志, 12（5）: 620-624.

池嶋健一, 2000. 酒精性肝损害与性别差异. 日本医学介绍, 2（9）: 12-14.

方舒萍, 李勇文, 2016. 活性氧在酒精性肝损伤模型中的机制研究进展. 中国保健营养, 26（33）: 435.

冯社军, 王慧娟, 李军涛, 等, 2014. 瑞舒伐他汀抑制 NF-κB 活化下调 LPS 诱导小胶质细胞 TNF-α 表达的实验研究. 西部医学, 26（11）: 1423-1425.

高潇雪, 刘立新, 2016. 酒精性肝病流行病学及发病机制研究进展. 中华消化病与影像杂志（电子版）, 6（2）: 62-65.

韩红梅, 李三强, 卢华杰, 等, 2016. 对乙酰氨基酚诱导的小鼠急性肝损伤过程中 IL-6 跨信号途径对 PCNA 表达的影响. 胃肠病学和肝病学杂志, 25（9）: 1005-1008.

何映, 邱银生, 汪晖, 等, 2006. 体内外急性酒精性肝损伤模型的研究. 中国药师, 9（2）: 115-117.

胡玉川, 徐峰, 徐发良, 等, 2008. Kupffer 细胞在内毒素诱导肝损伤发病机制中的作用. 世界华人消化杂志, 16（24）: 2751-2755.

黄英, 2004. 乙型肝炎后肝硬化的发生与性别的关系. 现代医药卫生, 20（20）: 2088-2089.

贾金雪, 秦金东, 李学峰, 等, 2015. 钝化 NF-κB 的活化对免疫性肝损伤大鼠 CYP2E1 的影响. 中国药理学通报, 31（8）: 1076-1080.

贾青, 张维东, 王朝霞, 等, 2010. 不同剂量乙醇对小鼠早期肝纤维化的影响及机制研究. 中国病理生理杂志, 26（9）: 1801-1806.

李金环, 寿佳, 吴强, 2015. CRISPR/Cas9 系统在基因组 DNA 片段编辑中的应用. 遗传, 37（10）: 992-1002.

李三强, 韩红梅, 卢华杰, 等, 2015. 解整合素-金属蛋白酶 9 在对乙酰氨基酚诱导的小鼠急性肝损伤中的表达分析. 中国临床药理学杂志, 31（12）: 1143-1145.

李顺昌, 2012. 热休克蛋白在肿瘤免疫方面的研究进展. 按摩与康复医学, 24（21）: 47-48.

李肃, 吴楠, 孙冬琳, 等, 2016. CRISPR-Cas9 研究及应用进展. 国际遗传学杂志, 39（6）: 316-320.

李武营, 郭明广, 樊航, 等, 2015. 酒精对 PC12 细胞凋亡的诱导作用. 河南大学学报（自然科学版）, 45（6）: 718-723.

李学锋, 周明欢, 向平, 等, 2008. 胰岛素抵抗与酒精性肝病血清瘦素水平的关系. 实用医学杂志, 24（4）: 592-593.

梁树才, 宗自卫, 于海英, 等, 2014. 荷叶总黄酮对小鼠酒精肝损伤的保护作用. 食品工业科技, 35（9）: 347-350.

刘小转, 李三强, 任江涛, 等, 2011. PCNA 在 CCl₄ 诱导的小鼠急性肝损伤组织中的表达. 河南科技大学学报（医学版）, 29（1）: 9-10, 13.

齐慧慧, 宋佳, 陈岳祥, 2012. 小鼠急性酒精性肝损伤模型的建立. 世界华人消化杂志, 20（9）: 759-763.

乔纯忠. 2011. ADAM9 在结肠癌细胞株中表达及意义. 南京: 东南大学.

邱萍, 李相, 孔德松, 等, 2014. 酒精性肝病发病机制研究的新进展. 中国药理学通报, 30（2）: 160-163.

曲相如, 孙景春, 卢秀花, 等, 2009. 实验性肝损伤动物模型的制备和评价. 中国实验诊断学, 13（10）: 1477-1479.

尚付梅, 李三强, 卢华杰, 等, 2016. 小鼠酒精性肝损伤过程中肝糖原的表达变化. 中国临床药理学杂志, 32（9）: 818-820.

盛春海, 孙璐, 初骁宇, 等, 2016. 热休克蛋白 gp96 3′UTR 作为 ceRNA 通过 miR-642a 调控 DOHH 的表达. 生物化学与生物物理进展, 43（10）: 990-996.

石明，陈继安，林小军，等，2009. 肝动脉栓塞化疗不同化疗方案治疗不可切除肝癌的前瞻性随机对照研究. 中国肿瘤临床，36（1）：9-13.

陶伦，2011. 酒精性肝损伤实验动物模型研究进展. 中国医学创新，8（5）：187-188.

田维毅，王庆学，王文佳，等，2012. 葛根散对急性酒精性肝损伤小鼠肝微粒体 CYP450 含量及 CYP2E1 活性的影响. 中国实验方剂学杂志，18（4）：183-186.

王东，张宏峰，王改琴，等，2016. 酒精性肝损伤的基础医学研究进展. 长治医学院学报，30（2）：158-160.

王硕，范红霞，李杨，等，2017. CD133 表位联合热休克蛋白佐剂疫苗引发抗白血病的免疫应答. 生物工程学报，33（6）：1006-1017.

王颖芳，王宇亮，姜枫，2011. 小鼠急性酒精性肝损伤动物模型造模方法优化. 中国中医药咨讯，3（16）：5-6.

魏新峰，于元元，徐学义，等，2006. 酒精性肝损伤的实验研究进展. 贵阳中医学院学报，28（2）：56-58.

谢湘媚，刘志伟，林少宾，等，2007. 四氯化碳致小鼠急性肝损伤的性别差异及其与雄激素受体表达的关系. 解剖学研究，29（6）：417-419，428.

熊燕鹃，罗和生，2016. 肠道菌群与酒精性肝病. 胃肠病学和肝病学杂志，25（9）：1062-1065.

杨柱，田维毅，王文佳，等，2010. 葛根散等 3 首解酒方对乙醇致小鼠急性肝损伤的保护作用. 辽宁中医药大学学报，12（4）：7-9.

张国良，黄川锋，2010. 芦荟苷对急性肝损伤小鼠 NO 和 IFN-γ 的影响. 中药药理与临床，26（1）：27-29.

张文学，孙卫华，裴云飞，等，2004. 血管内皮生长因子（VEGF）与肝再生. 河南师范大学学报（自然科学版），32（3）：65-68.

张钰，韩琛，王朝霞，等，2017. 柽柳对小鼠酒精性肝损伤的保护作用及机制. 山东大学学报（医学版），55（2）：61-67.

赵敏，池莉平，王凤岩，等，2005. 小鼠急性酒精性肝损伤模型的建立及应用. 华南预防医学，31（1）：14-17.

中华医学会肝病学分会脂肪肝和酒精性肝病学组，2010. 酒精性肝病诊疗指南. 胃肠病学，15（10）：617-621.

中华医学会肝脏病学分会，2003. 脂肪肝和酒精肝病学组酒精性肝病诊断标准. 中华肝脏病杂志，11（2）：72-74.

Abdelmegeed M A, Song B J, 2014. Functional roles of protein nitration in acute and chronic liver diseases. Oxidative Medicine and Cellular Longevity, 2014：149627.

Butura A, Nilsson K, Morgan K, et al, 2009. The impact of CYP2E1 on the development of alcoholic liver disease as studied in a transgenic mouse model. J Hepatol, 50（3）：572-583.

Cederbaum AI, Lu Y, Wang X, et al, 2015. Synergistic Toxic Interactions Between CYP2E1, LPS/TNFα, and JNK/p38 MAP Kinase and Their Implications in Alcohol-Induced Liver Injury. Adv Exp Med Biol, 815：145-172.

Chang YY, Liu YC, Kuo YH, et al, 2017. Effects of antrosterol from *Antrodia camphorata* submerged whole broth on lipid homeostasis, antioxidation, alcohol clearance, and anti-inflammation in livers of chronic-alcohol fed mice. J Ethnopharmacol, 202：200-207.

De Minicis S, Brenner D A, 2008. Oxidative stress in alcoholic liver disease：role of NADPH oxidase complex. J Gastroenterol Hepatol, 23（s1）：S98-S103.

Ding RB, Tian K, Huang LL, et al, 2012. Herbal medicines for the prevention of alcoholic liver disease：A review. Journal of Ethnopharmacology, 144（3）：457-465.

Jadeja R N, Upadhyay K K, Devkar R V, et al, 2016. Naturally occurring Nrf2 activators: potential in treatment of liver injury. Oxidative Medicine and Cellular Longevity, 2016: 3453926.

Kim M J, Sim M O, Lee H I, et al, 2014. Dietary umbelliferone attenuates alcohol-induced fatty liver via regulation of PPARα and SREBP-1c in rats. Alcohol, 48 (7): 707-715.

Neuman M G, Malnick S, Maor Y, et al, 2015. Alcoholic liver disease: clinical and translational research. Experimental and Molecular Pathology, 99 (3): 596-610.

Novák L, Štípek S, Zíma T, et al. Plasma xanthine oxidase and resistance to hypoxia: effect of purines and alcohol administration. Drug Metabol Drug Interact, 1991, 9 (3-4): 311-320.

Pal S, Bhattacharjee A, Mukherjee S, et al, 2014. Effect of *Alocasia indica* tuber extract on reducing hepatotoxicity and liver apoptosis in alcohol intoxicated rats. Biomed Res Int, (1): 1-10.

Ping Q, Xiang L I, De-Song K, et al. Research progress on pathogenesis of alcoholic liver disease. Chin Pharmacol Bul.

Song B J, Moon K H, Olsson N U, et al, 2008. Prevention of alcoholic fatty liver and mitochondrial dysfunction in the rat by long-chain polyunsaturated fatty acids. J Hepatol, 49 (2): 262-273.

Torruellas C, French S W, Medici V, 2014. Diagnosis of alcoholic liver disease. World J Gastroenterol, 20 (33): 11684-11699.

Wang F S, Fan J G, Zhang Z, et al, 2014. The global burden of liver disease: the major impact of China. Hepatology, 60 (6): 2099-2108.

Zhang Y Q, Wang C, Tian Y L, et al, 2016. Inhibition of poly (ADP-ribose) polymerase-1 protects chronic alcoholic liver injury. Am J Pathol, 186 (12): 3117-3130.

第五章　酒精性肝病的分子调控机制

　　流行病学调查发现，大量酗酒者中 10%～20%会诱发酒精性肝病，该病在欧美国家多见。此外，根据一些地区的相关流行病学研究显示，我国成人中酒精性肝病的患病率为 4%～6%。据国外有关研究统计，住院治疗酒精性肝病是由于酗酒引起的占 25%～30%，在我国目前对于酒精性肝病患者，没有确切发病率的数据资料，但近年亦有明显增多的趋势。

　　酒精性脂肪肝、酒精性肝纤维化和酒精性肝硬化为慢性酒精中毒导致肝损伤的主要 3 种病理变化，依据为病变部位肝组织的炎症受损程度及纤维化程度。这 3 种病变可单独出现，又可同时存在或先后出现。①脂肪肝：为慢性酒精中毒时最常见及最先出现的病理变化，一般中央静脉周围最先受累。肉眼观，肝脏增大，颜色发黄，有油腻感。镜下观，肝细胞水肿胀大，胞质有脂滴，有时可伴水样变性。此时，肝脏一般不出现显著纤维化，戒酒即可使其恢复正常。②酒精性肝纤维化：以下 3 种表现更为常见，即肝细胞脂肪变性、酒精性透明小体（马洛里小体）、肝细胞局灶性坏死伴中性粒细胞浸润。③酒精性肝硬化：为酒精性肝病的最终病变，可由酒精性脂肪肝或肝炎演变而来。酒精性肝炎长期发展最终导致纤维化。肝小叶之间邻近的纤维索相互交联，造成正常结构的分割破坏，发展为假小叶，形成酒精性肝硬化。

　　酒精性肝病是一个主要的病理改变或基于大泡与囊泡的脂肪混合，酒精影响所致肝损伤首先表现为进行性脂肪变，轻者散在单个肝细胞中或仅累及小片状肝细胞，主要分布在小叶形成中央区，进一步发展呈弥漫分布。脂肪变性分为轻度、中度和重度。酒精性肝炎和肝纤维化都会使肝细胞发生大片坏死，且多见中性粒细胞浸润，发生于肝小叶中心肝细胞内区域，其中，马洛里小体多出现于酒精性肝炎的严重坏死区域和（或）合并桥接坏死。严重者窦周隙和周围组织出现纤维化，可扩展到门管区，并发生局灶性或广泛性星芒状纤维化，更严重者出现局灶性或广泛性的桥接坏死。酒精性肝硬化时肝小叶结构完全被破坏，不仅假小叶出现和广泛纤维化，小结节性肝硬化也更为常见，根据纤维间隔是否存在界面，肝炎可分为活动型肝炎和静止型肝炎。当脂质过量且清除途径受损时，肝细胞会积累脂质。前者发生在肝脏增加对外源性脂肪酸（FA）的摄取或肝脏中的脂质生成时，称为新生脂肪生成。乙醛尤其能促进脂肪组织的脂解，并增加肝脏吸收游离脂肪酸（FFA）的量。肝脏 FA 转运蛋白（FATP）和 FA 转位酶（FAT/CD36）参与了这一过程，并且在 ALD 啮齿动物模型的肝组织中观察到 FATP2、FATP5 和 FAT/CD36 的上调。此外，乙醛失调 AMP 活化蛋白激酶（AMPK）途径，该途径调节脂肪生成转录因子的表达，包括甾醇调节元件结合蛋白 1c（SREBP-1c）和碳水化合物反应元件结合蛋白（ChREBP）。因此，脂肪生成酶基因的表达增加，如乙酰辅酶 A 羧化酶 1（ACC1）、脂肪酸合成酶（FASN）和甾醇辅酶 A 去饱和酶 1（SCD1）。磷脂酸磷酸酯酶（LIPIN1）在脂质稳态中发挥作用。肝脏 LIPIN1 要么作为细胞核中的转录辅激活因子（LIPIN1α），要么作为 Mg^{2+} 依赖性磷脂酸磷酸酶（LIPIN2β），促进细胞质中三酰甘油和磷脂的生物合成。据报道，酒精以 AMPK 依赖的方式通过 SREBP-1c 的激活上调 LIPIN1，导致肝细胞中脂质聚集增加。

肝脏中的脂质清除是由线粒体 β 氧化和分泌过量储存的三酰甘油介导的，这些三酰甘油被包装成极低密度脂蛋白。值得注意的是，酒精诱导的线粒体 β 氧化失调被认为是对肝脏脂质积累的最重要贡献。富含精氨酸/丝氨酸的剪接因子 10（SFRS10）是一种 RNA 剪接因子，能促进 LIPIN1 外显子的跳过并产生 LIPIN1α 变体。Yin 等证明了 sirtuin 1（SIRT1）激活的 SFRS 10 被酒精通过上调 microRNA-217 抑制，SIRT1 的抑制增加了 LIPIN1β/α 比率，增强了 LIIN1β 的脂质生物合成活性，并降低了其线粒体 FA β 氧化的能力。此外，LIPIN1 在小鼠中的过表达已被证明可以在不改变极低密度脂蛋白形成的两种必需蛋白——载脂蛋白 B（ApoB）和微粒体三酰甘油转移蛋白（MTTP）的情况下减少极低密度胆固醇的分泌。过氧化物酶体增殖物激活受体 α（PPAR-α）是一种转录因子，调节线粒体中参与 FA 氧化的基因的表达。乙醛通过抑制 PPAR-α 的 DNA 结合亲和力使 PPAR-α 失活。此外，失活的 PPAR-α 通过将 FA 转运到线粒体中，抑制 FA 氧化相关基因的转录，包括编码肉碱棕榈酰转移酶 1（CPT1）的基因，CPT1 是线粒体 β 氧化的限速酶。自噬也是清除酒精积聚的脂滴的重要机制。急性暴露于酒精时通过抑制哺乳动物雷帕霉素靶点（mTOR）激活自噬。然而，长期暴露于酒精会抑制自噬，这似乎是由于乙醛导致 AMPK 活性降低。酒精衍生的毒性代谢产物使肝脏脂质代谢的多个方面失调——它们增加了肝脏 FA 的摄取和新生脂质合成，减少了 FA 的氧化和脂质输出。这些效应汇聚在一起，导致肝细胞脂质积聚。由于肝细胞脂质积聚是 ALD 的最早迹象，对肝细胞脂质代谢的进一步研究可以为晚期 ALD 风险人群的早期治疗创造机会。FA 使非免疫细胞（如肝细胞）对促炎信号敏感，并削弱其对肝保护性信号蛋白（如信号转导子和 STAT3）的反应能力。此外，酒精代谢过程中 ROS 的产生迅速增加肝细胞膜的流动性，促进细胞质铁过载，加速脂质过氧化，最终导致肝细胞大量死亡。大量肝细胞死亡会引发肝脏的纤维化修复过程。当肝实质逐渐被瘢痕组织取代时，肝脏的代谢功能受损，导致肝功能衰竭。HSC 在酒精性脂肪性肝炎患者的肝脏中被激活，成为细胞外基质蛋白的主要生产者，如胶原蛋白和纤连蛋白，导致肝纤维化。乙醛产生的蛋白质加合物和脂质过氧化产生的醛类，如丙二醛（MDA），是多不饱和脂肪酸过氧化物的降解产物，与脂蛋白交联有毒性作用，在活化的 HSC 中开启促纤维化途径。研究表明，与其他小鼠相比，肝脏中乙醛高度积累的小鼠更容易受到酒精诱导的肝脏炎症和纤维化的影响，原因为 MDA 水平较高。体外实验结果表明，肝细胞释放的乙醛进入 HSC，并直接导致 HSC 表达 I 型胶原基因。乙醛以蛋白激酶 C（PKC）依赖的方式调节胶原基因的表达。在人 HSC 中，PKC 通过激活细胞外信号调节激酶（ERK）和磷脂酰肌醇 3 激酶（PI3K）磷酸化 p70 S6 激酶（p70 S6K），导致胶原基因表达。乙醛刺激的另一种促纤维化机制是 TGF-β 途径，它在肝纤维化中至关重要。在用乙醛处理的人 HSC 中，发现 I 型胶原和纤连蛋白基因的转录水平在治疗的早期以 TGF-β 非依赖性的方式升高，而 TGF-β 依赖性反应，包括潜在 TGF-β₁ 的分泌和 II 型 TGF-β 受体的表达，发生在晚期。来自胃肠道的 LPS 也通过增加 HSC 对乙醛和 TGF-β 的易感性来促进 HSC 的活化。此外，乙醛已被证明通过阻断糖原合成酶激酶（GSK）3B 来抑制 β-连环蛋白的磷酸化和降解，从而使活性 β-连环蛋白易位到细胞核中并上调纤维化基因的表达。

越来越多的证据表明，乙醛通过诱导氧化应激激活 ALD 中的 HSC 的 CYP2E1 依赖性氧化酒精代谢过程中产生的 ROS 增强了与肝细胞共培养的 HSC 中的胶原生成。过氧化氢（H_2O_2）是一种活性氧，有助于乙醛介导的肝纤维化。乙醛增加了促进胶原 Iα1（COLIα1）转录的 CCAT/增强结合蛋白 β（C/EBPβ）的 DNA 结合亲和力和活性，而 C/EBDβ 的作用是由 H_2O_2 介导的。同样地，过氧化物酶体增殖物激活受体 γ（PPARγ）的转录活性在活化的 HSC 中的 H_2O_2 依赖性途径中被乙醛抑制。此外，乙醛与谷胱甘肽（GSH）结合，削弱其抗氧化活性。核转录因子红系 2 相关因子 2（Nrf2）是一种被氧化应激激活的转录因子，可上调抗氧化基因表达。因此，小鼠中 Nrf2 过表达通过防止氧化应激改善 ALD，而 Nrf2 缺乏会促进 ALD 进展。

此外，长期饮酒会抑制对活化的 HSC 具有细胞毒性的自然杀伤细胞的抗纤维化功能，从而加速肝纤维化的发生。这种抑制是由 TNF 相关的凋亡诱导配体（TRAIL）-TRAIL 受体相互作用和干扰素 γ（IFN-γ）介导的。而自然杀伤细胞和辅助性 T 细胞释放的 IL-22 可抑制乙醛刺激的 HSC 的激活和增殖。研究表明，IL-22 促进了 HSC 中 Nrf2 的核转位，并通过将其阻滞在 G_1/S 期而导致 HSC 失活。在 CCl_4 诱导的小鼠纤维化肝脏中，IL-22 过表达后通过上调细胞衰老的介质 p53 来诱导 HSC 衰老。IL-22 对酒精诱导的肝损伤具有抗凋亡、抗氧化和促再生作用，这也推动了 IL-22 作为治疗 ALD 的临床试验的开始。

ROS 还刺激 HSC 的细胞内促纤维化途径，包括 ERK、蛋白激酶 B（PKB/Akt）、c-Jun N 端激酶（JNK）和基质金属蛋白酶抑制剂 1（TIMP1）途径。然而，MMP 的活性受到 ROS 的抑制。ROS 清除酶在 ALD 动物模型中预防肝纤维化的发现证实了 ROS 的促纤维化作用。此外，在 Cyp2e1 KO 小鼠中，酒精介导的脂质过氧化被阻断，肝损伤减少。这些发现表明，抗氧化剂对氧化应激的抑制可能会减轻 ALD 相关的纤维化。例如，从小蜈蚣中分离的 helenalin 能通过增强乙醇解毒酶、乙醇脱氢酶（ADH）和 ALDH 的活性，在酒精灌胃 24 周后预防大鼠的肝损伤和纤维化。helenalin 还能降低 CYP2E1 活性，通过抑制 TGF-β 信号通路抑制 HSC 活化，并通过上调 MMP1 和 MMP9 水平降低纤维化。类似地，其他抗氧化剂，如橙皮苷和 fraxetin，被证明可以减弱酒精诱导的 HSC 活化和纤维化。然而，在酒精性肝硬化患者的临床试验中，任何药物治疗都没有成功。

酒精被国际癌症研究机构认定为致癌物，这是因为酒精会导致多种类型的癌症，包括人类的肝细胞癌（HCC）。众所周知，过量饮酒会导致 HCC 风险增加 3～10 倍，占全球 HCC 病例的 30%。酒精诱导肝脏癌变的几种机制已经被提出。其中，乙醛形成蛋白和 DNA 加合物的致癌作用可能对 ALD 相关的 HCC 具有特异性。例如，在 ALD 患者中检测到乙醛 DNA 加合物 N_2 乙基脱氧鸟苷（N_2-Et-dG）。另据报道，另一种 DNA 加合物 N_2-丙烷-2′-脱氧鸟苷（N_2-Et-dGTP）会改变 DNA 的完整性。此外，乙醛直接与氨基酸结合，产生的蛋白质加合物（与 O^6-甲基鸟嘌呤甲基转移酶）可干扰 DNA 修复系统，导致肝癌发生。动物研究表明，乙醛会增加淋巴细胞次黄嘌呤磷酸核糖转移酶（HPRT）基因的点突变频率，这是淋巴细胞功能缺陷的生物标志物。

酒精代谢酶的遗传变异是致癌乙醛产生的主要原因，因此有可能作为酒精性肝癌的生物标志物。ALDH2 是乙醛解毒的关键酶，线粒体 ALDH2 活性的缺乏会导致乙醛的过度积累。研究发现，*ALDH2* 突变基因型、*ALDH2**2 等位基因[也称为 *ALDH2*（E487K）或 *ALDH2* rs671 多态性]与酗酒者的癌症高发病率有关。最近有研究证实了 ALDH2 缺乏与癌症发生的关系。Seo 等研究表明，在暴露于四氯化碳（一种肝毒素）和酒精后，ALDH2 缺陷的肝细胞产生了丰富的氧化线粒体 DNA，与乙醛一起激活致癌途径，会加速 HCC 的进展。他们还证明，ALDH2 缺乏会增加乙型肝炎病毒感染者肝硬化和酗酒者罹患 HCC 的风险。这些发现可能解释了为什么 ALD 相关癌症在亚洲人群中的发病率很高，亚洲人群 30%～40% 的人 ALDH2 缺乏。此外，纯合型 *ADH1C**1 等位基因已被发现是 ALD 患者 HCC 风险增加的预测因子，因为 *ADH1C**1 基因编码产物对乙醇的氧化能力比 *ADH1C**2 等位基因强 2.5 倍，可产生更多的乙醛。

除了有害乙醛的积累外，酒精还可以通过促进氧化应激来诱导肝癌的发生，这取决于酒精代谢产生的 ROS。积累的 ROS 产生脂质过氧化物，如 4-羟基壬烯醛（4-HNE），并改变基因表达，导致促炎性细胞因子的上调和免疫细胞的激活。ROS 还可以上调血管生成等。

第一节　急性酒精性肝病的分子调控机制

一、急性酒精性肝病的特点

急性酒精性肝病的症状复杂多样，主要是各种肝损伤的症状和体征。急性酒精性肝病一般源于短时间内大量饮酒，酒精造成肝脏的急性损伤。一部分急性酒精性肝病比较轻，可能没有明显的临床症状和体征，甚至被饮酒的一些醉酒症状所掩盖。但如果急性酒精性肝病比较严重，会出现相应的症状和体征，比如恶心、呕吐、厌油、尿黄、乏力、食欲下降、肝区不适等。如果酒精性肝炎导致肝脏的损伤比较严重，出现黄疸，表现为尿黄、皮肤黏膜的黄染、巩膜黄染，甚至是胆汁淤积的表现，主要包括皮肤瘙痒、大便颜色变浅等，说明此时的肝脏炎症损伤已经非常严重，应该加强相关治疗，改善疾病的预后。在急性酒精性肝病动物模型中，酒精灌胃 12 小时后，小鼠肝细胞结构紊乱，局部出现脂肪空泡，肝脏抗凋亡能力下降，细胞凋亡蛋白 caspase-3 的表达量显著升高。也有研究发现，4-羟基壬烯酸在酒精性肝病过程中发挥重要作用，它作为脂质过氧化及氧化应激的产物之一，通过抑制肝细胞内 TNF-α 介导的 NF-κB 抗细胞凋亡信号通路，加重酒精性肝病。

二、急性酒精性肝病的分子调控机制

ALD 的发病机制较为复杂，其发生可能与酒精代谢、氧化应激、炎症和肝脏脂肪变性等相关。当肝脏严重受损时，肝细胞膜的通透性变大，ALT 和 AST 从肝细胞中释放出来，导致血清中 ALT 和 AST 水平升高，在酒精性肝病中，AST 较 ALT 敏感。摄入酒精时，会使肝细胞中 TG 积聚，形成酒精性脂肪肝。此外，酒精诱导的氧化应激在酒精性肝病发病机制中起主要作用。CYP2E1 在氧和还原型烟酰胺腺嘌呤二核苷酸磷酸（NADPH）存在下将酒精代谢为乙醛，并产生 ROS，过量的 ROS 会导致氧化应激状态。ROS 会导致脂质过氧化，产生脂质过氧化产物，如 MDA。MDA 会放大氧化应激和细胞毒性，还会耗尽抗氧化酶，如过氧化氢酶（CAT）、SOD、谷胱甘肽过氧化物酶（GSH‐Px）及非酶抗氧化剂 GSH 等。SOD 在体内的氧化与抗氧化平衡中至关重要，可对肝损伤起到一定的缓解作用。核因子 E2 相关因子 2（Nrf2）是细胞氧化还原平衡的主要调控因子。当细胞处于氧化应激时，氧化剂和亲电子试剂与 Kelch 样环氧氯丙烷相关蛋白 1（Keap1）中的半胱氨酸残基反应，导致其修饰和从 Nrf2 脱离。随后，Nrf2 易位到细胞核中，与抗氧化反应元件（ARE）结合，导致抗氧化酶的转录。炎症对 ALD 的发生和发展起着非常重要的促进作用，酒精摄入会刺激肠道而导致肠道对大分子的渗透性增加，使脂多糖（LPS）从肠道进入血液中，膜结合或细胞内 Toll 样受体 TLR4 可以特异性识别 LPS 与 TLR4 结合，通过髓样分化因子（MyD88）依赖的信号通路激活 NF-κB，此外，kupffer 细胞（肝巨噬细胞）还会分泌 IL-1β、IL-6 和 IL-8 等促炎性细胞因子，趋化因子（如单核细胞趋化蛋白-1）和黏附分子的表达也会增加。

目前主要是应用动物模型来研究肝损伤的具体分子机制，笔者实验室长期从事酒精性肝病分子机制的研究，主要是利用酒精诱导小鼠急性肝损伤研究其相关的分子机制，下文是基于实验室研究成果探究的几种因子在急性酒精性肝病中的作用及调控机制。

（一）热休克蛋白与急性酒精性肝病

热休克蛋白（heat shock protein，HSP）又称热激蛋白，其蛋白高度保守，可以广泛参与一些新生蛋白的正确折叠、转运、定位与降解，因此又被称为分子伴侣（molecular chaperone）。正常生理条件下热休克蛋白为基础表达，主要参与一些重要的细胞生理活动。应激条件下，如受到物理、生物、精神、化学等刺激时发生应激反应，体内的热休克蛋白表达量会反应性显著升高，其表达量升高的作用主要是帮助机体提高对抗外界刺激的能力，达到稳定细胞结构的目的。热休克蛋白家族庞大，种类也很多，目前研究发现的有 10 多种，分类标准也很多。根据森本的划分方法，可以将热休克蛋白家族分为 HSP90 家族（分子量 83～100kDa）、HSP70 家族（分子量 66～78kDa）、HSP60 家族和小分子量 smHSP 家族（分子量 12～43kDa）四个家族。其中，HSP90 家族是一类分子量为 90kDa 的可溶性蛋白，不仅保守性极高，而且功能也最多。目前已发现 HSP90 家族有 4 种亚型，依次为 HSP90a、HSP90b、GRP94 和 TRAPI。

在 CRISPR/Cas9 技术的支持下，笔者实验室通过基因编辑热休克蛋白 Gp96 序列抑制其表达，研究热休克蛋白 Gp96 在急性酒精性肝病中的作用及调控机制。

（1）热休克蛋白 Gp96 的分子结构：热休克蛋白 Gp96（glycoprotein of 96kDa），又常被称为 GRP94、HSP90B1，属于热休克蛋白 90 家族的一员，与之有 50%同源，也是在内质网中最丰富的蛋白之一。从结构来看，Gp96 主要有三大结构域：首先，1～377 位为 N 端结构域；其次，378～594 位为中间结构域；最后，595～804 位为 C 端结构域。其中，C 端结构域是 Gp96 在细胞内的主要存在形式，常以螺旋的"V"（twisted V）形二聚体结构形式存在。也有研究表明 Gp96 也可以单体、二聚体、四聚体、多聚体等多种不均一的构象存在。其中第 692～709 位氨基酸残基主要为二聚化的位点，两个 Gp96 分子主要是因疏水作用相结合从而形成二聚体。成熟的 Gp96 则是由三个结构域组成：N 端结构域主要为

ATP 酶活区，也可以结合抗原肽；连接 N 端和中间端的一段带电氨基酸，为带电的连接区（M），主要为钙离子结合位点，能够结合钙离子，中间 N-M 区具有免疫佐剂功能；Gp96 的 C 端包括二聚体形成区域及 KDEL 序列。在氧化条件下，Gp96 的二聚化可能由位于 2 个单体上的 117 位的 Cys 之间形成二硫键而被加固。有报道，Gp96 会以 N 端和 C 端或 C 端截去的方式存在，这种形式或许可以帮助 Gp96 从内质网中"逃离"。

（2）Gp96 的功能和应用：与其他热休克蛋白基本功能一样，Gp96 也主要是作为分子伴侣发挥生物学功能，参与新生蛋白正确折叠、转运、降解及多聚体的组装，并可以抑制错误折叠蛋白分泌等。另外，Gp96 还可以与 Toll 样受体等相互作用从而刺激抗原呈递细胞［如树突状细胞（DC）等］产生各种细胞因子，发挥天然免疫作用。Gp96 肽复合物（Gp96-抗原肽复合物）可以通过抗原交叉将抗原肽呈递给主要组织相容性复合体（MHC）- Ⅰ类分子，发挥获得性免疫作用，清除外来病原菌及杀死肿瘤细胞。

越来越多的国内外研究发现在多种癌细胞的膜表面都存在热休克蛋白 Gp96 过表达现象，如胃肠癌、鼻咽癌、口腔癌。最近研究数据显示，肝癌中 Gp96 表达量也显著升高，而且发现癌细胞持续性地高表达 Gp96 对于患者的预后是十分不利的。表明热休克蛋白 Gp96 与肿瘤的发生、发展相关联，其蛋白表达量与肿瘤的大小及分化程度呈正相关，因此可以作为肿瘤预后诊断的重要标志物。

Gp96-肽复合物（heat shock protein 96-peptide complex，HSPPC-96）主要是 Gp96 可以与细胞中的各种变性蛋白结合，或与各种短肽非特异性结合形成。越来越多的文献报道，从肿瘤中获得的 gp96-抗原肽复合物携带有肿瘤特异性抗原肽，能够有效地刺激机体产生抗肿瘤免疫应答，可以作为一种有效的疫苗发挥抗肿瘤作用，被认为是最有应用前景的个体化肿瘤疫苗之一。Gp96 还可以作为免疫佐剂发挥作用，与抗原肽特异性相结合，介导特异性免疫应答并增强抗原递呈作用，目前已应用于多种抗病原感染的研究中，如细菌、流感、艾滋病、乙型肝炎和人乳头瘤病毒等，因此 Gp96 作为一种新型免疫佐剂有着长远的应用前景。

随着研究的深入，又有研究表明 Gp96 与细胞周期、细胞分化和细胞凋亡三者都存在某种联系。Hua 等通过实验证明了当 Gp96 功能受抑制后，肿瘤明显缩小，表明 Gp96 可作为一个潜在的肿瘤治疗靶点。冯聪等通过在正常肝细胞中过表达 Gp96 的实验，证明 Gp96 高表达后可以显著增强肝细胞的增殖能力及抗凋亡能力，促进细胞周期从 G_1 快速地向 S 期转换，加快细胞克隆形成并促进上皮细胞间质转型，驱动肝肿瘤的形成。

Gp96 发挥抗肿瘤免疫及抗感染等作用受到了越来越多的关注，Gp96 在急性酒精性肝损伤中的作用及调控的分子机制目前尚不清楚。以下是笔者实验室关于 Gp96 在急性酒精性肝病中的作用及调控机制研究的总结。

1. CRISPR/Cas9 技术概述 CRISPR/Cas9 技术是 2013 年发展的一种基因编辑技术。其基本原理主要为设计向导 RNA（sgRNA），使之与靶向序列特异性结合，从而引导 Cas9 蛋白与含有 PAM（prospace adjacent motif，NGG 基序）的靶序列结合，进行 DNA 剪切，最终实现基因编辑。目前，CRISPR/Cas9 基因编辑技术不仅在生命科学领域具有极大的应用潜力，在临床基因治疗方向也有着长远的应用前景。

（1）CRISPR/Cas9 系统的发现：CRISPR/Cas 系统是存在于大多数细菌和古细菌基因组

中的一类独特的 DNA 重复序列，最早由学者 Ishino 在大肠杆菌 K12 的基因组中发现，但对其功能并不清楚。2002 年将发现的重复序列命名为串联的间隔短回文重复序列，将近处发现的蛋白质编码基因命名为 *Cas* 基因（CRISPR-associated，简称 *Cas*）。*Cas* 基因相对保守，根据其种类不同，可分为Ⅰ型 CRISPR/Cas 系统、Ⅱ型 CRISPR/Cas 系统和Ⅲ型 CRISPR/Cas 系统。2005 年，研究人员通过比对 CRISPR 序列与入侵的噬菌体或质粒的 DNA 序列，发现序列相一致。紧接其后，Barrangou 等于 2007 年首次通过试验证明了 CRISPR 系统为细菌抵抗外源噬菌体的免疫防御反应，指出间隔序列可以获取外源 DNA 并形成记忆储存，当外源噬菌体再次入侵时 *Cas9* 基因表达的蛋白可以对外源噬菌体进行降解。随着对 CRISPR 研究的不断深入，2010 年，研究发现三种 CRISPR/Cas 系统中以Ⅱ型 CRISPR/Cas9 系统结构最为简单，仅剪切作用的 Cas9 核酸酶、识别作用的 crRNA（CRISPR-derived RNA）与 tracr RNA（trans-activating RNA），就可以完成准确识别后外源 DNA 剪切。2012 年，基于之前的研究，Jinke 等将已发现的Ⅱ型 CRISPR/Cas9 系统进行改造和优化，将之前行使识别功能的嵌合结构（crRNA 与 tracrRNA）简化成为一条 sgRNA，使 CRISPR/Cas9 系统变得更为简单的同时还可以高效地介导 Cas9 核酸酶找到特异位点对 DNA 进行定点切割。2013 年，CRISPR/Cas9 作为一种基因编辑技术正式投入应用，麻省理工学院张锋团队和哈佛大学 Church 团队同时在 *Science* 杂志上发表了 CRISPR/Cas9 系统在哺乳动物细胞中的应用。2014 年，Nishimasu 等对 CRISPR/Cas9 系统中的各单个结构 sgRNA、Cas9 蛋白及 DNA 复合体晶体的更深入解析，促进了人们对 CRISPR/Cas9 技术的进一步认识。最近几年，CRISPR/Cas9 基因组编辑技术发展更为迅速，目前已被广泛应用于多个领域，如动物建模、全基因组筛选、作物育种、药物开发及材料研制等。

（2）CRISPR/Cas9 系统的结构：CRISPR/Cas 系统主要由两部分构成，第一部分为 Cas 基因簇；第二部分为 CRISPR 序列。其中，CRISPR 序列是一个特殊 DNA 重复序列家族，主要包括三大部分。①前导区：通常被认为启动序列，定位于 CRISPR 簇上游。②重复序列区：是一段高度保守的序列，含有回文序列，可形成发夹（卡）结构。③间隔区：重复序列之间，主要为免疫记忆的外源 DNA。当含有同样序列的外源 DNA 再次入侵时，可迅速被细菌识别。*Cas* 基因位置主要存在于 CRISPR 簇侧翼附近，行使基因编辑功能时，必须需要二者共同作用。*Cas* 基因可以编码的蛋白质均具有聚合酶、解旋酶和核酸酶等活性。目前已经发现的 *Cas* 基因有多种（*Cas*1～*Cas*10），与 CRISPR 共同构成 CRISPR/Cas 系统。根据 *Cas* 基因蛋白种类，将其分为 3 种类型，即Ⅰ型 CRISPR/Cas 系统、Ⅱ型 CRISPR/Cas 系统和Ⅲ型 CRISPR/Cas 系统。其中，Ⅰ型和Ⅲ型 CRISPR 系统形成的剪切复合体比较复杂，降解 DNA 过程中需要多种 Cas 蛋白参与，故应用受到限制，但Ⅱ型 CRISPR/Cas 系统（因含有 Cas9 蛋白，命名为 CRISPR/Cas9 系统）降解 DNA 过程中仅需一个 Cas9 核酸蛋白就可以进行切割，因此，CRISPR/Cas9 系统成为目前研究最为深入，结构最为简单的一种基因编辑技术。

（3）CRISPR/Cas9 系统的作用机制：CRISPR/Cas9 目前被认为是最小的 CRISPR/Cas 系统，主要通过 sgRNA 寻找、识别含有 PAM 的靶向序列，Cas9 核酸酶剪切双链 DNA，然后利用细胞存在的两种修复方式，促使断裂的 DNA 发生插入缺失（indel）、修复（repair）或替换（replacement），达到完成 DNA 编辑的目的。它的作用机制主要包括以下三个阶段：

外源 DNA 俘获、CRISPR/Cas9 表达及 DNA 干扰。①外源 DNA 俘获：当外源 DNA 入侵时，一种短的、来源于可移动元件的原间隔序列作为一种新的间隔系列加入到 CRISPR 系统中。这种被俘获的新的间隔序列能够记录入侵的外源 DNA 序列，当相同的外源 DNA 再次入侵时，CRISPR 间隔序列能够通过互补配对原则对其进行识别，并与 PAM 区共同作用，介导 gRNA 与其结合。在这个过程中，必须有 PAM 区和间隔序列的参与，二者缺一不可。其中，PAM 区为原间隔序列毗邻区，在识别与俘获外源性 DNA 过程中发挥着重要作用。②CRISPR/Cas9 表达：首先出现前体 crRNA（pre-crRNA），根据 CRISPR 序列转录形成，随后 pre-crRNA 可以被内切酶剪切成成熟的 crRNA。每个成熟的 crRNA 包含一个单一的被 CRISPR 重复序列围绕的间隔序列。接下来，crRNA 与反式（tracr）RNA（trans-activating RNA）通过碱基互补配对原则结合成双链 RNA，也叫作向导 RNA（guide RNA，gRNA），并指导 Cas9 核酸酶靶向切断 DNA 双链。③DNA 干扰：在向导 RNA 的指导下，Cas9 核酸酶可以快速精准地寻找到特异性靶位点，切割 DNA。然后利用非同源性末端连接（NHEJ）和同源重组（HR）进行修复。其中，同源定向修复（HDR）介导精确的基因校正或替换，可重建或替换受损基因，修复更为精确，在细胞分裂过程中起着重要的作用。NHEJ 修复方式不精确，修复结果往往会导致小的插入或缺失突变，通过降解受损基因，重新连接剩下的片段末端来修复 DNA。一般当细胞停止分裂时，细胞通常会采用 NHEJ 而非 HDR 来修复受损 DNA。

（4）CRISPR/Cas9 系统应用现状：CRISPR/Cas9 具有优良的靶向性，同时构建简单、成本低并且可以同时沉默任意数量的单个基因。目前 CRISPR/Cas9 系统已经被设计为以单一 sgRNA 为导向的 Cas9 核酸内切酶行使 DNA 切割的基因技术，该技术简单便捷，只需要识别含有 PAM 序列即可进行。由于其识别位点一般为靶向序列邻近"NGG"或"NAG"的序列，"A"或"G"为起始序列的第一个碱基，而符合这样要求的靶向 DNA 在不同物种和不同组织或细胞间均有发现。因此，CRISPR/Cas9 作为一种基因编辑工具已经被成功地用于植物、动物、人类、细菌和真菌等领域的研究中，并且已成功建立了多种基因敲除模型。另外，由于其高效率的切割，可以多基因同时靶向识别，也极大缩短了构建敲除载体的时间，不仅为研究人类或动物某种疾病的发生和发展、预防与治疗提供了便捷，也为以后更广泛的研究提供了有利条件支持，成为目前生命科学技术研究的热点。

2. 研究方法

（1）质粒设计。设计重组质粒，针对小鼠 *gp96* 基因的外显子 6/7 上的靶向 DNA 序列，设计同时符合小鼠 *hsp90b1* 和人 *Hsp90b1* 基因中 CRISPR 序列，靶向突变人 *Hsp90b1* 和鼠 *hsp90b1* 基因。为防止脱靶效应，设计三条向导 RNA，即 sgRNA1、sgRNA2、sgRNA3，并构建同时表达 sgRNA、Puromycin 和 Cas9 的三合一质粒，即：

1）sgRNA1：pYSY-CMV-Cas9-U6-Hsp90b1-sgRNA1-EFla-Puromycin。

2）sgRNA2：pYSY-CMV-Cas9-U6-Hsp90b1-sgRNA2-EFla-Puromycin。

3）sgRNA3：pYSY-CMV-Cas9-U6-Hsp90b1-sgRNA3-EFla-Puromycin。

（2）实验设计

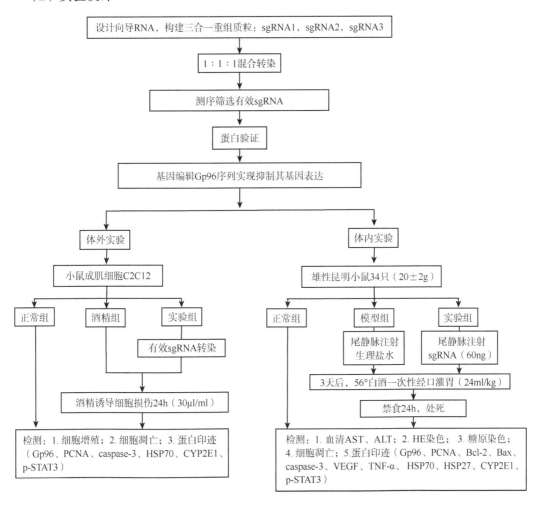

（3）体外实验分组和模型制备。将小鼠成肌细胞 C2C12，分为 3 组：正常对照组：细胞正常培养；酒精组：正常细胞给予酒精诱导培养；实验组：将有效 sgRNA 进行稳定转染细胞后给予酒精诱导培养。

（4）体内实验分组和模型制备。模拟人们豪饮的饮酒方式，构建急性酒精性肝病模型。健康清洁昆明雄性小鼠 36 只，常规饲养 1 周后，随机分为 3 组：正常对照组（12 只）：小鼠正常饲养，不做任何处理；模型组（12 只）：尾静脉注射与有效 sgRNA 相同体积的生理盐水，即注射生理盐水酒精灌胃组；实验组（12 只）：尾静脉注射有效 sgRNA，即注射质粒酒精灌胃组。将小鼠进行尾静脉注射后，正常喂养 3 天，用 56 度白酒（24ml/kg）经口一次性灌胃，禁食 24 小时诱导小鼠急性酒精性肝病后统一处死：①小鼠眼球取血，分离血清检测 AST、ALT 变化；②分离提取肝脏：a. 石蜡切片苏木精-伊红染色（HE 染色）检测各组小鼠肝组织的损伤情况；b. 过碘酸希夫染色检测各组小鼠肝糖原变化情况；c. Hoechst 33258 染色检测各组间小鼠肝细胞的凋亡情况；d. 蛋白印迹检测相关因子：热休克蛋白 Gp96，增殖细胞核抗原（PCNA），血管内皮生长因子（VEGF），细胞凋亡相关蛋白 Bcl-2、Bax、caspase-3，应激蛋白 HSP70、HSP27，代谢关键酶 CYP2E1，磷酸化的信号转录因子 3（p-STAT3）。

3. 实验结果

（1）YSY 线性化三合一 CRISPR/Cas9 质粒构建：如图 5-1（彩图 5）所示。

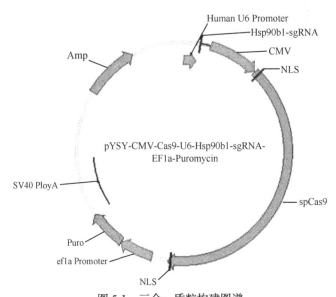

图 5-1　三合一质粒构建图谱

三合一质粒为 pYSY-CMV-Cas9-U6-Hsp90b1-sgRNA-EFla-Puromycin

（2）转化子 PCR 验证：PCR 结果显示在 100bp 处均出现了阳性克隆，证明构建质粒 DNA 均成功导入细菌，即转化成功，如图 5-2 所示。

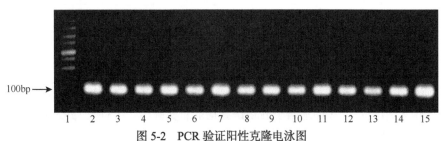

图 5-2　PCR 验证阳性克隆电泳图

泳道 2～6 为 pYSY-CMV-Cas9-U6-Hsp90b1-sgRNA1-EFla-Puromycin 克隆；泳道 7～11 为 pYSY-CMV-Cas9-U6-Hsp90b1-sgRNA2-EFla-Puromycin 克隆；泳道 12～15 为 pYSY-CMV-Cas9-U6-Hsp90b1-sgRNA3-EFla-Puromycin 克隆

图中约 100bp 条带的为阳性克隆。自左向右第 1 泳道为 DNA 标记：从下向上依次为 100bp、250bp、500bp、750bp、1000bp、1500bp、2000bp、3000bp、5000bp

（3）转化子的测序验证：将验证正确的阳性克隆菌液，进行测序分析，通过序列比对，确定目标质粒均构建成功。如图 5-3 所示。

pYSY-CMV-Cas9-U6-Hsp90b1-sgRNA1-EFla-Puromycin：

pYSY-CMV-Cas9-U6-Hsp90b1-sgRNA2-EFla-Puromycin：

pYSY-CMV-Cas9-U6-Hsp90b1-sgRNA3-EFla-Puromycin：

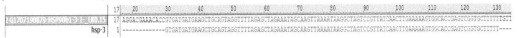

图 5-3　转化子的测序验证

（4）细胞转染和 sgRNA 活性验证

1）转染效率检测：荧光标记质粒转染小鼠成肌细胞 C2C12，荧光显微镜下观察检测转染效率。如图 5-4（彩图 6）所示。

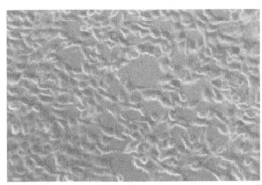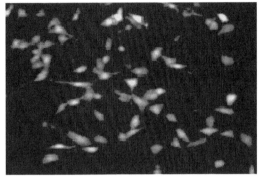

图 5-4　转染效率（200×）

2）测序筛选 sgRNA3 为有效向导 RNA：将合成的 3 种质粒混合转染（1∶1∶1）小鼠成肌细胞，经嘌呤霉素筛选转染成功的细胞，提取 DNA 进行 PCR 扩增、电泳，找到目的条带胶回收进行测序，DNA 测序结果显示外显子 6 与正序列相比无差别，外显子 7 基因序列与正常序列相比出现较大的差异，初步确定 sgRNA3 为有效向导 RNA。如图 5-5 所示。

```
sequence exon 7 wild    1    GTTCATCAACTTTCCCATCTACGTGTGGAGTAGCAAGGTAAGTCTGTGCAT  51
Sequence Exon 7 sgRNA   1                                         GCCCT   5

sequence exon 7 wild    52   CACTTTGTTAGGCACTGTAGTGTGAGCAGAGGGGATGAGACTGGGTGTGGT  102
Sequence Exon 7 sgRNA   6    GCCTTTGTGT-----TGTAGATTTAGCTCACAGCTT---TCTGGTAGAGGG  48

sequence exon 7 wild    103  CT-TACTTTACTGCACTGTCTT-TGTGGGCAGCGGGATTAAACAGGCAGGC  151
Sequence Exon 7 sgRNA   49   GAGTTCTTCTATG-AATGTCAGATGTTAACAGAGCTG-----CTGCCTGAT  93

sequence exon 7 wild    152  CTAACA-GTAACTGTACTTTGTCCATCCACAGACAGAGA-CTGTTGAGGAG  200
Sequence Exon 7 sgRNA   94   GTTACAAGGCGATTTAACAGACACAATCT--AGTCTGAGCTCTGTTGTAAAC  142

sequence exon 7 wild    201  CCCTTGGAAGAAGATGAAGCA-GCAAAAGAAGAGAAAGAAGAATCTGATGA  250
Sequence Exon 7 sgRNA   143  GGCTTGTTTTCCTTTCAGTCTTGTCTTAAAAGA---AGAAGCATCTGATTA  190
```

图 5-5　DNA 测序比对结果

野生型：NCBI 上找到的 DNA 序列；sgRNA 抑制：转染细胞 DNA 测序结果。使用 DNAssist 软件对测序结果进行比对

3）免疫印记验证有效 sgRNA3：将 sgRNA3 质粒再次转染小鼠成肌细胞 C2C12，嘌呤霉素筛选，构建稳定表达细胞株。提取细胞蛋白进行免疫印迹检测，设：正常对照组，即正常细胞；实验组，即 Gp96-sgRNA3 转染细胞。结果显示转染 Gp96-sgRNA3 的细胞较正常细胞表达明显降低（$P<0.01$）。如图 5-6 所示。

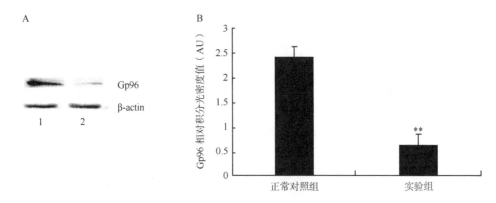

图 5-6　Gp96-sgRNA3 转染后 C2C12 细胞 GP96 蛋白的表达情况

目的蛋白条带用 Gel-Pro Analyzer 4.0 软件进行定量分析且条带的强度值用内参进行归一化处理。**$P<0.01$：实验组与正常对照组相比较有显著性差异。每次实验重复三次

（5）Gp96 与酒精诱导的细胞毒性作用：Cell Counting Kit-8（CCK-8）主要通过检测板孔中存活细胞数目，进行细胞增殖或细胞毒性试验，是一种使用简便且高度灵敏的检测

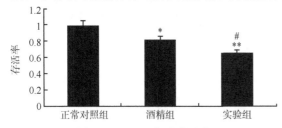

图 5-7　C2C12 细胞存活率

*$P<0.05$ 或 **$P<0.01$：与正常对照组相比，酒精组或实验组存在显著差异。#$P<0.05$：实验组与酒精组相比较有显著性差异。每次实验重复三次

方法，可以简便而准确地进行细胞增殖和毒性分析。结果显示酒精诱导细胞损伤 24 小时后，与正常对照组［细胞存活率（100 ± 1.24）%］相比，酒精组［细胞存活率（81.56 ± 1.82）%］和实验组［细胞存活率（68.27 ± 1.63）%］细胞存活率明显降低（$P<0.05$ 或 $P<0.01$），其中有效质粒 sgRNA3 转染（2.5μg/孔）后的细胞在酒精刺激（30μl/ml）后，生存率较正常细胞酒精刺激（30μl/ml）后降低更加明显（$P<0.01$），表明酒精对小鼠成肌细胞具有明显的细胞毒作用，当 Gp96 表达抑制后，酒精对小鼠成肌细胞的毒性作用增强。如图 5-7 所示。

（6）小鼠急性酒精性肝病中 Gp96 与转氨酶的关系：血清转氨酶被认为是肝细胞受损伤时的敏感指标，它可以直接反映肝脏的健康状况。正常条件下，细胞膜一直处于完整状态，ALT、AST 可以稳定于细胞内，不释放入血。肝细胞受到损伤，可以导致细胞膜破坏或通透性显著增加，此时 ALT、AST 释放入血。其中 ALT 比 AST 更加敏感，反映了肝细胞膜的损伤，只要稍微有一点肝细胞发生坏死，即可升高数倍。AST 主要分布于肝细胞线粒体中反映肝细胞受损严重到了细胞器水平。血清中转氨酶水平与肝细胞受损程度呈正相关是急性酒精性肝病最敏感的指标。与正常对照组相比，模型组小鼠和实验组小鼠血清中 AST、ALT 水平显著升高（$P<0.05$ 或 $P<0.01$），表明小鼠肝脏明显受损，急性酒精性肝病模型构建成功。实验组与模型组小鼠相比，实验组小鼠血清中 AST、ALT 水平显著高于模型组，差异显著（$P<0.01$）。提示抑制 Gp96 基因表达后，小鼠肝脏对酒精刺激更为敏感。如图 5-8 所示。

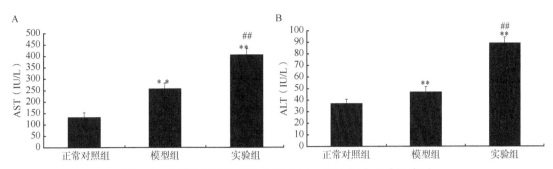

图 5-8　小鼠肝损伤的血清 AST（A）、ALT（B）的表达水平

**P＜0.01：与正常对照组相比，模型组或实验组存在显著差异。##P＜0.01：实验组与模型组相比较有显著性差异。每次实验重复三次

（7）小鼠急性酒精性肝病中 Gp96 与肝脏病理变化情况：在酒精诱导小鼠急性肝损伤后，光镜下观察组织石蜡切片 HE 染色。正常对照组：小鼠肝细胞形态结构正常，肝细胞索边界清楚，以中央静脉为中心呈放射状分布；模型组：肝小叶结构不清，肝索紊乱，细胞出现水肿甚至坏死，部分区域炎症细胞浸润；实验组：肝小叶结构不清，肝索紊乱，围绕中央静脉周围出现大量的炎症细胞浸润，细胞水肿坏死明显。与正常对照组相比，模型组和实验组小鼠均出现明显的肝损伤现象（P＜0.01），实验组小鼠肝脏较模型组小鼠肝细胞坏死水肿现象更加明显（P＜0.01）。如图 5-9（彩图 7）所示。

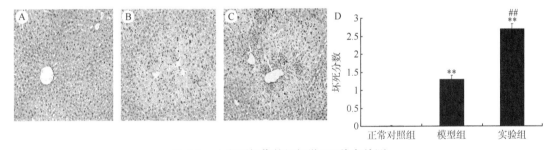

图 5-9　小鼠肝损伤的组织学 HE 染色检测

A、B、C 分别代表正常对照组、模型组、实验组小鼠肝损伤情况。D. 坏死分数。用 ImagePro Plus 6.0 软件对每只小鼠至少 10mm^2 的肝脏切片组织进行测量分析。**P＜0.01：与正常对照组相比，模型组或实验组存在显著差异。##P＜0.01：实验组与模型组相比较有显著性差异。每次实验重复三次（200×）

（8）小鼠急性酒精性肝病中 Gp96 与糖原储备的关系：肝脏是糖原合成和糖原贮存的主要场所，酒精性肝病早期阶段，肝细胞内多种酶体系受破坏，可导致肝糖原的合成受阻。有文献报道，糖原含量的减少，一方面可能是由于糖原合成速度降低或糖原分解速度加快引起，另一方面还可能与氧化应激引起的炎症反应有关。本实验通过 PAS 染色法检测肝组织中的糖类，镜下观察结果发现小鼠肝糖原可呈中等量玫瑰红色颗粒分布于细胞质中，酒精灌胃 24 小时后，模型组和实验组与正常对照组相比，肝糖原明显减少（P＜0.01）；实验组与模型组相比，小鼠肝糖原含量减少更加显著（P＜0.01）。表明急性酒精性肝病可导致小鼠肝糖原的含量明显减少，并且抑制 gp96 基因表达可导致小鼠肝糖原含量减少更加明显，提示 Gp96 可能在急性酒精性肝病过程中发挥减少肝糖原消耗的作用。如图 5-10（彩图 8）所示。

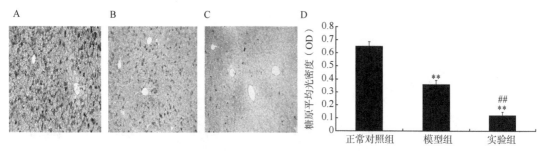

图 5-10　小鼠肝脏切片的 PAS 染色结果

A、B、C 分别代表正常对照组、模型组、实验组小鼠肝糖原表达情况。D. 用 Motic Images Advanced 3.2 软件对图片进行光密度分析。每只小鼠至少有 12mm² 的肝脏组织切片进行检测。**$P<0.01$：与正常对照组相比，模型组或实验组存在显著差异。##$P<0.01$：实验组与模型组相比较有显著性差异。每次实验重复三次（200×）

（9）小鼠急性酒精性肝病中 Gp96 与细胞凋亡的关系：细胞凋亡是在生理或病理因素刺激下，启动细胞凋亡基因而发生的主动死亡。细胞凋亡对保持机体自身稳态维持正常组织细胞生长和组织细胞更新极其重要，是机体对不能修复的损伤作出的反应，是机体调控自身细胞的增殖和死亡的平衡、保持自身组织稳定的防御机制。但当凋亡基因被过度激活，细胞凋亡加重，将导致机体受到不同程度的组织损伤和细胞损伤，严重影响机体生物学功能。细胞凋亡最主要特点为细胞核发生改变。

Hoechst 33258 染色是以检测细胞核荧光染色为依据，判断细胞凋亡的常用方法，体外、体内染色荧光显微镜下观察的结果显示：正常对照组：细胞核呈弥散均匀荧光；酒精组和实验组细胞核明显发生凋亡现象，酒精培养小鼠成肌细胞 24 小时后可诱导细胞发生凋亡。但酒精诱导转染 sgRNA3 的细胞凋亡现象显著高于酒精诱导正常细胞（$P<0.01$）：细胞核致密浓染。实验组与酒精组相比，实验组细胞凋亡更为显著；酒精灌胃 24 小时末，酒精组和实验组小鼠肝脏细胞核致密浓染，发生了明显的细胞凋亡（$P<0.01$）。实验组与酒精组小鼠相比，实验组小鼠肝细胞凋亡更为显著（$P<0.05$）。酒精灌胃 24h 后可刺激小鼠肝脏发生凋亡，但实验组与酒精组小鼠相比，实验组小鼠肝细胞凋亡更加明显（$P<0.05$）。如图 5-11（彩图 9）和图 5-12（彩图 10）所示。

Bax、Bcl-2、caspase-3 三者都是介导细胞凋亡信号通路中发挥重要作用的调控基因。其中 Bcl-2 一方面可以阻止 Cytc 的释放及凋亡诱导因子的释放，另一方面可以有效抑制 caspase-3 激活。Bax 主要作为 Bcl-2 同源拮抗蛋白发挥作用。Bax 可以通过两种方式促进细胞凋亡：首先可以形成同聚体发挥促进凋亡作用，其次与 Bcl-2 形成异源二聚体，发挥抑制 Bcl-2 的抗凋亡作用。caspase-3 是在细胞凋亡的过程中最后起枢纽作用的重要因子，因此常被称"死亡执行蛋白酶"。实验表明当细胞受到损伤或发生细胞凋亡时，作为公共凋亡效应因子，caspase-3 蛋白表达水平均可明显升高。酒精培养小鼠成肌细胞 24 小时后，与正常细胞酒精诱导后相比，转染 sgRNA3 的细胞酒精诱导后 caspase-3 表达量升高更加显著（$P<0.01$），表明酒精刺激可诱导小鼠成肌细胞发生凋亡，Gp96 表达抑制后，细胞凋亡更加明显。酒精灌胃 24 小时后，尾静脉注射生理盐水小鼠和尾静脉注射 sgRNA3 小鼠肝脏 Bax、caspase-3 蛋白表达量均显著升高（$P<0.05$ 或 $P<0.01$），肝脏 Bcl-2 蛋白表达量出现了明显的降低（$P<0.01$）；但是尾静脉注射 sgRNA3 小鼠较尾静脉注射生理盐水小鼠肝脏 Bax、caspase-3 表达量升高更加

显著（$P<0.01$），而 Bcl-2 蛋白表达量降低更加明显（$P<0.05$）。如图 5-13 和图 5-14 所示。

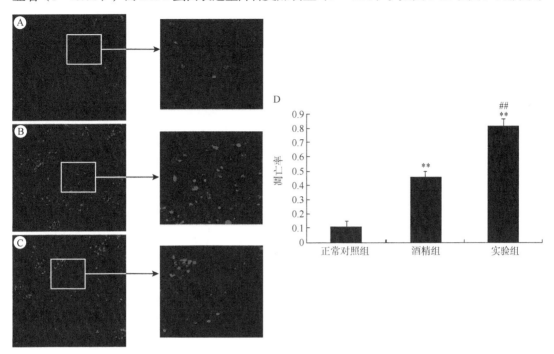

图 5-11　C2C12 细胞 Hochest 33258 染色结果

A、B、C 分别代表正常对照组、酒精组、实验组细胞凋亡情况。D. 凋亡率。每组选取十张图片用 ImagePro Plus 6.0 软件进行测量分析。**$P<0.01$：与正常对照组相比，酒精组或实验组存在显著差异。##$P<0.01$：实验组与酒精组相比较有显著性差异。

每次实验重复三次（200×）

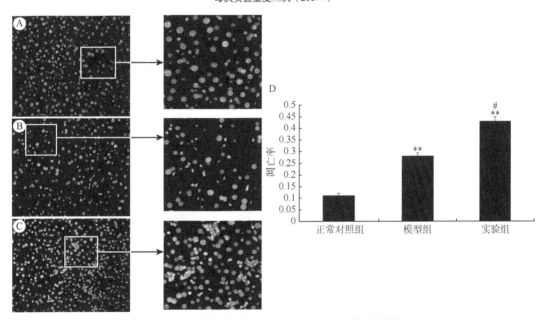

图 5-12　小鼠肝组织切片 Hochest 33258 染色结果

A、B、C 分别代表正常对照组、模型组、实验组小鼠肝脏凋亡情况。D. 凋亡率。用 ImagePro Plus 6.0 软件对每只小鼠至少 10mm² 的肝脏切片组织进行测量分析。**$P<0.01$：与正常对照组相比，模型组或实验组存在显著差异。#$P<0.05$：实验组与模型组相比较有显著性差异。每次实验重复三次（200×）

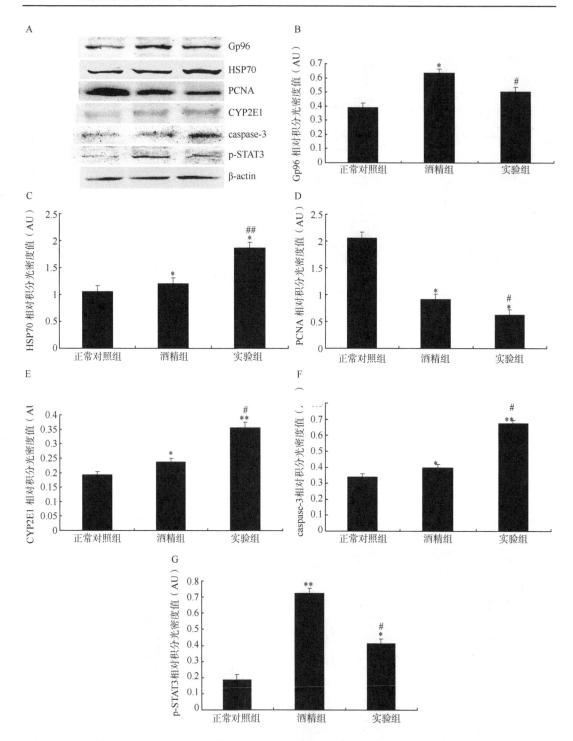

图 5-13　酒精处理 24 小时后,酒精对 C2C12 细胞 Gp96、HSP70、PCNA、CYP2E1、caspase-3、
p-STAT3 表达的影响

通过免疫印迹法检测因子表达 (A) 对 Gp96 (B)、HSP70 (C)、PCNA (D)、CYP2E1 (E)、caspase-3 (F)、p-STAT3 (G) 用 Gel-Pro Analyzer 4.0 软件进行定量分析,并且将条带的强度针对 β-actin 标准化。AU 代表任意单位。*P＜0.05 或**P＜0.01:与正常对照组相比,酒精组或实验组存在显著差异。#P＜0.05 或##P＜0.01:实验组与酒精组相比较有显著性差异。每次实验重复三次

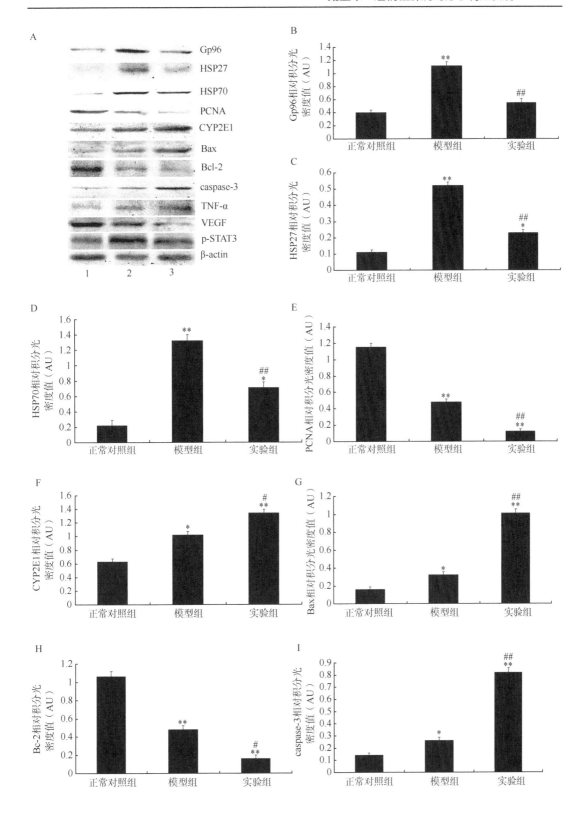

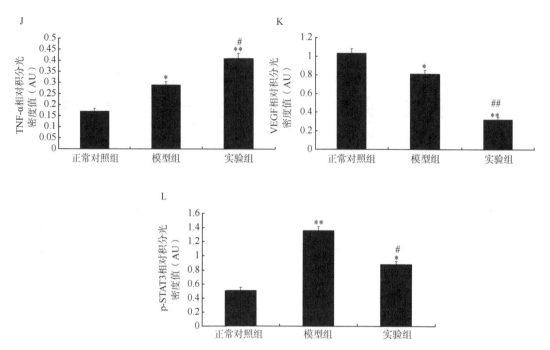

图 5-14 酒精处理后 24 小时小鼠肝脏中酒精对 Gp96、HSP27、HSP70、PCNA、CYP2E1、Bax、Bcl-2、caspase-3、TNF-α、VEGF 和 p-STAT3 表达的影响

通过免疫印迹法检测因子表达（A）。对 Gp96（B）、HSP27（C）、HSP70（D）、PCNA（E）、CYP2E1（F）、Bax（G）、Bcl-2（H）、caspase-3（I）、TNF-α（J）、VEGF（K）和 p-STAT3（L）用 Gel-Pro Analyzer 4.0 软件（Media Cybernetics Inc.）进行定量分析，并且将条带的强度针对 β-actin 标准化。*$P<0.05$ 或**$P<0.01$：与正常对照组相比，模型组或实验组存在显著差异。#$P<0.05$ 或##$P<0.01$：实验组与模型组相比较有显著性差异

综上表明，酒精可以作为凋亡诱导剂，促进细胞凋亡相关蛋白表达水平明显升高，降低抗凋亡蛋白水平，介导细胞发生凋亡。抑制 gp96 基因表达后，酒精对细胞的促凋亡作用显著增加，同时抗凋亡作用能力明显减弱，提示 Gp96 可能在急性酒精性肝病过程中具有抑制细胞凋亡的作用。

（10）小鼠急性酒精性肝病中 Gp96 对肝细胞应激分子 HSP27、HSP70 的影响：热休克蛋白主要参与一些重要的细胞生理活动，常作为应激蛋白瞬时高表达抵抗外来刺激，稳定细胞结构，保护应激引起的损伤。在多种应激条件下，细胞内热休克蛋白的表达量增加，保护细胞免受潜在的应激和细胞毒性效应的损伤，同时作为分子伴侣的热休克蛋白可稳定细胞内蛋白质构象，阻止细胞凋亡的发生。

在热休克蛋白家族中，HSP27 是人细胞中发现的一种分子质量为 27kDa 的热休克蛋白，其基因在启动子区有热休克元件（heat shock element，HSE）及应激相关调节元件（stress-related regulatory element，STRE），而其氨基酸序列则具有与 α$_2$ 晶体蛋白相类似的 N 端序列。研究发现，在应激条件下，热休克转录因子（heat shock transcription factor，HSF）与热休克元件结合激活 hsp27 基因，使其表达增加；HSP27 通过抑制热休克过程中蛋白质的合成，使真核细胞中未折叠蛋白质的量减少，从而减弱对细胞的破坏作用。HSP27 可以与真核生物蛋白合成需形成起始帽复合物 eLF4F 的结构成分 eLF4G 相结合，阻止 mRNA 的翻译，对细胞起保护作用；HSP27 还可以防止肌动蛋白的破坏，维护细胞骨架的稳定，增

加对热的耐受性。当蛋白质处于非正确的天然构象时，存在于球状蛋白质内部的非疏水性氨基酸将会暴露出来，与一些肽、核酸等大分子发生不良的相互作用，作为分子伴侣 HSP70会解决这一问题。当新生的多肽出现在核糖体中时，HSP70 就结合到新生的多肽上，保护疏水的氨基酸残基不再进行一些无效的相互作用。HSP70 作为分子伴侣，不断地和蛋白质结合或释放，构象不断地变化，这种变化是在 ATP 的水解和交换的驱动下进行的。

酒精引起的损伤可以作为外来的应激源，当给予机体中等强度的刺激时，HSP27 和HSP70 蛋白表达水平均会出现反应性的升高，升高的 HSP27、HSP70 可以增强细胞对损坏的耐受程度，并发挥稳定细胞结构和稳态的功能，保护细胞免受应激损伤，HSP70 的表达量升高可以帮助错误折叠的蛋白质进行修复，进而促进肝脏的修复。但当超出一定限度，机体发生严重的肝损伤，肝细胞可变性、坏死、凋亡，可导致 HSP27、HSP70 合成障碍，表达水平降低，失去保护作用，损伤加重。

酒精培养小鼠成肌细胞 24 小时后，与正常细胞相比，正常细胞和转染 sgRNA 的细胞在酒精诱导损伤后 HSP70 表达量均明显升高（$P<0.05$ 或 $P<0.01$），但酒精诱导转染sgRNA3 的细胞较酒精诱导的正常细胞 HSP70 表达量升高更加明显（$P<0.01$）。提示细胞给予酒精刺激后，HSP70 可作为应激蛋白，瞬时高表达来保护应激引起的损伤，抑制 *gp96*基因表达后，细胞 HSP70 表达量更高，说明转染 sgRNA3 的细胞对酒精刺激更加敏感。小鼠酒精灌胃 24 小时后，模型组和实验组与正常对照组相比，小鼠肝脏 HSP70、HSP27 表达量均明显升高（$P<0.05$ 或 $P<0.01$）；与模型组小鼠相比，实验组小鼠肝脏 HSP70、HSP27表达量明显降低（$P<0.05$ 或 $P<0.01$）。表明急性酒精性肝病可诱导小鼠肝脏发生急性应激反应，反应性的提高 HSP27 和 HSP70 的表达，抑制 *gp96* 基因表达后，小鼠肝脏 HSP70、HSP27 表达量明显降低，说明小鼠肝脏发生严重肝损伤，HSP27 及 HSP70 对小鼠肝脏的保护作用减弱，提示 Gp96 可能在急性酒精性肝病过程中有促进肝损伤的作用。如图 5-13 和图 5-14 所示。

（11）小鼠急性酒精性肝病中 Gp96 对肝细胞增殖的作用：PCNA 常被用来评估肝损伤与修复，检测细胞增殖作用。PCNA 是一种分子量为 36kDa 的核蛋白，含有 261 个氨基酸，主要存在并合成于增殖细胞核中，在 DNA 复制、细胞增殖和细胞周期调控中发挥重要作用。其合成于细胞周期 S 期，在细胞增殖周期中，PCNA 于 G_1 晚期开始增加，S 期达高峰，G_2期、M 期明显下降，在 G_0 期及 G_1 早期绝大部分细胞无明显的 PCNA 出现，通常细胞内 PCNA蛋白表达量和表达强弱变化均可以反映细胞的增殖活性与 DNA 合成及复制的活跃程度呈正相关。实验结果显示：酒精培养小鼠成肌细胞 24 小时后，与正常细胞相比，酒精诱导的正常细胞和酒精诱导的转染 sgRNA3 的细胞 PCNA 表达量显著降低（$P<0.01$），且转染 sgRNA3的细胞酒精诱导损伤后较正常细胞酒精损伤后 PCNA 表达量降低更加显著（$P<0.05$）。表明酒精刺激抑制小鼠成肌细胞增殖能力，抑制 *gp96* 基因表达后，小鼠成肌细胞增殖能力减弱更为明显。酒精灌胃 24 小时后，模型组和实验组小鼠肝脏 PCNA 表达量显著降低（$P<0.01$），与模型组小鼠相比，实验组小鼠 PCNA 表达量降低更为显著（$P<0.05$）。表明小鼠急性酒精性肝病可导致小鼠肝脏细胞增殖能力减弱，抑制 *Gp96* 基因表达后，肝脏细胞增殖能力减弱更加明显。提示 Gp96 可能在急性酒精性肝病过程中有促进肝细胞的增殖、增强肝脏修复的功能。如图 5-13 和图 5-14 所示。

（12）小鼠急性酒精性肝病中 Gp96 和 VEGF 的关系：新血管的形成对于正常的发育、组织修复及一些病理事件，如视网膜新生血管的形成、类风湿性关节炎和肿瘤的生长都起到关键性的作用。在心血管生成过程中，局部缺氧将会诱导 VEGF 的表达，这将驱动新血管的生成。VEGF 不仅可以作为血管通透因子增加毛细血管通透性，同时具有减少细胞凋亡和坏死的功能。肝再生主要是通过血管再生完成，当 VEGF 表达升高，血管生成能力提高，供给肝细胞足够的血液支持后，可以帮助损伤后肝脏修复，加快肝脏结构重构。因此 VEGF 作为促血管生成因子在肝组织修复的过程中发挥着非常重要的作用。实验结果显示，酒精灌胃 24 小时后，模型组和实验组小鼠肝脏 VEGF 表达量显著降低（$P < 0.05$ 或 $P < 0.01$），与模型组相比，实验组小鼠肝脏 VEGF 表达量降低更为显著（$P < 0.01$），表明小鼠急性酒精性肝病可导致肝脏细胞的血管生成减少，但抑制 *gp96* 基因表达后，肝脏细胞血管增生能力减弱更加明显，提示 Gp96 可能在急性酒精性肝病过程中以促进肝细胞的血管增生，在肝再生过程中具有重要的作用。如图 5-13 和图 5-14 所示。

（13）小鼠急性酒精性肝病中 Gp96 和 p-STAT3 信号途径的关系：在酒精刺激下，肝细胞产生的多种因子中，STAT3 主要发挥炎症反应，而肝脏内激活后的巨噬细胞和肝巨噬细胞中的 STAT3 可以发挥抗炎作用，同时还可以产生大量 IL-6，产生的 IL-6 可以间接激活转录因子家族信号转导和 STAT，当 STAT 被激活进入细胞核后刺激多种基因表达，可以有效地减轻酒精性肝病过程中的炎症反应和细胞损伤。实验结果显示，酒精培养小鼠成肌细胞 24 小时后，与正常细胞相比，正常细胞和转染 sgRNA3 的细胞酒精诱导损伤后 STAT3 表达量显著升高（$P < 0.05$ 或 $P < 0.01$），转染 sgRNA3 的细胞酒精诱导损伤后较正常细胞酒精损伤后 STAT3 表达量降低（$P < 0.05$）：表明酒精损伤可以刺激小鼠成肌细胞 IL-6 信号途径激活，抑制 *gp96* 基因表达后，STAT3 表达量降低，激活 IL-6 信号途径能力减弱，抗炎能力减弱。在小鼠急性酒精性肝病过程中，模型组和实验组的 p-STAT3 蛋白表达量均出现了明显的升高（$P < 0.05$ 或 $P < 0.01$），与模型组小鼠相比，实验组 p-STAT3 蛋白表达量显著降低（$P < 0.05$）。表明在急性酒精性肝病的过程中，激活 IL-6 信号途径能力增强，可以有效地减轻肝损伤过程中的炎症反应和细胞损伤。当抑制 *gp96* 基因表达后，激活 IL-6 信号途径的能力出现了减弱，损伤加重。提示 Gp96 在急性酒精性肝病过程中可以增强激活 IL-6 信号途径的能力，具有抑制细胞损伤的作用。如图 5-13 和图 5-14 所示。

（14）小鼠急性酒精性肝病中 Gp96 和 CYP2E1 的关系：细胞色素 P450 超家族是以血红素为辅基的脱氢酶，有 100 多个同工酶。CYP2E1 是细胞色素 P450 超家族的一员，主要存在于肝细胞、脂肪组织中，在小肠组织和肝巨噬细胞中表达。当肝细胞受损时，集中在中央静脉附近的 CYP2E1 使该处肝细胞先出现损伤，其在酒精性肝病引起的氧化应激与线粒体损伤过程中扮演着重要角色。大量饮酒时肝细胞内脂肪酸堆积，进而抑制 CYP2E1 蛋白的降解及上调 mRNA 的转录水平从而导致 CYP2E1 表达水平明显升高，催化酒精代谢为乙醛发挥毒性作用，并且促进大量活性氧及自由基的产生，使细胞直接产生损伤。与此同时，大量的活性氧和自由基又可以促使脂质过氧化，进而造成肝细胞内脂肪酸堆积，从而抑制 CYP2E1 蛋白的降解并促进 mRNA 表达，进一步促进 CYP2E1 蛋白表达升高，加重酒精对肝脏的损伤。CYP2E1 同时还参与了各种毒物和化学物质、酒精及利福平代谢过程。在此过程中，大量活性氧和过氧化氢等活性物质产生，从而导致 DNA 键的断裂和蛋白质变性，并且活性氧还破坏细胞生物膜的完整性，使细胞通透性改变。细胞线粒体内也存在一定量的 CYP2E1，主要有两种形式，分别是缺乏氨基末端的 40kDa 形式和通过 cAMP 介导的高度磷酸化形式。肝代谢过程中生成的活性氧，改变线粒体膜的通透性，使线粒体对氧化应激的敏感性增强，导致线粒体呼吸链功能障碍，电子的传递减少，从而增加细胞毒性。

研究表明，苯乙基异硫氰酸酯作为 CYP2E1 的抑制剂能够显著减轻长期饮酒引起的肝脏内三酰甘油（triglyceride，TG）蓄积，该抑制剂还可以抑制慢性酒精暴露诱导的大鼠肝脏内脂肪蓄积。研究发现，在 *CYP2E1* 基因过度表达的转基因小鼠中，长期酒精诱导肝损伤实验中转基因小鼠肝脏中脂滴显著高于野生型小鼠。同时，在人体体外实验中，高表达 *CYP2E1* 基因的 HepG2 细胞酒精损伤后细胞内脂质蓄积与不表达 *CYP2E1* 基因的 HepG2 细胞相比明显增多。实验结果显示：酒精培养小鼠成肌细胞 24 小时后，与正常细胞相比，酒精直接诱导的正常细胞和酒精诱导的转染 sgRNA3 的细胞 CYP2E1 表达量显著升高（$P<0.05$ 或 $P<0.01$），但转染 sgRNA3 的细胞酒精诱导损伤后较正常细胞酒精损伤后 CYP2E1 表达量升高更加明显（$P<0.01$）。表明酒精刺激可以直接诱导小鼠成肌细胞损伤，抑制 *gp96* 基因表达后，小鼠成肌细胞 CYP2E1 表达量更为明显，提示抑制 *gp96* 基因表达后酒精对小鼠成肌细胞损伤加重。小鼠酒精性灌胃 24 小时后，模型组和实验组与正常对照组相比，小鼠肝脏 CYP2E1 表达量显著升高（$P<0.05$ 或 $P<0.01$）；与模型组相比，实验组小鼠肝脏 CYP2E1 表达量升高更加明显（$P<0.05$）。表明小鼠急性酒精性肝病可导致小鼠肝脏 CYP2E1 表达量升高，但抑制 *gp96* 基因表达后，小鼠肝脏 CYP2E1 表达量升高更加明显。说明小鼠急性酒精性肝病可导致小鼠肝脏出现明显的损伤，当 *gp96* 基因表达抑制后，小鼠肝损伤更加明显。提示 Gp96 可能在急性酒精性肝病过程中有抑制肝损伤的作用。如图 5-13 和图 5-14 所示。

（15）小鼠急性酒精性肝病中 Gp96 和 TNF-α 的关系：TNF-α 为重要的促炎性细胞因子，并且还可以作为免疫调节因子在各种肝脏疾病发生与发展中发挥重要作用。当酒精刺激时，肝脏内的肝巨噬细胞激活，可产生大量 TNF-α，而肝脏是 TNF-α 的重要靶器官，肝脏 TNF-α 蛋白表达量显著升高，产生的 TNF-α 可引发一系列炎症级联反应，介导肝脏细胞凋亡促进肝脏发生严重损伤。有实验表明，敲除 TNF-α 受体基因的小鼠摄入大量酒精后肝脏细胞凋亡率、发生脂肪肝及肝炎损伤情况均显著低于野生型小鼠。实验结果显示，酒精灌胃 24 小时后，模型组和实验组小鼠肝脏 TNF-α 表达量显著升高（$P<0.05$ 或 $P<0.01$），与模型组相比，实验组小鼠肝脏 TNF-α 表达量升高更为显著（$P<0.01$）：表明小鼠急性酒精性肝病可导致小鼠肝脏细胞的炎症损伤，当抑制 *gp96* 基因表达后，肝脏细胞炎症损伤更加明显，提示 Gp96 可能在急性酒精性肝病过程中抑制肝细胞的炎症损伤。如图 5-13 和图 5-14 所示。

总之，上述研究结果表明：在酒精诱导的急性肝损伤中，Gp96 通过调节细胞增殖、凋亡和应激代谢等相关基因表达减轻了酒精诱导的急性肝损伤；利用 CRISPR/Cas9 技术靶向抑制小鼠 *gp96* 基因的表达可以促进酒精诱导的小鼠急性肝损伤。

（二）解整合素-金属蛋白酶与急性酒精性肝病

1. 解整合素-金属蛋白酶概述　解整合素-金属蛋白酶（a disintegrin and metalloprotease，

ADAM）是一类 I 型跨膜分泌型糖蛋白家族，也称为金属蛋白酶解聚素或者解整合素金属蛋白酶（metalloprotease disintegrin cysteine-rich，MDC）。ADAM 基因编码的蛋白质通常由 800~1200 个氨基酸组成，包含 8 个结构域，自 N 端至 C 端依次为：信号域、前导域、类金属蛋白酶功能域、解整合素样功能域、富含半胱氨酸功能域、类表皮生长因子功能域、跨膜域和胞质尾域。ADAM 家族的作用广泛，涉及膜组织融合、细胞因子和生长因子的解离脱落、细胞迁移的控制，以及一些诸如受精、肌肉发育、神经系统细胞的生长发育过程的调控等，在多种疾病中发挥着重要作用。例如，在妊娠剧吐及动脉粥样硬化、成釉细胞瘤等疾病中高表达；在肺纤维化、胶质瘤、肝癌等疾病中低表达。这些研究结果提示 ADAMTS-1 的表达可能与炎症过程有关，可通过调节细胞外基质来进行组织重塑和稳态。ADAM 家族在调节细胞-细胞和细胞-基质的相互作用中至关重要。

近年来研究发现 ADAM 家族成员广泛参与了炎症反应、过敏反应疾病、肿瘤发生发展转移及免疫性疾病的过程，并发挥着举足轻重的作用。现今发现的 ADAM 家族成员达 30 多种，ADAM9 是近年来研究最热的 ADAM 家族成员之一，与多种疾病发生发展及分子机制密切相关。*ADAM9* 基因定位于 8 号染色体上（即 8p11.23），全长 4400bp 余，含有 22 个外显子，未经加工的前体分子量约 110kDa，去除内含子后的活性 ADAM9 分子量约 84kDa，其编码的蛋白质因基因的剪切不同分为两类：ADAM9-S、ADAM9-L，在多个内脏组织中广泛表达。笔者有关研究表明 ADAM9 在化学性肝损伤过程中有重要作用。研究发现 ADAM9 在体内具有促进多种恶性肿瘤发生的作用，并且在肿瘤的发展和转移进程中扮演着重要角色。近年来 ADAM9 在肿瘤方面的研究取得了很大进步，可以作为新靶点来应用于乳腺癌、胰腺癌基因治疗，并且有望成为前列腺癌的早期诊断和复发的标志物，另外还与多种恶性肿瘤包括黑色素瘤、胃癌、结肠癌、肝癌、胰腺癌等的发生发展密切相关。另有研究发现，人体活化的肝星状细胞中 ADAM9 mRNA 表达水平显著高于静止的星状细胞，各种不同病因的慢性肝疾病中均可见此现象，推测在肝纤维化疾病的细胞外基质重塑过程中 ADAM9 发挥了重要作用。ADAM9 具有细胞黏附和蛋白水解的功能，有利于肿瘤的转移，可以调控膜表面的生长因子，调控因子和受体的活性。ADAM9 前体域相当于胞内分子伴侣，能保证蛋白质折叠正确，当金属蛋白酶域 RRRR 位点的前体域被弗林蛋白酶将前体移除后，ADAM9 便具有了活性。尚不完全清楚 ADAM9 参与肿瘤发生发展的具体分子生物学机制，目前主要从以下三个方面探索 ADAM9 影响肿瘤的生物学行为：①ADAM9 降解各种细胞外基质（ECM）分子形成黏附作用从而影响肿瘤细胞与基质黏附，可以消化明胶、纤维粘连蛋白及 β 酪蛋白，使肿瘤细胞更加容易脱落，在基质中更容易转移；②Notch 和 EGFR（又称 HER/ErbB）途径与肿瘤的发生发展密切相关，这两个途径不但可以促进肿瘤细胞的不断增殖和转移，而且具有使正常细胞向恶性转化的功能，ADAM9 诱导肿瘤的发生和分化主要是通过调控细胞信号传导进行的；③吉非替尼（易瑞莎）和西妥昔单抗（艾比特思）是 EGFR 途径的阻滞剂，*ADAM9* 基因的表达与肿瘤的多重耐药密切相关，它在一定条件下与相应配体结合，从而激活 EGFR 等信号途径相关的信号通路达到耐药效应。肿瘤细胞的转移是一个复杂的过程，肿瘤细胞不仅可以通过种植生长浸润周围组织，也可以通过淋巴或者血流向其他组织器官进行转移并形成转移灶。ECM 是肿瘤细胞能否向远处转移的关键因素，蛋白水解酶可以降解 ECM

中的多种成分，包括层粘连蛋白、胶原蛋白Ⅳ、纤维结合蛋白等，从而帮助肿瘤细胞向远处转移。ADAM 家族主要通过两种途径（即蛋白水解途径与整合素途径）参与肿瘤细胞的转移，与多种癌症的发生发展和复发有密切关系，如胰腺癌预后、前列腺癌复发、胃癌、非小细胞肺癌及肾癌脑转移、肝转移等。研究 ADAM9 的生物学活性及功能与肿瘤的治疗与预后密切相关。

以下是笔者实验室结合 CRISPR/Cas9 技术对 ADAM9 在急性酒精性肝病中的作用及调控机制等研究内容的总结。

2. 实验方法

（1）实验设计

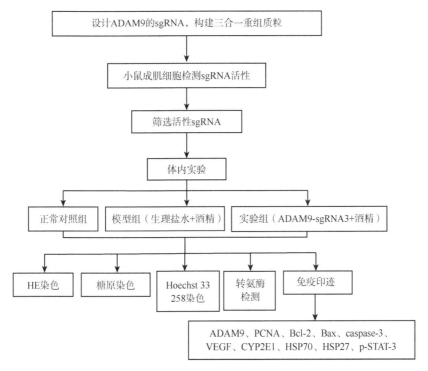

（2）实验分组和模型制备：取健康清洁级昆明雄性小鼠 36 只，将小鼠随机平均分为 3 组：正常对照组（normal）12 只，小鼠正常喂养不做任何处理；注射生理盐水酒精灌胃组（saline+alcohol）即模型组 12 只；注射质粒酒精灌胃组（ADAM9-sgRNA3+alcohol）即实验组 12 只。实验组小鼠分别注入筛选出的活性质粒（每只小鼠 60ng），模型组小鼠尾静脉注射等量生理盐水；将尾静脉注射后的小鼠常规喂养 3 天，在第 3 天末，将小鼠分别采用一次经口灌胃 56 度白酒（24ml/kg）后禁食 24 小时来诱导急性肝损伤模型。在 24 小时末，采用眼球采血方法对所有实验小鼠进行取血，血液凝固后离心分离血清检测 AST、ALT 变化，眼球采血后迅速颈椎脱臼处死小鼠分离提取肝脏。石蜡切片 HE 染色检测各组小鼠肝组织的损伤情况；过碘酸希夫染色检测各组小鼠肝糖原变化情况；Hoechst 33258 细胞凋亡染色检测各组间肝细胞的增殖凋亡变化情况；免疫印迹法检测蛋白变化情况，包括 ADAM9，应激因子 HSP27、HSP70，PCNA，Bcl-2 相关 X 蛋白（Bax）、Bcl-2，胱天蛋白酶-3（caspase-3），VEGF，p-STAT3。

（3）CRISPR/Cas9 技术靶向突变小鼠 *Adam9* 基因三合一质粒构建及筛选

1）Adam9 相关序列

TGTTTGTTTGAAGGTGGGGGTCTCATTATGTAGCTCTAACCATCCTGGAAGTCACT
GTGTAGACCAGGCTGACCTGGAACTCACAAAGAGCCTCCTGCCACTGCCTCCCAAGT
GCTGGGATTGTTAAAGTGTCCATTCCATGTCCATTGCTCCCATCTGAACACTGTTTTTA
TTTCCAGTATTTTGATACTGTGGAGGCTCACTCTGCTTTATTGTTGTTCTTTTTGCTGCA
G[ACTTGGAACAGACTGTCCATCTTTCTTCTTATGAAATTATTACTCCTTGGAGATTAAC
TAGAGAAGAAGGGAAGCTCTGGGGCCCAGTTCACAGCAG]GTAAGTCATCTCTTGA
GAACTATGAACGAATATACTCAAGTTGCAGTTGCAGTTGCTTTTCTTAATGAAAGGTG
GTACTTGCACAGTGGTCAGTGTGGGGAGTAATTACTATATGCGTCACCTTATGGCATTG
GTGTCCAGCGGACATTATTCTAATAAGAAATGACAGAGTAAGCTTCAGTATCTCTGATTT
TAAAGTACAAAACACTC AAACACAA（CAGAATGAAGGGAGTGGA）ACTCTGTAGTT
GAGTTGG

　　[ ]标记为外显子 2，——及 ～～～ 标记为 CRISPR 序列，══ 标记 NGG（RC：CCN）为 PAM 序列。⟨⟩是自己开始设计引物选取的起始序列，～～～是设计的正向引物 F，（ ）为设计开始的反向引物序列 R。

　　　　引物：ADAM9 外显子 2　　F：5′TGACCTGGAACTCACAAA 3′

　　　　　　　ADAM9 外显子 2　　R：5′TCCACTCCCTTCATTCTG 3′

TTTTAAAGAAATCAGTTTGCTTTGTCATAAGCTACAGGGAATGGTCTGTTGATGCC
TGATTATCAGCACATGAGTCACTCTGGATTCTTGTCAGAGTGTGTGCATGTAGGGCTGG
CACTGGACACAGATCGACATAGAGTTGCCATTGTAGTAGACAGATTGCCTTTTGACAA
AAAAGAAAAAATCTGACACAGAAAACACTGTCTAACTGCACCTTCCTGTGTTTGTAC
AG[TTTGGGCAAATCACTGTGGAGACATTTGCATCCATTGTTGCTCATGAATTGGGGCA
TAACCTTGGAATGAATCATGATGATGGGAGAGAGTGTTTCTGTGGAGCAAAGAGCTGT
ATCATGAATTCAGGAGCATC]GTGAGTAACGGAGCCTTTTCTGTCTGTTAGTATGATTG
TGTTGATCTGTGTGTGTGTGTGTGTGTGTGTGTGAGAGAGAGAGAGAGAGAGAGAGA
GAGAGAGAGAGAGAGAGAGAGAGAGAGAGACACTGTTTTGTCTGTCTGTCTGTCTGT
CT（GGGTAGGGCATATTACAT）GTGTGCAGGTTCTCAGGAAACCAGAGGAAGGCATC
AGGTACCCTGGA

　　[ ]标记为外显子 11，——标记为 CRISPR 序列，══ 标记 NGG（RC：CCN）为 PAM 序列。⟨⟩是自己开始设计引物选取的起始序列，～～～ 是设计的正向引物 F，（ ）为设计开始的反向引物序列 R。

　　　　引物：ADAM9 外显子 11　　F：5′GGTCTGTTGATGCCTGAT3′

　　　　　　　ADAM9 外显子 11　　R：5′ATGTAATATGCCCTACCC3′

　　2）PCR 验证转化子活性：PCR 结果显示约 100bp 条带的为阳性克隆。如图 5-15 所示。

　　3）转化子的测序验证：将之前验证正确的阳性克隆菌液进行测序，通过序列比对，可确定目标质粒构建成功。如图 5-16 所示。

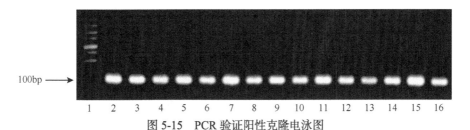

图 5-15　PCR 验证阳性克隆电泳图

自左向右第 1 泳道为 DNA 标记：从下向上依次为 100bp、250bp、500bp、750bp、1000bp、1500bp、2000bp、3000bp、5000bp；
泳道 2~6 为 pYSY-CMV-Cas9-U6-*Adam9*-gRNA1-EFla-Puromycin 克隆；泳道 7~11 为
pYSY-CMV-Cas9-U6-*Adam9*-gRNA2-EFla-Puromycin 克隆；泳道 12~16 为 pYSY-CMV-Cas9-U6-*Adam9*-gRNA3-EFla-Puromycin
克隆。图中约 100bp 条带的为阳性克隆

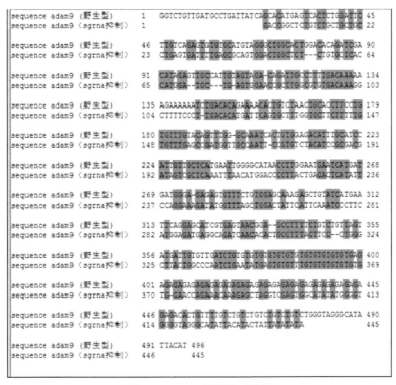

图 5-16　DNA 测序比对结果

野生型：NCBI 上找到的 DNA 序列；sgRNA 抑制：转染细胞 DNA 测序结果。DNAssist 软件对测序结果进行比对

4）C2C12 细胞培养和 sgRNA 活性验证：将构建成功的 3 个质粒按照 1∶1∶1 的比例
混合均匀后转染小鼠成肌细胞 C2C12，将经过嘌呤霉素筛选的转染成功的细胞，扩大培养
后提取细胞 DNA 进行测序，经序列比对后发现 sgRNA3 为活性质粒。如图 5-17 所示。

3. 研究结果

（1）小鼠急性酒精性肝病中 ADAM9 的表达：酒精灌胃 24 小时末，模型组和实验组小
鼠与正常对照组小鼠相比 ADAM9 表达量显著升高（$P<0.05$ 或 $P<0.01$）；与模型组小鼠
相比，实验组小鼠 ADAM9 表达量显著降低（$P<0.05$）。

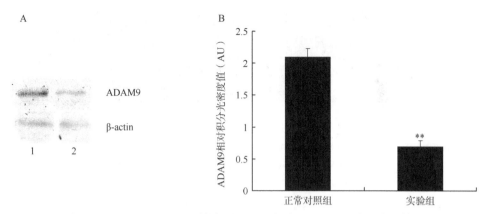

图 5-17　ADAM9-sgRNA3 转染后 C2C12 细胞 ADAM9 蛋白的表达情况

用免疫印迹（Western blot）法检测 ADAM9 蛋白的表达情况（A）。目的蛋白条带用 Gel-Pro Analyzer 4.0 软件进行定量分析且条带的强度值用内参进行归一化处理。AU 代表任意单位。每次实验重复三次。所有实验数据用均数±标准差表示。**$P<0.01$：与 Normal 相比较有显著性差异

（2）小鼠急性酒精性肝病中 ADAM9 与转氨酶和组织损伤的关系：AST、ALT 主要分布在肝细胞内，当肝脏受到损伤时，肝细胞中的转氨酶便被释放入血，并且随着损伤的加重血液中 ALT 和 AST 水平逐渐升高，因此可以通过检测血清中转氨酶的活性来判断肝细胞损伤情况。ALT 主要存在于肝细胞的胞质中，肝组织中 ALT 的活性远远高于其在血清中活性，当肝细胞轻微损伤或者只有 1% 的肝细胞坏死时，血清中检测到的 ALT 活性变化增加 1 倍。AST 主要分布于肝细胞的线粒体内，只有当肝细胞受损严重累及线粒体时，线粒体中的 AST 才会被释放入血。当肝细胞的修复功能发挥作用后，随着肝细胞损伤的恢复血清中转氨酶的活性也会逐渐下降，并最终在疾病康复后转氨酶活性回到正常范围。与正常组相比，模型组小鼠和实验组小鼠血清中 AST、ALT 水平显著升高（$P<0.05$ 或 $P<0.01$），说明小鼠酒精灌胃后肝细胞出现了急性损伤，提示造模成功。与模型组小鼠相比，实验组小鼠血清中 AST、ALT 水平显著降低（$P<0.01$）。这说明小鼠注射质粒后酒精对肝细胞的损伤有所减轻，提示 ADAM9 可能有促进肝细胞损伤的作用。如图 5-18 所示。

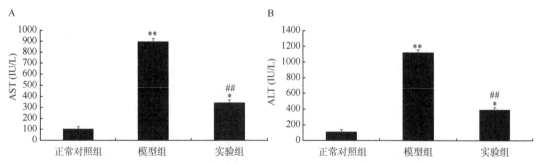

图 5-18　小鼠肝损伤后血清 AST（A）、ALT（B）的表达水平

**$P<0.01$ 或 *$P<0.05$：与 Normal 相比较有显著性差异。##$P<0.01$：与模型组相比较有显著性差异。
每次实验重复三次

组织石蜡切片的 HE 染色结果显示：正常对照组，即不做任何处理的正常组小鼠肝组织，肝细胞结构完整，肝索排列整齐，中央静脉周围无炎症细胞浸润，未出现肝细胞变性、坏死；模型组，即尾静脉注射生理盐水后 3 天酒精灌胃组的小鼠肝组织，肝小叶结构不清晰，肝细胞排列紊乱，出现炎细胞浸润，部分区域出现片状坏死；实验组，即尾静脉注射 ADAM9-sgRNA3 质粒后 3 天酒精灌胃组的小鼠肝组织，肝细胞部分区域排列紊乱，炎细胞浸润且出现坏死。酒精灌胃 24 小时末，与正常组相比，模型组和实验组小鼠均出现显著肝损伤（$P < 0.05$ 或 $P < 0.01$）；与模型组小鼠相比，实验组小鼠肝细胞坏死分数显著降低（$P < 0.01$）。在酒精灌胃诱导小鼠急性肝损伤中，模型组和实验组小鼠均出现了显著肝损伤（$P < 0.05$ 或 $P < 0.01$）；与模型组小鼠相比，实验组小鼠肝细胞坏死分数显著降低（$P < 0.01$）。表明在沉默 ADAM9 基因表达后，小鼠肝组织的损伤程度有所减轻。如图 5-19（彩图 11）所示。

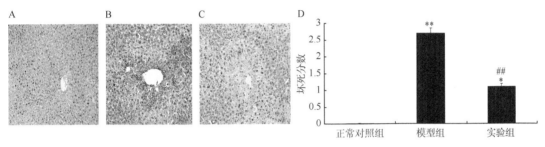

图 5-19　小鼠肝损伤的组织学 HE 染色检测

A、B、C 分别代表性正常对照组、模型组、实验组小鼠肝损伤情况。D. 坏死面积。用 ImagePro Plus 6.0 软件对每只小鼠至少 10mm² 的肝脏切片组织进行测量分析。**$P < 0.01$ 或 *$P < 0.05$：与正常对照组相比较有显著性差异。##$P < 0.01$：与模型组相比较有显著性差异。每次实验重复三次（200×）

（3）小鼠急性酒精性肝病中 ADAM9 和糖原储备的关系：糖原是动物体内能量的主要储存形式，是由葡萄糖组成的大分子多糖，主要在肝脏内合成。当机体需要时，肝糖原便可在相关酶的作用下分解成葡萄糖，代谢释放出能量。PAS 染色法主要用来检测组织和细胞中的糖类，其原理是通过碘酸把糖类分子中相邻两个碳上的羟基氧化成醛基，然后再使用希夫（Schiff）试剂和醛基反应使含有糖原的部位呈现出紫红色。本实验结果表明，在酒精诱导的小鼠急性肝损伤过程中，模型组和实验组的肝糖原均出现了显著减少（$P < 0.05$ 或 $P < 0.01$），与模型组小鼠相比，实验组小鼠肝糖原含量显著升高（$P < 0.05$）。这说明在肝损伤的过程中，肝糖原的含量出现了减少，但是当敲除 ADAM9 基因后，小鼠的肝糖原较模型组出现了一定的升高，提示 ADAM9 可能在急性酒精性肝病过程中增加糖原消耗，起到了促进肝损伤的作用。如图 5-20（彩图 12）所示。

（4）小鼠急性酒精性肝病中 ADAM9 和细胞凋亡的关系：细胞凋亡是机体细胞的一种主动死亡的过程，它是在相关基因的调控下进行的有序的、可控的死亡。细胞凋亡是一个极其复杂的调控过程，它涉及一系列基因的激活、表达和失活，也是机体为适应环境的改变而进行的自我调节。Hoechst 33258 染色是检测组织中细胞凋亡的常用方法，在荧光显微镜下可见，正常的肝细胞核在荧光显微镜可见淡蓝色荧光，而当细胞发生凋亡时，由于染色质固缩，细胞内 DNA 键断裂使其呈现出致密浓染，发出亮蓝色荧光。酒精灌胃 24 小时末，模型组和实验组小鼠都发生了显著的肝细胞凋亡（$P < 0.05$ 或 $P < 0.01$）；与模型组小鼠相比，实验组小鼠肝细胞凋亡的数量显著减少（$P < 0.05$）。如图 5-21（彩图 13）所示。

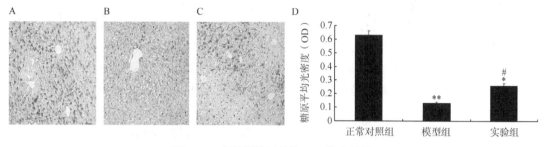

图 5-20　小鼠肝脏切片的 PAS 染色结果

A、B、C 分别代表雌性正常对照组、模型组，实验组小鼠肝损伤情况。D. 用 Motic Images Advanced 3.2 软件对图片进行光密度分析。每只小鼠至少有 12mm² 的肝脏组织切片进行检测。**$P < 0.01$ 或*$P < 0.05$：与正常对照组相比较有显著性差异。#$P < 0.05$：与模型组相比较有显著性差异。每次实验重复三次（200×）

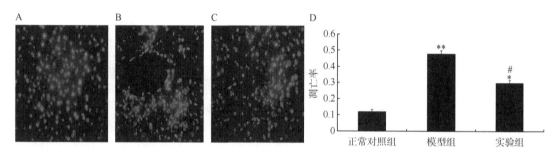

图 5-21　小鼠肝组织切片 Hochest 33258 染色结果

A、B、C 分别代表雌性正常对照组、模型组、实验组小鼠肝损伤情况。D. 凋亡率。用 ImagePro Plus 6.0 软件对每只小鼠至少 10mm² 的肝脏切片组织进行测量分析。**$P < 0.01$ 或*$P < 0.05$：与正常对照组相比较有显著性差异。#$P < 0.05$：与模型组相比较有显著性差异。每次实验重复三次（200×）

　　Bax 基因是人体促细胞凋亡的重要基因，而 Bcl-2 是重要的抗凋亡因子，*Bax* 基因编码产生的 Bax 蛋白可与 Bcl-2 结合形成异二聚体，从而抑制 Bcl-2 的抗凋亡作用。caspase-3 参与细胞凋亡的同时起着不可替代的作用，它是细胞凋亡效应阶段的关键因子，而 caspase-3 促使细胞凋亡的过程可以被 Bcl-2 阻断。本实验研究发现，在酒精诱导的小鼠急性肝损伤过程中，模型组和实验组的 Bax 和 caspase-3 蛋白表达量均出现了明显的升高（$P < 0.05$ 或 $P < 0.01$），而 Bcl-2 蛋白表达量均出现了明显的降低（$P < 0.05$ 或 $P < 0.01$）。与模型组小鼠相比，实验组小鼠 Bax 和 caspase-3 蛋白表达量均出现了明显的降低（$P < 0.05$ 或 $P < 0.01$），而 Bcl-2 蛋白表达量均出现了明显的升高（$P < 0.05$ 或 $P < 0.01$）。这表明在急性酒精性肝病过程中，肝细胞的凋亡明显增多，但是在敲除 *ADAM9* 基因后，发现细胞凋亡有所减轻。因此，我们认为 ADAM9 在急性酒精性肝病过程中有促进细胞损伤的作用。如图 5-22 所示。

　　（5）小鼠急性酒精性肝病中 ADAM9 对肝细胞应激分子 HSP27、HSP70 的影响：热休克蛋白是广泛存在于细菌到哺乳动物中一类应激蛋白质，具有保护机体自身免受外界有害因素损伤的作用。许多热休克蛋白具有分子伴侣活性，在新生多肽链和蛋白质折叠成正确的三维结构中发挥重要作用。当机体受到外界刺激时，热休克蛋白大量合成并起到保护蛋白质的作用，维持细胞的正常生理活动。本研究表明，酒精灌胃 24 小时末，模型组和实验组小鼠与正常对照组小鼠相比 HSP27 表达量显著升高（$P<0.05$ 或 $P<0.01$）；与模型组小鼠相比，实验组小鼠 HSP27 表达量显著升高（$P<0.05$）。模型组和实验组小鼠与正常对照组小鼠相比 HSP70 表达量显著升高（$P<0.05$ 或 $P<0.01$）；与模型组小鼠相比，实验组小鼠 HSP70 表达量显著升高（$P<0.01$）。在小鼠急性酒精性肝病过程中，模型组和实验组的热休克蛋白表达量明显升高（$P<0.05$ 或 $P<0.01$），与模型组小鼠相比，实验组小鼠热休克蛋白的表达量显著增高（$P<0.05$ 或 $P<0.01$）。这说明在肝损伤的过程中热休克蛋白的表达量升高，当 ADAM9 基因的表达被沉默后，热休克蛋白的表达量进一步升高，说明实验组中热休克蛋白对组织的保护作用更强。因此 ADAM9 可能在急性酒精性肝病过程中降低了热休克蛋白的表达，起到了促进肝损伤的作用。如图 5-22 所示。

（6）小鼠急性酒精性肝病中 ADAM9 对肝细胞增殖的作用：PCNA 是在哺乳类动物细胞核内合成，蛋白分子量为 36kDa，在细胞增殖的周期中具有重要作用，其中在 $G_2\sim M$ 期时表达量较低，而在 S 期达到高峰。PCNA 是反映细胞的增殖能力的一个重要指标，当 PCNA 表达量升高时，提示细胞增殖活跃，反之则代表增殖能力低下。本研究发现，在小鼠急性酒精性肝病过程中，模型组和实验组的 PCNA 表达出现了明显的降低（$P<0.05$ 或 $P<0.01$），与模型组小鼠相比，实验组 PCNA 的表达量显著升高（$P<0.05$）。表明在肝损伤的过程中 PCNA 的表达量降低，敲除 ADAM9 基因后，PCNA 的表达量开始升高，细胞增殖活性变强。因此，ADAM9 可能在急性酒精性肝病过程中抑制了肝细胞的增殖。如图 5-22 所示。

（7）小鼠急性酒精性肝病中 ADAM9 和 VEGF 的关系：VEGF 是一种重要的细胞因子，可有多种潜能，如促进新生血管形成和使血管通透性增加。体外实验中，VEGF 能促进内皮细胞的增生，抑制其凋亡；而在体内能促进血管增生。同时，在化学因素诱导的急性肝脏损害过程中，VEGF 能减轻肝损伤并降低动物死亡率。本研究显示，在小鼠急性酒精性肝病过程中，模型组和实验组的 VEGF 蛋白表达量均明显降低（$P<0.05$ 或 $P<0.01$），与模型组小鼠相比，实验组 VEGF 蛋白表达量显著升高（$P<0.05$）。这表明在急性酒精性肝病的过程中，肝细胞的血管增生明显减少，但是在敲除 ADAM9 基因后，血管增生出血明显增加。因此，我们认为 ADAM9 在急性酒精性肝病过程中降低了血管的增生，具有促进细胞损伤的作用。如图 5-22 所示。

（8）小鼠急性酒精性肝病中 ADAM9 和 IL-6 信号途径的关系：信号传导与转录活化因子 3（p-STAT3）是激活 IL-6 信号途径的标志物，其参与相关基因的转录调控在多种细胞增殖、凋亡过程中发挥重要作用。正常细胞中 p-STAT3 的激活受到严格的控制，当 p-STAT3 被激活后可以形成二聚体，然后转移到细胞核调控基因的表达，对细胞的损伤发挥保护作用。结果显示，在小鼠急性酒精性肝病过程中，模型组和实验组的 p-STAT3 蛋白表达量均出现了明显的升高（$P<0.05$ 或 $P<0.01$），与模型组小鼠相比，实验组 p-STAT3 蛋白表达量显著升高（$P<0.05$）。这表明在急性酒精性肝病的过程中，激活 IL-6 信号途径的能力增强，但是在敲除 ADAM9 基因后，激活 IL-6 信号途径的能力进一步增强。因此，研究认为 ADAM9 在急性酒精性肝病过程中降低了激活 IL-6 信号途径的能力，具有促进细胞损伤的作用。如图 5-22 所示。

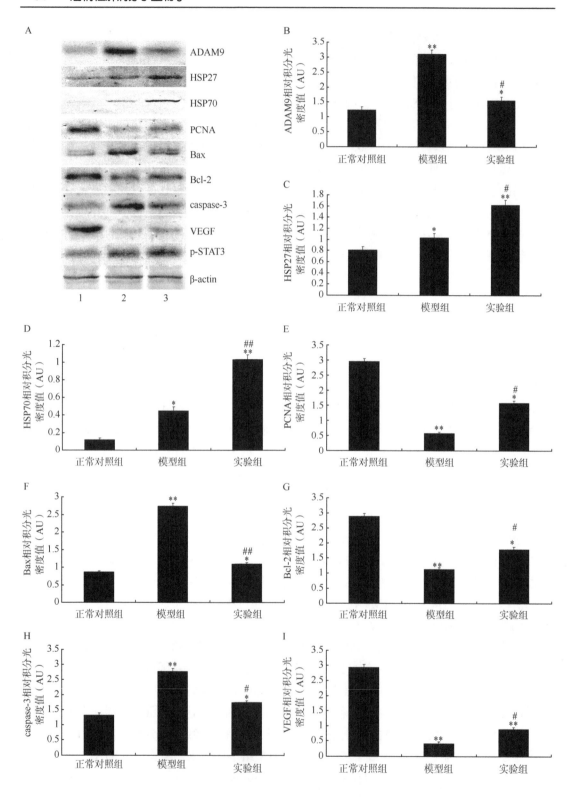

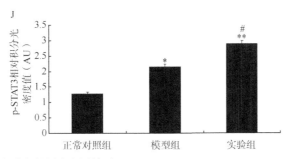

图 5-22　酒精处理后 24 小时小鼠肝脏中酒精对 ADAM9、HSP27、HSP70、PCNA、Bax、Bcl-2、caspase-3、
VEGF 和 p-STAT3 表达的影响

免疫印迹法检测相关分子的表达（A）。1. 正常对照组；2. 模型组；3. 实验组。对 ADAM9（B）、HSP27（C）、HSP70（D）、PCNA（E）、Bax（F）、Bcl-2（G）、caspase-3（H）、VEGF（I）和 p-STAT3（J）用 Gel-Pro Analyzer 4.0 软件（Media Cybernetics Inc.）进行定量分析，并且将条带的强度针对 β-actin 标准化。AU 代表任意单位。*$P<0.05$ 或**$P<0.01$：与正常对照组相比有显著差异。#$P<0.01$ 或##$P<0.01$：与模型组小鼠相比有显著差异

本实验通过小鼠尾静脉注射的方法，将构建的质粒注射进小鼠体内定向敲出 *ADAM9* 基因，然后通过酒精灌胃诱导了小鼠急性肝损伤模型。经过组织学、蛋白印迹法等方法检测，系统地阐明了 ADAM9 在小鼠急性酒精性肝病中的作用及分子机制。

总之，本研究结果表明 ADAM9 在小鼠急性酒精性肝病过程中通过调节细胞增殖、凋亡和应激代谢等相关基因表达起到促进肝损伤的作用。利用 CRISPR/Cas9 技术靶向抑制小鼠 *ADAM9* 基因的表达可以减轻酒精诱导的小鼠急性肝损伤。

（三）性别差异对急性酒精性肝病影响的分子机制

酒精主要通过乙醇脱氢酶和 CYP2E1 氧化为乙醛，后者主要在肝脏的线粒体内由乙醛脱氢酶 2（ALDH2）氧化成乙酸，最终转化为水和二氧化碳，通过肾脏排出体外。其中，乙醛可以刺激肝星状细胞的活化，导致肝细胞外基质沉积，最终形成肝纤维化。同时，长期饮酒可使肝线粒体功能障碍。相关研究已经证实，与男性相比，女性对酒精刺激更加敏感，女性少量饮酒即可能发展为酒精性肝病，临床症状也比男性更严重。

1. 临床观察　尽管酒精肝病中，大多数患者是男性，但是女性的死亡率更高。临床相关调查表明，在摄入等量的酒精时，女性比男性存在更高患酒精性肝病的风险。主要存在以下说法：女性体内的内毒素水平更高；雌激素可以促进炎症因子 TNF-α 和 NF-κB 的表达。

（1）性别对酒精代谢中的影响：性别是影响酒精氧化的因素之一。在摄入相同的酒精量时，女性与男性相比，血液中有更高的酒精水平。动物实验研究表明，乙醇脱氢酶的作用存在显著的性别差异。女性可能由于生理结构与男性不同，胃内乙醇脱氢酶活性相对较低，致使女性比男性对酒精更敏感，因而较多的酒精通过消化系统进入到血液中。然而关于乙醇脱氢酶在酒精性肝病中的性别影响，在其他研究中还未得到证实。胃壁内的乙醇脱氢酶与肝脏内的乙醇脱氢酶生物活性相同，能将体内的酒精代谢为毒性较小的物质。女性胃壁内的此酶含量较低，因而女性经胃内转化酒精的含量比男性要低，导致在女性体内有更多酒精进入血液循环。即摄入等量的酒精，最终女性的血液中残留更多的酒精未代谢，

致使肝脏和其他器官受到更多的酒精刺激。

（2）雌激素对酒精性肝病中的影响：最近有报道，雌激素能加强酒精造成的内毒素血症的免疫反应。也有相关的动物实验证明，给予雌性小鼠一定量的雌激素受体拮抗剂，可以观察到酒精性肝病有所减轻，同时长期酒精灌胃的雄性小鼠体内雌激素受体水平的表达量有所提高。而雌激素拮抗剂（如托瑞米芬）可以抑制酒精对肝脏的刺激，减轻肝细胞损伤，说明雌激素在一定程度上促进了酒精性肝病的发展。

研究显示，虽然肝脏并不是性激素作用的基本靶器官，但肝脏中存在雌激素受体，能对雌激素做出免疫应答反应。雌激素可以使肝脏内的肝巨噬细胞 CD14 表达及肝细胞脂多糖结合蛋白生成亢进，进而使内毒素感受性升高。雌激素也介导线粒体活性氧的生成，导致增殖信号增加。同时，线粒体损害也会激发肝细胞凋亡。据相关文献报道：雌性个体体液免疫、细胞免疫反应高于雄性个体，说明雌激素对这些疾病的发展有一定影响。正如女性更容易患某些肝脏疾病，如原发性胆汁性肝硬化及酒精性肝病。

尽管女性通常比男性摄取较少的酒精，但女性依旧比男性更容易发展成酒精性肝病。是否性别差异在酒精介导的脂肪组织炎症和肝脏疾病中扮演重要角色尚不明确。在正常肝脏组织中，脂质代谢保持一种平衡状态，肝脏长期受到酒精的刺激后，将会打破这种平衡，造成脂质代谢紊乱，抑制了肝脏脂类的氧化利用，最终使肝脏三酰甘油沉积，加重肝脏负荷，加快酒精性肝病进程。经常饮酒并且酒龄超过十年的女性，相比男性有着更高的肝炎和肝硬化发病率。

研究还发现，血清中脂肪含量与酒精性肝病的发展呈正相关。在当前和未来的研究中，尝试把脂肪组织炎症作为攻克酒精性肝病的一种方法，对于酒精性肝炎患者考虑性别不同而定个性化的治疗方案是至关重要的。肝细胞再生和自我修复能力比较强大，但却有一定的性别差异。相关文献已经证实，患有酒精性肝病的雌性和雄性小鼠肝脏的再生和修复能力存在差别。

性别差异对酒精性肝病的影响的相关分子机制很少有研究报道，性别差异在酒精性肝病的分子机制中到底发挥了哪些作用，有关调控酒精性肝病后肝细胞的凋亡、增殖、再生及修复等作用与其在化学性肝损伤中及免疫性肝损伤中的作用是否相同，都是有待深入探究的问题。

2. 实验室观察 笔者实验室通过酒精诱导雌性和雄性小鼠肝损伤，模拟人类的酒精性肝病，研究肝细胞应激、增殖、凋亡和代谢相关的表达差异，进而阐明性别差异对酒精性肝病造成影响的分子机制。

（1）研究方法

动物分组和模型制备：健康昆明小鼠 120 只，雌雄各半，在动物房适应性饲养 1 周后，随机分组，即三组雌性组（每组 20 只）和三组雄性组（每组 20 只），分组如下：正常饲养（NF）组、蒸馏水灌胃（NFW）组和酒精灌胃（NFE）组。NF 组：正常喂养，不做任何处理；NFW 组：正常喂养加等量蒸馏水灌胃；NFE 组：正常喂养加等量 56%（v/v）酒精灌胃（0.15ml/10g），连续灌胃 4 周。每天早上十点称量小鼠体重，并作记录。在酒精灌胃后的 4 周末，进行小鼠眼球取血，做血清学分析，并颈椎脱臼处死小鼠，取肝组织，分为三份：一份用 10%多聚甲醛 4℃固定过夜，次日制作石蜡切片用于组织学分析；一份用于制作冰冻切片，用于油红 O 染色；一份匀浆器研磨后提取蛋白，用于蛋白印迹检测。实验项目：①血清 AST、ALT 酶活性检测。②HE 染色检测酒精灌胃对各组小鼠的肝损伤情况。③PAS 染色（糖原染色法）检测各组小鼠在损伤过程中肝糖原的表达情况。④天狼猩红-饱和苦味酸染色，检测各组间胶原纤维的表达情况。⑤Hoechst 33258 染色检测各组小鼠肝细胞的凋亡情况。⑥油红 O 染色，检测各组小鼠肝脏脂质代谢情况。⑦蛋白印迹法（WB）检测：p-STAT3，TGF-β_1，细胞增殖相关蛋白 PCNA，细胞凋亡相关蛋白 caspase-3、Bax、Bcl-2，肝脏热休克蛋白 HSP27、HSP70 的表达情况及代谢关键酶 CYP2E1 的表达情况，内参选用 β-actin。

（2）研究结果

1）小鼠急性酒精性肝病模型中性别差异对酒精性肝病的影响：AST、ALT 是肝功能检查常用的两个血清学指标，用来判断肝细胞是否受到损伤。ALT 主要分布于肝细胞质中，当肝细胞损伤时，细胞内 ALT 可释放到血液中，使血清中 ALT 水平升高。AST 主要分布于线粒体内，当肝细胞严重受损时，AST 从线粒体内释放出来，使血清 AST 水平升高。在正常的生理情况下，ALT 主要位于肝细胞质内，当肝细胞受到损伤后，其血清浓度可以升高 3～4 倍。当有大量肝细胞坏死时，血清中 ALT 和 AST 都会升高，血清中转氨酶水平与肝细胞受损程度呈正相关。本实验中，在 4 周末，与 NF 组和 NFW 组相比，NFE 组小鼠血清中 AST、ALT 水平显著升高（$P<0.05$ 或 $P<0.01$），这说明酒精灌胃成功诱导了小鼠肝损伤模型；酒精灌胃 4 周末，与雄性小鼠相比，雌性小鼠血清中 AST、ALT 水平显著升高（$P<0.01$），这说明雌性小鼠比雄性小鼠对酒精更敏感，更容易造成肝细胞损伤。如图 5-23 所示。

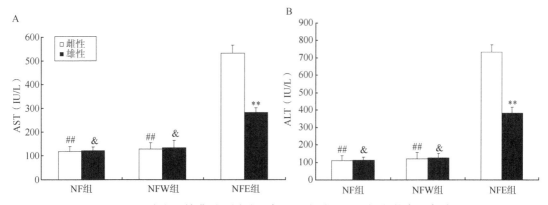

图 5-23 小鼠酒精灌胃 4 周后血清 AST（A）、ALT（B）的表达水平

NF：小鼠正常喂养，不做任何处理；NFW：小鼠正常喂养加蒸馏水灌胃；NFE：小鼠正常喂养加酒精灌胃。**$P<0.01$：雄性组与雌性组比较有显著性差异。##$P<0.01$：雌性 NF 组或 NFW 组与 NFE 组比较有显著性差异。&$P<0.05$：雄性 NF 组或 NFW 组与 NFE 组比较有显著性差异。每次实验重复三次

HE 染色结果：①NF 组，肝组织的肝细胞结构完整，肝索排列整齐，中央静脉周围无炎症细胞浸润，未出现肝细胞变性、坏死。②NFW 组，小鼠肝组织的肝细胞排列整齐。③NFE 组，肝组织的肝细胞排列紊乱，肝小叶结构不清晰，出现炎细胞浸润。酒精灌胃 4 周末，与 NF 组和 NFW 组相比，NFE 组小鼠的肝细胞出现肝损伤（$P<0.05$ 或 $P<0.01$），即在酒精

灌胃后，小鼠均出现不同程度的肝损伤，这也表明成功已建立小鼠酒精性肝病模型。在 4 周末，与雄性小鼠相比，雌性小鼠肝细胞出现大量的微小的脂肪空泡（$P<0.01$），且雌性小鼠肝细胞坏死分数显著高于雄性小鼠（$P<0.01$）。表明雌性小鼠比雄性小鼠肝细胞损伤严重。如图 5-24（彩图 14）所示。

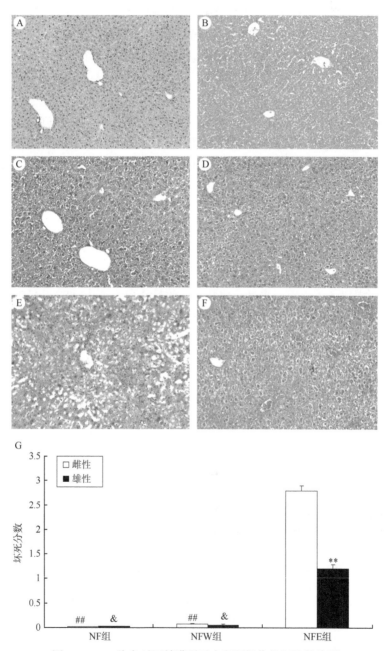

图 5-24　HE 染色对酒精灌胃后小鼠肝损伤的组织学检测

A、B、C、D、E、F 分别代表雌性 NF 组、雄性 NF 组、雌性 NFW 组、雄性 NFW 组、雌性 NFE 组和雄性 NFE 组小鼠肝损伤情况。G 坏死面积。用 ImagePro Plus 6.0 软件对每只小鼠至少 $10mm^2$ 的肝脏切片组织进行测量分析。**$P<0.01$：雄性组与雌性组相比较有显著性差异。##$P<0.01$：雌性 NF 组或 NFW 组与 NFE 组相比较有显著性差异。&$P<0.05$：雄性 NF 组或 NFW 组与 NFE 组相比较有显著性差异。每次实验重复三次（200×）

2）小鼠急性酒精性肝病中性别差异对肝脏脂类代谢和糖原储备的影响：PAS 染色法主要用来检测肝组织中的糖类。脂质和肝糖原是肝脏储存能量的两个重要方式，而酒精可诱导脂质沉积在肝脏。在酒精性肝病中，肝糖原的代谢变化可能会影响到脂质代谢，导致脂肪变性。在酒精暴露后，雌性和雄性小鼠的肝脏都出现了糖原的减少（$P<0.01$）；NFE 组小鼠出现肝糖原消耗，并且雄性小鼠肝糖原含量高于雌性小鼠（$P<0.05$），这表明雄性小鼠可以利用更多的糖原储备，加快修复肝损伤。如图 5-25（彩图 15）所示。

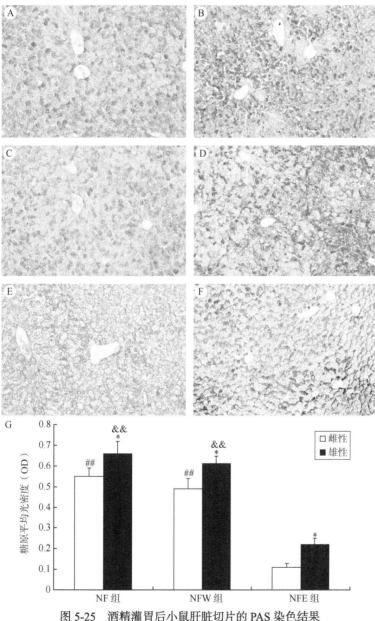

图 5-25　酒精灌胃后小鼠肝脏切片的 PAS 染色结果

A、B、C、D、E、F 分别代表雌性 NF 组、雄性 NF 组、雌性 NFW 组、雄性 NFW 组、雌性 NFE 组和雄性 NFE 组的 PAS 染色结果。G. 用 Motic Images Advanced 3.2 软件对图片统一白平衡处理，双色分割并进行光密度分析。每只小鼠至少有 12mm^2 的肝脏组织切片进行检测。* $P<0.05$：雄性组与雌性组相比较有显著性差异。## $P<0.01$：雄性 NF 组或 NFW 组与 NFE 组相比较有显著性差异。&& $P<0.01$：雄性 NF 组或 NFW 组与 NFE 组相比较有显著性差异。每次实验重复三次（200×）

　　同时研究也表明，酒精灌胃 4 周末，与 NF 组或 NFW 组相比，NFE 组小鼠的肝组织都出现了脂肪变性（$P<0.05$ 或 $P<0.01$）；与雄性小鼠相比较，雌性小鼠脂质代谢紊乱，肝细胞内出现大量的微小脂肪颗粒（$P<0.01$），这表明酒精通过干扰脂质代谢影响肝损伤的发展，雌性小鼠与雄性小鼠相比出现更严重的脂肪变性。如图 5-26（彩图 16）所示。

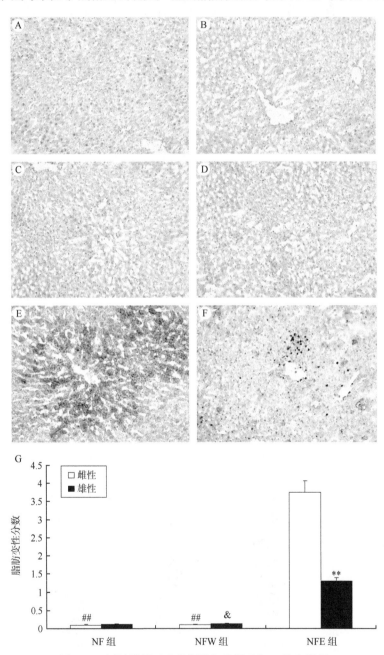

图 5-26　酒精灌胃后小鼠肝脏切片的油红 O 染色结果

A、B、C、D、E、F 分别代表雌性 NF 组、雄性 NF 组、雌性 NFW 组、雄性 NFW 组、雌性 NFE 组和雄性 NFE 组小鼠肝脏脂质代谢情况。G. 脂肪变性分数。用 ImagePro Plus 6.0 软件对每只小鼠至少 10mm² 的肝脏切片组织进行测量分析。**$P<0.01$：雄性组与雌性组相比较有显著性差异。##$P<0.01$：雌性 NF 组或 NFW 组与 NFE 组相比较有显著性差异。&$P<0.05$：雄性 NF 组或 NFW 组与 NFE 组相比较有显著性差异。每次实验重复三次（200×）

　　3）小鼠急性酒精性肝病中性别差异对肝脏纤维化的影响：肝纤维化指的是多种慢性疾病导致肝细胞反复受损，最终造成纤维组织增生。肝纤维化一旦在体内启动，就会持续一段时间，表现为 HSC 活化、增殖。胶原纤维沉积是形成肝纤维化的必要过程。

　　肝脏组织苦味酸-天狼猩红染色结果显示酒精灌胃 4 周末后，雄性和雌性小鼠的肝组织都出现了肝纤维化（$P<0.05$ 或 $P<0.01$）；与雄性小鼠相比，雌性小鼠出现了更严重的肝纤维化（$P<0.01$）。如图 5-27（彩图 17）所示。

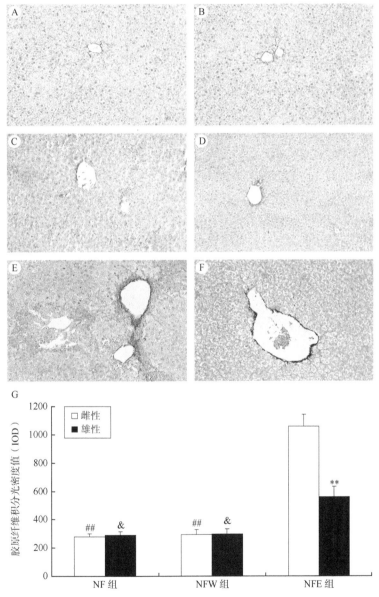

图 5-27　酒精灌胃后小鼠肝脏切片的胶原纤维染色结果

A、B、C、D、E、F 分别代表雌性 NF 组、雄性 NF 组、雌性 NFW 组、雄性 NFW 组、雌性 NFE 组和雄性 NFE 组小鼠肝脏胶原纤维表达情况。G. 相对光密度。用 ImagePro Plus 6.0 软件对每只小鼠至少 10mm² 的肝脏切片组织进行测量分析。**$P<0.01$：雄性组与雌性组相比较有显著性差异。##$P<0.01$：雌性 NF 组或 NFW 组与 NFE 组相比较有显著性差异。&$P<0.05$：雄性 NF 组或 NFW 组与 NFE 组相比较有显著性差异。每次实验重复三次（200×）

HSC 能够促进肝组织中胶原纤维的含量增加和肝纤维化的进展。相关的分子机制研究表明，TGF-β 是造成肝纤维化最关键的细胞因子。TGF-β 来源广泛，其中 TGF-β_1 作用最强。TGF-β_1 通过与其特异的膜受体结合，再将信息通过 Smad 蛋白信号传递，激活下游靶细胞，发挥效应。TGF-β_1 能够刺激 HSC 产生细胞外基质，形成肝纤维化，破坏肝小叶结构完整性，加速胶原纤维的合成和沉积，从而促进纤维化的进展，同时抑制胶原酶降解，增加纤维连接蛋白（FN）的合成，并促进 FN 和胶原在细胞外基质中沉积。在酒精性肝病中肝巨噬细胞被激活，并通过 TNF-α 刺激 HSC 自分泌大量的 TGF-β_1。

酒精灌胃 4 周末，与 NF 组和 NFW 组相比较，NFE 组小鼠肝脏中 TGF-β_1 的表达量升高（$P < 0.05$ 或 $P < 0.01$）；与雄性小鼠相比，雌性小鼠出现严重的肝纤维化（$P < 0.01$）；与雄性小鼠相比，雌性小鼠胶原纤维和 TGF-β_1 的表达量显著升高（$P < 0.01$），这表明高表达的 TGF-β_1 能促使雌性小鼠产生更多的细胞外基质，并沉积于肝组织，加速肝纤维化的发展。

IL-6 与肝脏疾病的发生和发展密切相关，IL-6 的低表达增加了患肝脏疾病的风险，如肝炎、酒精肝和肝癌。相关研究已经证实，在 CCl_4 诱导的化学肝损伤中，基因敲除 *IL-6* 的小鼠出现更严重的肝细胞损伤，这表明在化学肝损伤中，IL-6 信号通路对肝脏发挥着保护作用。与此同时，IL-6 通过激活部分抗凋亡因子的表达，减少肝细胞的凋亡。p-STAT3 是 IL-6 信号途径激活的重要标志物。酒精灌胃 4 周末，与 NF 组和 NFW 组相比较，NFE 组小鼠肝脏中 p-STAT3 的表达量升高（$P < 0.01$）；与雄性小鼠相比较，雌性小鼠肝脏中 p-STAT3 表达量降低（$P < 0.05$）。本研究表明高表达的 p-STAT3 使雄性小鼠激活 IL-6 信号途径能力更强，从而减少肝细胞损伤。

4）小鼠急性酒精性肝病中性别差异对肝细胞凋亡的作用：Hoechst 33258 染色，凋亡的细胞出现染色质固缩，细胞内 DNA 键断裂，进而荧光染料与 DNA 分子结合，在荧光显微镜下可见正常的肝细胞核呈现淡蓝色荧光，发生凋亡的细胞致密浓染且发亮光。本实验中，在酒精灌胃 4 周末，与 NF 组和 NFW 组相比，NFE 组小鼠都发生了显著的肝细胞凋亡（$P < 0.05$ 或 $P < 0.01$）；雌性小鼠比雄性小鼠肝细胞凋亡的数量多（$P < 0.01$）。这说明雌性小鼠对酒精更加敏感，更容易造成肝细胞凋亡。如图 5-28（彩图 18）所示。

caspase-3 是白细胞介素-1 转化酶的成员之一，它参与细胞凋亡，并在最下游诱导肝细胞的凋亡，被认为是启动凋亡的关键因子。caspase-3 正常情况下没有生理活性，当肝细胞受到外界强烈刺激，会诱发 caspase-3 活化，并诱导细胞凋亡。本研究表明，酒精灌胃 4 周末，与 NF 组和 NFW 组相比较，NFE 组小鼠肝脏中 caspase-3 的表达量升高（$P < 0.05$ 或 $P < 0.01$）；与雄性小鼠相比较，雌性小鼠肝脏中 caspase-3 表达量升高（$P < 0.01$）。caspase-3 在各组小鼠中的表达情况解释了酒精灌胃后，雌性小鼠比雄性小鼠肝损伤更严重的原因。此外，雌性小鼠与雄性小鼠相比，凋亡相关的其他蛋白表达量也是不同的。酒精灌胃 4 周末，与 NF 组和 NFW 组相比较，NFE 组小鼠肝脏中 Bax 和 caspase-3 的表达量显著升高（$P < 0.05$ 或 $P < 0.01$）；与雄性小鼠相比较，雌性小鼠肝脏中 Bax 和 caspase-3 表达量升高（$P < 0.05$ 或 $P < 0.01$）。但与 NF 组和 NFW 组相比较，NFE 组小鼠肝脏中 Bcl-2 的表达量降低（$P < 0.01$）；与雄性小鼠相比较，雌性小鼠肝脏中 Bcl-2 表达量降低（$P < 0.01$）。研究认为，酒精诱导雌性小鼠肝细胞 caspase-3、Bax 蛋白的高表达，抑制 Bcl-2 蛋白的表达，因而在摄入等量酒精时，雌性小鼠肝细胞损伤更严重。如图 5-29 所示。

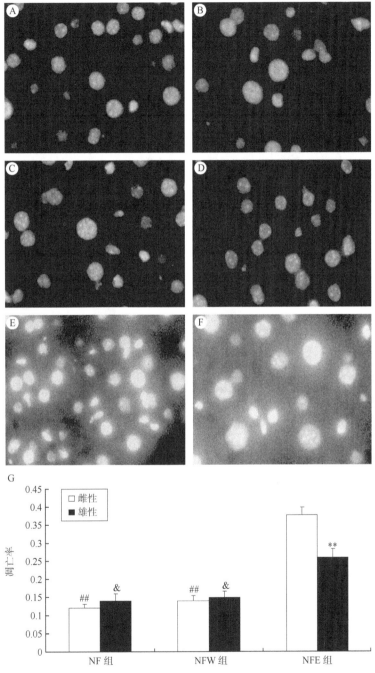

图 5-28 酒精灌胃后小鼠肝脏切片的 Hochest33258 染色结果

A、B、C、D、E、F 分别代表雌性 NF 组、雄性 NF 组、雌性 NFW 组、雄性 NFW 组、雌性 NFE 组和雄性 NFE 组小鼠肝细胞凋亡情况。G. 凋亡率。用 ImagePro Plus 6.0 软件对每只小鼠至少 $10mm^2$ 的肝脏切片组织进行测量分析。**$P<0.01$：雄性组与雌性组相比较有显著性差异。##$P<0.01$：雌性 NF 组或 NFW 组与 NFE 组相比较有显著性差异。&$P<0.05$：雄性 NF 组或 NFW 组与 NFE 组相比较有显著性差异。每次实验重复三次（200×）

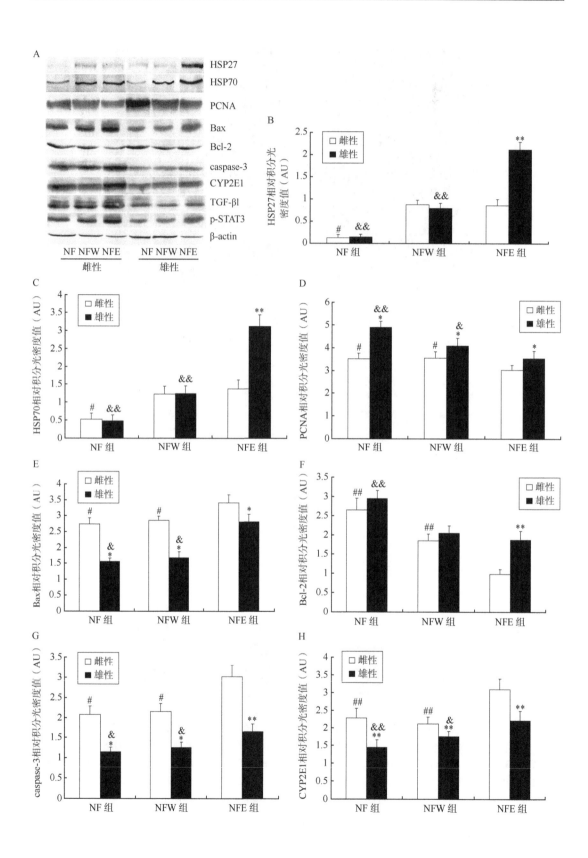

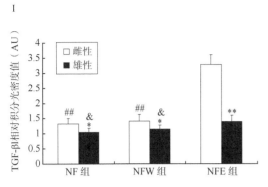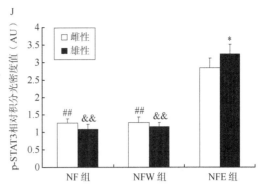

图 5-29　酒精灌胃后小鼠肝脏中 HSP27、HSP70、Bax、Bcl-2、PCNA、caspase-3、p-STAT3、TGF-β_1 和
CYP2E1 蛋白的表达情况

用免疫印迹法检测 HSP27、HSP70、Bax、Bcl-2、PCNA、caspase-3、p-STAT3、TGF-β_1 和 CYP2E1 蛋白的表达情况（A）。目的蛋白
条带用 Gel-Pro Analyzer 4.0 软件进行定量分析且条带的强度值用内参进行归一化处理。AU 代表任意单位。所有实验数据用均数±
标准差表示。**$P<0.01$ 或*$P<0.05$：雄性组与雌性组相比较有显著性差异。##$P<0.01$ 或#$P<0.05$ 雌性 NF 组或 NFW 组与 NFE 组
相比有显著性差异。&&$P<0.01$ 或&$P<0.05$：雄性 NF 组或 NFW 组与 NFE 组相比较有显著性差异。每次实验重复三次

5）小鼠急性酒精性肝病中性别差异对肝细胞应激分子 HSP27、HSP70 的影响：热休克蛋白的主要功能是在识别和结合新生多肽链和蛋白质的部分折叠中间体中发挥分子伴侣作用。分子伴侣不仅在细胞内新生蛋白质的折叠中起作用，而且在受到外界刺激时起到保护蛋白质的作用，如在热休克导致蛋白质折叠不完整中起到应激作用。本实验结果表明，酒精灌胃 4 周末，与 NF 组和 NFW 组相比较，NFE 组小鼠肝脏中 HSP27 的表达量高（$P<0.05$ 或 $P<0.01$）；酒精灌胃 4 周末，与雌性小鼠相比，雄性小鼠肝细胞内 HSP27 和 HSP70 的表达量显著升高（$P<0.01$），这表明在受到酒精刺激后，雄性小鼠肝细胞内表达更多的应激分子来抵御肝损伤。这可能是女性比男性更快发展为酒精性肝病的重要原因。与雄性小鼠比较，雌性小鼠肝脏中 HSP27 表达含量低（$P<0.01$）。如图 5-29 所示。

6）小鼠急性酒精性肝病中性别差异对肝细胞增殖的作用：PCNA 是哺乳类动物 DNA 聚合酶的亚基，主要在细胞周期的 S 期合成，参与细胞周期调控、DNA 复制、DNA 修复及细胞凋亡。PCNA 是细胞核蛋白，其表达的强弱与细胞内 DNA 的复制与合成密切相关，在一定程度上可以反映细胞的增殖能力，PCNA 已经成为检测细胞增殖能力的一个重要指标。本研究表明，在酒精灌胃 4 周末，与 NF 组和 NFW 组相比较，NFE 组小鼠肝脏中 PCNA 的表达量显著降低（$P<0.05$ 或 $P<0.01$）；与雄性小鼠相比较，雌性小鼠肝脏中 PCNA 表达量降低（$P<0.05$）。这表明雄性小鼠比雌性小鼠拥有更强的肝细胞增殖修复能力。这也是女性比男性更容易发展为酒精性肝病的另外一个原因。如图 5-29 所示。

7）小鼠急性酒精性肝病中性别差异对代谢关键酶 CYP2E1 的作用：CYP2E1 是微粒体乙醇氧化系统的关键酶参与异物代谢和氧化应激，相对分子量为 56.9kDa，主要分布在肝脏内。有研究发现酒精可导致 CYP2E1 高表达，CYP2E1 的升高可导致代谢增强，产生更多的毒性物质，进而导致肝细胞发生损伤，升高且已经被证实是酒精性肝病发病的重要的分子机制，CYP2E1 的表达情况是反映肝损伤的重要指标之一。在本实验中，与 NF 组和 NFW 组相比较，NFE 组小鼠肝脏中 CYP2E1 的表达量升高（$P<0.05$ 或 $P<0.01$）；如图 5-29 所示。酒精灌

胃 4 周末，与雄性小鼠相比较，雌性小鼠肝脏中 CYP2E1 表达量升高（$P<0.01$）。相关研究已经证明，CYP2E1 促进了肝脏的损伤。Dey 和 Kumar 认为在高血糖的条件下，氧化应激和肝损伤与 CYP2E1 的表达量呈正相关。在酒精刺激后，雌性小鼠肝细胞内 CYP2E1 高表达，导致氧化应激反应更加强烈，进而加剧了肝细胞损伤。如图 4-29 所示。

　　以上实验通过酒精灌胃成功诱导了小鼠肝损伤模型，并通过血清学指标、组织学分析及蛋白印迹法的检测，系统地阐明了性别差异对小鼠酒精性肝病影响的分子机制。小鼠酒精性肝病在糖原储备、脂类代谢及肝纤维化方面存在性别差异，主要通过调节肝细胞应激、增殖、凋亡的相关蛋白的表达来完成的。

（四）CYP2E1 与酒精性肝病

　　CYP2E1 属于细胞色素 P450 家族，是以血红素为辅基的脱氢酶超家族，有 100 多个同工酶，参与酒精的代谢。少量饮酒时，机体并不启动此酶；若酗酒，会造成肝细胞内脂肪酸堆积，进而可激活 CYP2E1。酒精暴露导致生成大量活性氧，其中 CYP2E1 被认为是活性氧生成的主要原因。CYP2E1 的活性显著升高，将酒精氧化代谢为乙醛，并催化产生较多的氧自由基，引起细胞内发生氧化应激，造成肝损伤。氧化应激反应诱导肝细胞的线粒体受损，抑制脂肪酸的 β 氧化，进而加重肝损伤。另外，CYP2E1 激活 NF-κB 途径，而 ROS 也通过活化肝巨噬细胞，导致炎症因子释放，如 TNF-α、COX-2。

　　CYP2E1 主要分布在哺乳动物的内脏器官，如肝脏、脑、肾脏等部位，其中肝脏含量最高。在肝脏内，主要集中在中央静脉附近，因而当肝细胞受损时，中央静脉周围最先出现损伤。酒精、利福平及其他各种毒物和化学物质代谢过程中都有 CYP2E1 的参与。CYP2E1 的催化代谢作用产生大量活性氧和过氧化氢等活性物质，可以使蛋白变性和导致 DNA 键断裂。活性氧还破坏细胞生物膜的完整性，改变其通透性。Khanal 等发现酒精处理的大鼠 CYP2E1 表达量增高，出现肝细胞损伤。

　　线粒体内也有 CYP2E1，主要存在两种形式：一种是通过 cAMP 介导的高度磷酸化形式，另一种是缺乏氨基末端的 40kDa 形式。酒精在肝内代谢生成的活性氧，提高了线粒体膜的通透性，并且使线粒体对氧化应激的敏感性增强。酒精导致线粒体呼吸链功能障碍，电子传递减少，产生大量活性氧，谷胱甘肽耗尽及线粒体 HSP70 的表达增加，增加细胞毒性。

（五）PPAR-α 与酒精性肝病

　　PPAR-α 具有调节脂质代谢、炎症反应等作用，与肝脏疾病的发生和发展相关。PPAR-α 表达与 NF-κB、IL-6 等关系密切，影响酒精性肝病的发展。PPAR-α 一方面通过抑制 NF-κB 的转录及炎症因子生成，另一方面调控脂肪酸的合成及转运相关基因的表达，从而使炎症反应减弱，阻止肝细胞损伤，也减少了肝细胞脂质的积累。

　　乙醛可以直接阻断 PPAR-α 的转录激活活性，致使肝脏脂质代谢紊乱，诱发氧化应激反应和炎症反应，并进一步激活 HSC。正常状态下 HSC 多表现出沉默状态，当受到外界刺激后，HSC 相邻的其他细胞，如肝巨噬细胞、受损的肝细胞等通过释放多种细胞因子如 TGF-β 等促纤维化因子，直接或间接导致 HSC 激活。HSC 活化会导致细胞外基质的生成，并沉积于肝脏。

最近研究也显示，酒精暴露可以直接或间接地调节转录因子，抑制脂质代谢，导致脂质的沉积，并抑制脂肪酸氧化。SREBP-1c 是一个能够上调脂肪生成基因促进脂肪酸合成的转录因子。据报道，酒精及其代谢产物乙醛都能够增加 SREBP-1c 基因的转录。

第二节 酒精性脂肪肝的分子调控机制

当饮酒导致肝内脂肪含量超过肝脏总质量的 5%时，即可诊断为酒精性脂肪肝（alcoholic fatty liver disease，AFLD）。以往报道，95%以上的慢性饮酒者均患有 AFLD，是肝脏对急性、慢性或急慢性饮酒的一种最常见的早期反应，其主要特征表现为不同程度的肝细胞脂肪变性。在组织病理学上，脂肪变性是由肝细胞质中所含脂滴的百分比来定义的，其严重程度可作为酒精性肝病（ALD）不同阶段的早期预测因素。由于 AFLD 无明显的临床症状且具有可逆的组织学变化的特点，长期以来一直被认为是一种良性疾病。然而，越来越多的证据表明，肝细胞脂肪变性程度加重会使得肝脏更容易遭受药物或毒素，尤其是内毒素的侵害，而这被认为参与了 ALD 晚期的发病机制。因此，AFLD 作为全球主要的公共卫生健康问题和潜在的病理条件是阻止或延缓晚期 ALD 发生或发展的最佳阶段，充分了解酒精如何诱导肝细胞脂肪变性可能是预防 AFLD 进展到晚期的关键。

AFLD 是全世界范围内最常见的肝病类型之一，主要以三酰甘油（TG）的堆积为主要特征，长期的酒精摄入诱发肝脏发生氧化应激，肝脏脂肪合成代谢增加和脂解作用减少，肝脏脂肪沉积增加，进而发生脂肪性肝炎、肝纤维化和肝硬化。80%的酒精通过肝脏乙醇脱氢酶（ADH）和乙醛脱氢酶（ALDH）分解，长时间酒精摄入导致炎症因子分泌增多、免疫应答、氧化应激、脂肪过氧化和乙醛毒性增加，这些因子导致肝脏的损伤和肝细胞的凋亡、坏死和纤维化。如果得不到一定的保护和治疗，会发展成肝炎、肝纤维化和肝硬化，甚至是肝癌，最终肝功能衰竭导致死亡。

肝脏是人体重要的解毒器官，酒精代谢过程主要在肝脏中进行。长期大量摄入酒精，超过肝脏正常生理代谢解毒能力，会引发机体许多重要生理、生化及代谢紊乱，严重损伤肝细胞，导致 ALD。AFLD 是 ALD 的 3 种组织病理学形式之一，发病机制非常复杂，主要表现为脂肪变性。脂肪变性的特征是肝细胞中脂肪（三酰甘油、磷脂和胆固醇酯）的积累，是肝脏对慢性饮酒的最早反应，在慢性重度饮酒者中几乎普遍存在。尽管它在减少饮酒后是完全可逆的，但它的存在与酒精相关肝病的进展有关，最近的一项 Meta 分析发现，肝硬化的年进展率为 3%。肝脏脂肪变性可能通过脂质过氧化和氧化应激增加肝脏炎症（脂肪性肝炎）、纤维化和肝硬化的风险。然而，进展仅发生在 20%的患者中，不仅受到酒精含量的影响，还受到其他因素的影响，包括性别、共存的肝病、吸烟和遗传。肝脏脂肪变性和脂肪浸润与脂代谢紊乱，如脂肪酸氧化率的下降、三酰甘油合成的增加、脂肪输出的减少及肝外脂肪动员等密切相关。酒精对机体特别是对肝脏的损伤主要表现为以下几个方面：①酶活性标志着机体基础新陈代谢过程中的功能改变；②氧化代谢导致体内过度产生毒性化学物质乙醛；③酒精代谢产物直接刺激机体产生内毒素；④活性氧自由基与活性氮自由基；⑤肝脏内肝细胞正常的甲硫氨酸代谢途径是肝内维持抗氧化剂平衡的重要途径，多数脂肪肝状态下存在甲硫氨酸的代谢循环紊乱。长期大量饮酒可导致甲硫氨酸腺苷转移酶下降，导致甲硫氨酸过剩，下游代谢产物大量减少，进而使机体无法获得正常生理功能所必需的氨基酸及抗氧化物质。

一、酒精性脂肪肝的发病机制

AFLD 的相关分子机制尚未明确，了解其发病机制对促进有效的药物研究或临床治疗有很大的帮助。目前作为 AFLD 发病机制的经典的学说，以"二次打击"学说为主流。第一次打击是指脂肪在肝细胞内代谢紊乱，导致肝细胞内脂肪堆积；第二次打击为肝细胞内氧化应激和脂质过氧化对细胞的损伤。在第一次打击的基础上，酒精造成肝细胞内的线粒体功能损伤，导致大量活性氧排出线粒体外，诱发肝细胞内的炎症反应，促进氧化应激的发生。氧化应激是 AFLD 重要的发病机制，在 AFLD 的发生发展中发挥着重要的作用。长期的酒精摄入，导致微粒体内的细胞色素 P450 活化，产生大量的乙醛、ROS 和 RNS。氧化程度过高，同时肝细胞对氧化物的清除发生障碍，氧化系统和抗氧化系统代谢失调，增加肝细胞损伤。细胞内过多的氧化自由基，可以与多不饱和脂肪酸结合，促进脂质过氧化，导致肝脏坏死、肝功能失调。研究发现，细胞因子在 AFLD 的发病机制中也发挥着重要的作用，长期酒精摄入导致细胞因子的代谢紊乱，增加中性粒细胞在肝脏组织的浸润，促进炎症因子 LPS、TNF 和 IL 的释放，加剧肝脏炎症的发生、发展。同时，肝脏也反应性地增加相关的保护因子脂联素、IL-6 和 IL-10 的表达。除此之外，AFLD 发病还与外周脂肪组织的动员、肝细胞中脂肪酸氧化分解途径的抑制及肝细胞中新生脂肪合成通路的活化等因素有关。慢性酒精摄入通过增加肝脏脂肪生成和减少肝脏脂肪分解导致肝脏脂肪变性。酒精提高了肝细胞中 NADH 的比例，这会干扰脂肪酸的线粒体 β 氧化，导致脂肪酸在肝细胞中积累。长期的酒精摄入可以影响相关的信号分子的活性，例如 AMPK、SREBP-1、过氧化物酶体增生物激活受体 γ 共激活因子 1α（PGC-1α）、脂联素（adiponectin）和 NF-κB 等，这些信号分子在 AFLD 的病理发展过程中也发挥重要的作用。SREBP-1c 和 PPAR-α 是肝细胞内调控脂肪酸合成代谢和分解代谢的两个重要的核转录因子。SREBP-1c 前体蛋白通过两步水解成为成熟的 SREBP-1c（mSREBP-1c）后进入细胞核，与靶基因上的特定的 DNA 片段结合，调节一系列生脂酶如脂肪酸合成酶、乙酰辅酶 A 羧化酶、苹果酸酶、L-丙酮酸激酶等的转录。酒精还下调 SREBP1c 表达抑制剂，如 AMPK、Sirtuin-1、脂联素、信号转导子和 STAT3。相反，长期饮酒会增强脂肪组织分解和脂解，释放游离脂肪酸，这些脂肪酸在肝细胞中酯化为三酰甘油。酒精使 PPAR-α 失活，这是一种核激素受体，上调许多参与游离脂肪酸运输和氧化的基因的表达。乙醛直接抑制 PPAR-α 的转录激活活性和 DNA 结合。酒精还通过 CYP2E1 衍生的氧化应激、腺苷、脂联素下调和锌缺乏（酒精相关肝病患者的常见状态）间接抑制 PPAR-α。PPAR-α 的失活导致肝脏脂解减少。体外实验表明，TNF-α 能够促进人肝细胞中 SREBP-1c 的成熟。体内研究显示，TNF-α 能够通过激活小鼠肝脏中 SREBP-1c 而导致肝脏脂肪含量增加；TNF-α 处理大鼠肝脏中 PPAR-α 的 mRNA 和蛋白表达水平均显著降低。此外，另有研究表明，肝巨噬细胞活化后产生的另一细胞因子 IL-1β

能够通过 NF-κB 抑制 PPAR-α 的表达和活性。这些研究资料提示肝巨噬细胞可能与 AFLD 的发生有一定的相关性。

二、肝脏三酰甘油的代谢

TG 是人体内含量最多的脂类，也是机体储存能量及氧化供能的重要形式。细胞内的糖代谢为 TG 的合成提供甘油和脂肪酸。TG 主要在肝脏、脂肪和小肠合成，以肝脏的合成能力最强，在脂肪组织中贮存，肝细胞不能贮存脂肪。TG 通过与胆固醇、载脂蛋白等合成 VLDL，通过与 VLDL 受体结合转运出肝脏，入血后转运到肝外组织利用和进入脂肪组织贮存。脂肪动员是 TG 的主要分解代谢形式，脂肪组织内，TG 分解成甘油和脂肪酸，通过血液转运到肝外组织进行氧化分解，为机体提供能量。脂肪酸在氧气充足的情况下，进入线粒体进行 β 氧化，释放出大量能量为机体供能，同时脂肪酸分解代谢的过程中也产生一定量的酮体供机体使用。

三、线粒体氧化应激

线粒体作为一种高度动态的细胞器，对细胞生理学至关重要。它不仅是细胞内氧化磷酸化（oxidative phosphorylation，OXPHOS）和合成三磷酸腺苷（adenosine triphosphate，ATP）的主要场所，同时还是 ROS 生成的主要部位，与能量代谢紊乱相关疾病，如 AFLD 密切相关。众多证据表明，当生物体暴露于酒精等其他有毒物质的条件下，或处于氧化应激（oxidative stress，OS）等病理状态时，通常可观察到肝脏线粒体功能受到抑制，如 ATP 水平下降、ROS 生成增多和脂肪酸 β 氧化能力减弱。目前已证实，在慢性酒精暴露条件下，机体通过 CYP450 家族介导酒精代谢。其中，CYP2E1 作为细胞内 ROS 生成的重要诱导剂，主要在肝细胞滑面内质网（smooth endoplasmic reticulum，sER）中表达，但也有一部分定位于肝脏线粒体中。CYP2E1 在肝内不同细胞间的表达水平可能对 AFLD 的发生和（或）发展起到十分重要的作用。这可能是由于内质网和线粒体中两种 CYP2E1 亚型之间的调控方式、底物和酶的 Km 值不同，由此造成不同程度的线粒体功能障碍。然而，存在于线粒体的 CYP2E1 是否可能对 AFLD 中的线粒体功能障碍产生更显著的影响尚不完全清楚。此外，酒精还可以通过抑制负责编码线粒体 DNA（mitochondrial DNA，mtDNA）的相关蛋白质亚基的合成，影响肝脏中线粒体的氧化磷酸化，进而促进线粒体内 ROS 生成，并最终导致线粒体功能障碍。这种对线粒体功能的影响会直接或间接损害肝内 FA 的氧化清除能力，进而干扰肝脏脂质代谢，导致脂质异常累积。

（一）酒精与线粒体 ROS

1. ROS 概述　ROS 是在正常和病理条件下或暴露于环境或外源性化学物时，由氧气不完全还原产生的具有高度反应活性的含氧分子，在细胞中刺激相关信号通路以响应细胞内外环境的变化。ROS 主要包括自由基氧化剂（即至少有一个自由电子），如超氧阴离子（$\cdot O_2^-$）、羟基自由基（$\cdot OH$）和过氧化物（RO-OR'）等；以及非自由基氧化剂，如过氧化氢（H_2O_2）、有机氢过氧化物（ROOH）和单线态氧（$^1O_2$）等。

ROS 水平的降低或升高可能会产生应激信号，以激活特定的氧化还原敏感信号通路。一旦被激活，这些不同的信号通路可能具有破坏或潜在的保护功能。在能量负荷的正常波动范围内，线粒体、细胞和组织中 ROS 的产生和 ROS 水平对维持特定生物系统的正常生理功能是有益的。例如，ROS 可作为第二信使以响应生长因子、激素、细胞因子和细胞内外 ATP 的变化。此外，含有 NADPH 氧化酶的巨噬细胞和中性粒细胞能通过 ROS 的生成，保护自身免受外来微生物的侵害。然而，尽管 ROS 在细胞信号转导、抵御微生物入侵和一些关键代谢途径中扮演重要角色，但其自身也具有毒性损害作用。当 ROS 的生成量超过内源性酶和非酶类抗氧化系统的中和能力时，机体的许多生理或病理状态便会刺激 ROS 含量进一步增多，促使氧化应激发生。

2. 线粒体 ROS 生成　线粒体作为细胞内氧化磷酸化的主要场所，在生物能量代谢过程中发挥着十分重要的作用。几乎所有生物体都需要外源性食物或营养物质来合成 ATP，其中大部分能量由线粒体氧化磷酸化产生。除了能量产生外，线粒体还是内源性 ROS 生成的主要部位，同时也是 ROS 介导损伤的潜在靶点。ROS 的主要成分·O_2^- 与 ATP 的产生密切相关。在能量代谢过程中，NADH 和还原型黄素腺嘌呤二核苷酸（FADH2）作为递氢体能将从三羧酸循环中所捕获的电子传递给线粒体氧化呼吸链（mitochondrial respiratory chain，MRC），其中大部分电子会沿着 MRC 迁移到细胞色素氧化酶，之后与氧分子结合形成水。然而，来自复合物 I 和 III 的极小部分（约 2%）电子会从 MRC 泄漏，并直接与氧分子反应生成·O_2^-，后者能自发或在锰超氧化物歧化酶（Mn-SOD/SOD-2）的作用下转化为 H_2O_2。而在蛋白质的铁硫中心，·O_2^- 可以将 Fe^{3+} 还原为 Fe^{2+}，随后 H_2O_2 会与 Fe^{2+} 发生芬顿（Fenton）反应生成·OH。此外，·O_2^- 还能与氧化亚氮（nitrous oxide，N_2O）反应生成过氧亚硝酸盐（$ONOO^-$）。·OH 和 $ONOO^-$ 自身均具有高度反应活性，可破坏线粒体膜、蛋白质和 mtDNA，从而对线粒体功能和基因组造成损害。

（二）酒精与线粒体损伤

酒精暴露条件下引起的 ROS 大量生成并最终诱导氧化应激发生是肝细胞损伤的重要因素，同时也是肝脏由单纯脂肪变性向更严重阶段过渡的关键驱动因素。其中，线粒体 CYP2E1 表达的显著上升被认为与线粒体氧化应激密切相关。线粒体 CYP2E1 具有极高的 NADPH 氧化酶活性，它能在慢性饮酒时降低线粒体电子传输系统中 ATP 的生成，使得 MRC 上的电子泄漏增多，并通过氧化作用加速诱导线粒体内大量 ROS 释放。Lu 等发现，与野生型小鼠相比，酒精诱导的肝细胞氧化应激水平在 *CYP2E1* 敲除小鼠中显著下降。Zeng 等发现，与对照组相比，在慢性酒精喂养的小鼠肝脏内和使用酒精诱导 CYP2E1 过表达的 HepG2 细胞（人肝癌细胞）中均发现了 CYP2E1 蛋白水平的显著上升，且均出现了更严重的氧化应激；而 CYP2E1 的特效抑制剂氯甲噻唑（chlormethiazole，CMZ）则能显著降低慢性酒精诱导的小鼠体内氧化应激水平，提示存在于线粒体的 CYP2E1 可能是慢性酒精诱导线粒体氧化应激的中枢途径，且该过程不伴随炎症反应的发生。

目前，酒精诱导的肝细胞缺氧也因其在介导线粒体损伤方面的潜在因果作用而备受关注。慢性酒精暴露可增加肝脏的氧气消耗，随后在肝小叶外周区域引起组织缺氧。Wang

等发现小鼠在接受慢性酒精喂养后，CYP2E1 表达升高并通过增加氧气的消耗导致肝细胞缺氧，使得肝脏缺氧诱导因子 1α（hypoxia-inducible factor-1α，HIF-1α）水平上升；而与野生型小鼠相比，*CYP2E1* 敲除组小鼠表现出较低水平的缺氧且伴随 HIF-1α 表达降低。在缺氧条件下，HIF-1α 也可介导诱导型一氧化氮合酶（inducible nitric oxide synthase，iNOS）的激活，进而产生 NO，后者可通过破坏线粒体呼吸链，导致肝细胞缺氧。Zelickson 等报道，与野生型小鼠相比，*iNOS* 基因敲除小鼠在缺氧诱导的线粒体功能障碍中得到了一定程度的保护。这些证据表明，酒精在一定程度上通过 CYP2E1 介导肝细胞缺氧进而加重了线粒体功能障碍。

　　mtDNA 的完整性对线粒体自身起着非常重要的保护作用。线粒体内膜（inner mitochondrial membrane，IMM）是细胞内 ROS 的主要生成位点，而 mtDNA 位于 IMM 附近且不受组蛋白保护，故相比于细胞核 DNA，mtDNA 更容易受到 ROS 攻击。慢性酒精暴露可以通过抑制负责编码 mtDNA 的相关蛋白质亚基的合成，影响肝脏中线粒体的氧化磷酸化，促进线粒体内 O_2^- 形成。由于 mtDNA 负责编码 MRC 上的多个多肽，因此与 mtDNA 相关的不同程度的损伤均可造成 MRC 缺陷，进而诱导 ROS 异常生成。这些 ROS 能够在毒性条件下，或与一氧化氮（nitric oxide，NO）相互作用生成具有高度反应活性和细胞毒性的过氧亚硝酸盐（$ONOO^-$），后者能增加线粒体膜的脂质过氧化水平，进而破坏线粒体膜结构并造成线粒体损伤及 mtDNA 双链断裂，导致线粒体功能障碍。因此，若未及时修复酒精诱导的 mtDNA 损伤将可能直接损害细胞能量代谢相关途径，进而释放更多的 ROS 并持续对 mtDNA 造成伤害，由此形成一个恶性循环。

　　（三）酒精与线粒体自噬

　　长期酒精摄入通常导致肝内受损线粒体的累积和健康线粒体的逐渐减少，并不可避免地导致线粒体功能障碍。线粒体自噬作为一种适应性生存机制能够降解异常或受损线粒体，后者再经线粒体生物合成途径被健康线粒体取代，这对维持肝细胞内环境稳态具有重要意义。Lu 等发现，在慢性酒精喂养的小鼠中，线粒体自噬能够最大程度降低 CYP2E1 诱导的氧化应激水平，从而缓解肝细胞损伤。然而，目前酒精参与线粒体自噬的相关机制尚未完全清楚，但可能涉及 PINK1-Parkin 信号通路。Parkin 是一种进化保守的 E3 泛素连接酶，当线粒体受损或发生去极化时，存在于线粒体外膜的 PINK1 启动磷酸化活化，并将胞质中的 Parkin 招募至受损的线粒体外膜上。之后，活化的 PINK1 通过与 Parkin 泛素连接酶及自噬相关受体蛋白协同，完成对受损线粒体的清除。Zhao 等发现，慢性酒精暴露诱导的氧化应激抑制了线粒体正常生理功能，并促进了肝内受损线粒体的累积，从而激活 PINK1-Parkin 相关的线粒体自噬通路。其中，线粒体自噬增强可能部分归因于慢性酒精喂养引起的氧化应激，因为由 ROS 引起的线粒体膜电位的去极化是触发线粒体自噬的一个重要因素。他们还发现褐藻糖胶可能通过直接清除 ROS 来改善酒精诱导的线粒体损伤并抑制过度激活的线粒体自噬，这在维持肝线粒体稳态方面发挥了关键作用。Williams 和 Eid 等发现，与野生型小鼠相比，*Parkin* 基因缺失加重了急性或急慢性酒精喂养小鼠的肝细胞线粒体损伤和氧化应激；在急性酒精饲养后观察到 PINK1 和 Parkin 共同转位至线粒体，且线粒体自噬、β 氧化、线粒体呼吸及细胞色素 c 氧化酶活性均有所降低，提示 Parkin 可能通过介导线粒体自噬缓解酒精诱导的肝线粒体损伤。此外，酒精诱导线粒体自噬还可能涉及其他机制。线粒体 E3 泛素蛋白连接酶 1（mitochondrial E3 ubiquitin ligase 1，Mul1）是一种多功能线粒体膜蛋白，其作用之一是通过对动力学相关蛋白 1（dynamin-related protein 1，Drp1）的 SUMO 化修饰来调节线粒体形态，该过程导致受损线粒体分裂并伴随线粒体自噬的增强。有研究报道，慢性酒精暴露促进了小鼠体内 Mul1 和 Drp1 蛋白的表达，提示 Mul1 和 Drp1 可能参与酒精介导的线粒体内 ROS 过量生成引起的线粒体自噬。总之，与酒精代谢相关的线粒体自噬机制具有一定的复杂性，但无论在急性、慢性或急慢性酒精暴露模型中，线粒体自噬似乎均能够缓解酒精引起的肝细胞损伤。

（四）线粒体靶向抗氧化剂

改善酒精代谢过程中 ROS 介导的线粒体损伤和随后疾病发展的另外一种策略是减少线粒体内氧化自由基的生成。在正常生理条件下，ROS 以一种较低但可测量的浓度存在于生物活体组织中，这是由 ROS 的生成率、清除率及 ROS 诱导的细胞损伤修复之间存在的动态平衡所决定的。因此，机体如何通过有效的酶和非酶类抗氧化防御系统清除线粒体局部生成的大量 ROS 显得尤为重要。如前所述，Mn-SOD 能消除线粒体内的 O_2^{2-} 并将其置换为 H_2O_2，该过程对抵抗氧化应激和维持细胞正常功能至关重要。线粒体 H_2O_2 是一种有效的促氧化剂，但由于大多数线粒体均缺乏 CAT，因此 H_2O_2 主要由以下几种定位于线粒体内的抗氧化酶参与降解，如过氧化物酶（Prx）3 和 Prx5、谷胱甘肽过氧化物酶（GPx）3 和 GPx4；而存在于线粒体基质中的谷氧还蛋白 2（GRX2）能够催化蛋白质硫醇化和氧化型谷胱甘肽（GSSG）或谷胱甘肽蛋白和 GSH 之间的二硫键交换的减少，故 Grx2 对确保线粒体蛋白活性至关重要。线粒体谷胱甘肽（mGSH）作为一种线粒体内源性抗氧化剂，其来源及自身还原形式的维持对降低体内有毒化学物质的毒性和抵御线粒体内 ROS 的过量生成具有重要意义。研究发现，在酒精喂养的大、小鼠体内，尤其是在肝细胞静脉周围发现了 mGSH 水平的显著降低。其中，mGSH 水平较低主要是由于线粒体内无法合成 GSH，因此需要一个特定的 GSH 转运体将其从细胞质转移至线粒体内，进而发挥作用。而酒精在诱导线粒体 ROS 生成的同时抑制了 GSH 转运体水平。此外，酒精的代谢产物乙醛能与 mGSH 相互作用，引起肝脏 mGSH 水平降低，并以此为诱因，使得线粒体内过多的 ROS 不能被及时清除，最终造成线粒体功能障碍甚至细胞死亡。然而在戒酒后，mGSH 水平会迅速发生逆转。相比于天然抗氧化剂，人工合成的线粒体靶向抗氧化剂，如 Mito-Q、Mito-CP 和 TPP 能够更好地转运至线粒体内以清除自由基或干扰氧化自由基的形成。以上结果均提示饮酒可通过 CYP2E1、mtDNA 损伤、线粒体自噬和缺氧等途径诱导线粒体功能障碍，进而影响细胞间的信息交流，如引起肝脏脂质代谢重新编程，使肝脏对后续损伤更为敏感。

四、几种重要分子与酒精性脂肪肝的关系

（一）细胞色素 P4502E1

现有的研究表明参与酒精代谢的细胞色素 P4502E1（cytochrome P4502E1，CYP2E1）

在慢性 AFLD 的发病中扮演着重要角色。CYP2E1 是细胞色素 P450 超家族的一员，也是肝细胞微粒体乙醇氧化酶系统（MEOS）的主要成员。CYP2E1 主要在肝细胞中表达，也在肝巨噬细胞、肝外小肠组织和脂肪组织中表达。目前已经发现 CYP2E1 催化的化合物多达 52 种，包括一些小分子的外源性化合物如乙醇，以及一些内源性的底物如丙酮。CYP2E1 的一个显著特点是其可被酒精诱导活化，其机制可能与酒精暴露后抑制 CYP2E1 蛋白的降解及上调 mRNA 的转录水平等因素有关。CYP2E1 可催化酒精代谢为乙醛，此过程伴随着大量 ROS 的产生，这已经被证实是酒精导致肝脏氧化应激的主要原因。早在 1995 年就有研究证实 CYP2E1 的抑制剂苯乙基异硫氰酸酯能够显著减轻慢性酒精暴露引起的肝脏内 TG 的蓄积。另一项研究证实了 CYP2El 的抑制剂氯美噻唑（chlormethiazole，CMZ）能够抑制慢性酒精暴露诱导的大鼠肝脏内脂肪蓄积。Cederbaum 利用 *CYP2E1*⁻/⁻ 小鼠进行的研究证实了 CYP2El 介导的氧化应激在慢性酒精暴露诱导的脂肪肝中发挥着重要作用，*CYP2E1*⁻/⁻ 小鼠肝内脂肪堆积及氧化应激与野生型小鼠相比显著减弱，而转染人源 CYP2E1 cDNA 的 *CYP2E1*⁻/⁻ 小鼠肝脏内出现了明显脂肪堆积和氧化应激。该研究不仅再次证明 AFLD 发病中 CYP2E1 起着重要作用，也表明了人类 AFLD 的发病中 CYP2E1 很可能同样扮演着重要的角色。另一项研究表明了过度表达 CYP2E1 转基因小鼠与野生型小鼠相比，慢性酒精暴露后肝脏中脂肪滴显著增多。此外，体外研究表明稳定表达人 CYP2E1 的 HepG2 细胞与不表达 CYP2E1 的 HepG2 细胞相比，乙醇染毒后细胞内脂质蓄积明显增多。上述研究均提示 CYP2E1 介导的氧化应激在 AFLD 的发病中扮演着重要的角色，但乙醇介导的 CYP2E1 活化与慢性 AFLD 发病之间的信号通路并未完全阐明。已有的研究提示 CYP2E1 介导产生的 ROS 可能通过影响 PPAR-α、AMPK、SREBP-1c、TNF-α 等调控脂肪代谢相关分子的活性而导致慢性 AFLD 的发病。

（二）过氧化物酶体增殖物激活受体

过氧化物酶体增殖物激活受体（PPAR）是一类配体激活的核转录因子超家族成员，1990 年作为过氧化物酶体增殖的关键分子首次从小鼠肝脏克隆成功。近年来研究发现，PPAR-α 作为 PPAR 的亚型之一，在脂肪代谢、炎症和免疫反应及细胞分化等过程中具有调节作用。以下论述了 PPAR-α 在 AFLD 发生机制中的作用。

1. PPAR 结构 PPAR 包括 PPAR-α、PPAR-β/δ 和 PPAR-γ 3 种表型，分别位于鼠的第 15、17、6 号染色体及人的第 22、6、3 号染色体上，含有 4 个功能结构域，即 N 端配体非信赖转录活化域、DNA 结构域、铰链区及 C 端区域。C 端区域，其内含有配体结合域和配体信赖的转录激活域，能够特异性结合靶基因的 PPAR 反应元件（PPAR-responsive element，PPRE）。PPAR 的 3 种亚型在结构上有一定的相似性，均含有高度保守的脱氧核糖核酸结合区（DBD）和保守性稍差的配体结合区（LBD）。研究显示，PPAR-α 在脂肪酸氧化、氧化应激、炎症反应及肝纤维化等的发生和发展中起着至关重要的作用。PPAR-α 通过与配体结合后的活化而发挥生物学效应，能够调节脂肪细胞的分化，增强机体对胰岛素的敏感性，抑制炎症因子的生成及炎症的形成，调节体内糖平衡，影响肿瘤的生长，对心血管具有保护效应。其中，PPAR-α 在介导脂肪酸氧化及脂肪代谢中的作用至关重要，其靶基因均与脂质转运和代谢途径相关，能够调节脂肪吸收与代谢相关基因的表达，并与许多肝脏疾病的发生及发展有着密切关系。目前,已知 PPAR-α 配体主要有过氧化物酶体增殖物、聚合和氧化型脂肪酸、长链不饱和脂肪酸、贝特类调脂药物等。

2. PPAR-α 与酒精代谢　研究证明,酒精可以影响 PPAR-α 的正常功能,而 PPAR-α 的缺失或表达受抑参与了酒精性肝病的过程,促进了肝细胞脂肪变性及炎症的发生、发展,而 PPAR-α 激动剂能够治疗酒精性肝病。Nanji 等用含有 40ml/L 酒精溶液的食物饲喂 *PPAR-α* 基因敲除的小鼠和野生型小鼠 6 个月,*PPAR-α* 基因敲除的小鼠出现了显著的肝脏肿大,脂肪性肝炎,肝细胞坏死、增殖及门静脉纤维化,并表现出乙醛和 TNF-α 表达水平升高、抗氧化酶水平升高及 NF-κB 的 P65 亚单位激活;而野生型的小鼠仅表现为肝细胞脂肪变性,抗氧化酶水平和炎性因子均没有明显的变化。Nanji 等也证明酒精可以使大鼠肝脏出现脂肪变性和炎症反应,与此同时 PPAR-α 调控的肝脂肪酸结合蛋白基因表达下降,而 PPAR-α 激动剂则可改善脂肪变性、逆转炎症和上调基因的表达。PPAR-α 是核激素受体,参与脂肪酸的氧化与转运,一旦被激活,就与 9-顺-视黄醇受体(RXR)结合形成 PPAR/RXR 二聚体,并与过氧化物酶体反应元件相结合,调节靶基因的转录,进而调节脂类的氧化。在酒精的作用下,这个二聚体与基因元件的结合降低。Galli 等发现在原代培养的细胞中,酒精可以抑制 PPAR-α 与 DNA 的正常结合、转录激活,导致 PPAR 调节基因下调或失活,并且这种作用可以被乙醇脱氢酶抑制剂所抵消,被乙醛脱氢酶抑制剂增强。

3. PPAR-α 与肝脏脂肪代谢　肝脏是脂质代谢的重要部位,PPAR-α 与脂类代谢关系密切,它参与了脂质分解代谢的多个方面,如脂肪酸的透膜吸收、脂肪酸在细胞内的结合、脂肪酸的氧化及脂蛋白的合成与运输。PPAR-α 能够调节若干线粒体脂肪酸催化酶的表达,通过诱导肌肉及肝脏特异性肉毒碱脂酰转运酶的表达,从而调控脂肪酸向线粒体的转运,刺激 β 氧化过程。在转录水平上控制脂蛋白的代谢,进而实现降脂及调节脂肪酸的代谢。PPAR-α 对诸多参与脂类代谢的酶具有调控作用。例如,参与脂肪酸 β 氧化的酶——酰基 CoA 脱氢酶、酰基 CoA 氧化酶、肝脏肉碱脂酰 CoA 转移酶等。PPAR-α 活化可诱导肝脂蛋白脂肪酶(LPL)及载脂蛋白 A1(ApoA1)、载脂蛋白 A2(ApoA2)的转录表达,进而催化脂蛋白中三酰甘油(TG)分解成为游离脂肪酸及增加胆固醇的逆转运。哺乳动物肝脏合成和分泌胆汁酸是清除或降低胆固醇的重要途径。胆固醇 7α 羟化酶(CYP7A1)是肝脏中胆固醇转化为胆汁酸的限速酶。有研究表明,给予大鼠过氧化物酶体增殖剂(DEPC)激活 PPAR-α,血清三酰甘油水平降低,肝脏 CYP7A1 mRNA 的表达水平升高,同时肝脏 PPAR-α mRNA 表达水平升高,粪便胆汁酸排出显著增加。可见,PPAR-α 的激活可以促进肝脏胆汁酸的排泄,从而使胆固醇水平降低。研究证实,PPAR-α 基因敲除的小鼠,过氧化物酶体增殖异常,导致脂肪在肝脏、肾脏中积累,引起肥胖,其体重为杂合子小鼠的 2 倍。该研究模型表明,PPAR-α 在脂肪沉积及清除中是必需的,而 PPAR-α 在 AFLD 中的低表达是引起脂肪酸代谢紊乱的主要原因之一。

（三）聚腺苷酸二磷酸核糖聚合酶

1. 聚腺苷酸二磷酸核糖聚合酶（PARP）结构　PARP 定位于真核细胞细胞核内,PARP 蛋白家族含有 17 个成员,PARP 蛋白主要参与细胞的基因转录、DNA 修复、基因组的稳定和细胞的凋亡、坏死。PARP 蛋白含有 4 个不同的结构域：DNA 结合区、凋亡蛋白酶切割区，自我修饰区和酶的催化区。PARP 是细胞 DNA 损伤的一个探测器，当细胞受到外界的物理、化学等因素刺激，导致 DNA 单链断裂（SSB）并被 PARP 蛋白监测到，PARP 蛋白活化，绑定到 DNA 的断端，催化合成聚腺苷二磷酸核糖链（PAR），并募集 DNA 连接酶、DNA 聚合酶和相关支架蛋白对断裂的 DNA 进行修复，这些酶包括 DNA 连接酶Ⅲ（LigⅢ）、DNA 聚合酶 β（polβ）及相关的 DNA 修复蛋白等。在 DNA 修复结束后 PAR 被聚腺苷二磷酸核糖水解酶（PARG）水解。PARP 蛋白又是能被细胞内的 caspase 切割，细胞内主要被 caspase-3 切割，使 PARP 蛋白失去酶活力，加速细胞的不稳定性，促进细胞凋亡，被认为是细胞凋亡的一个重要指标，也是 caspase-3 激活的指标。同时，PARP 蛋白对下游蛋白进行聚 ADP 核糖化修饰（蛋白转录后修饰方式之一），改变下游蛋白的结构，调控相关蛋白的活性和功能。

2. PARP 蛋白与机体能量代谢 代谢性疾病是指因机体能量代谢紊乱导致的疾病，包括代谢障碍和代谢旺盛等，主要包括糖尿病、糖尿病酮症酸中毒、痛风、肥胖、动脉粥样硬化和脂肪肝等。研究发现，PARP 蛋白通过调节转录因子和蛋白的 PAR 修饰，参与食物诱导的肥胖和能量代谢。PARP 蛋白作为细胞内 NAD^+ 的消耗酶（Sirtuins、PARP 和 CD38），能够利用细胞内的 NAD^+ 合成 PAR，对细胞内的 DNA 损伤进行修复。PARP 蛋白以三种形式存在于细胞内：失活、活化和过度活化。当 PARP 蛋白处于失活状态时，细胞会发生凋亡；当 PARP 蛋白活化时，PARP 蛋白利用 NAD^+ 合成 PAR 对细胞内 DNA 进行修复，促进细胞存活；当 PARP 蛋白过度活化时，细胞内 NAD^+ 消耗过多，ATP 合成减少，导致细胞不可逆性地坏死。研究发现，高脂诱导的肥胖或脂肪肝动物模型中，肝脏内的 PARP 蛋白过度活化，NAD^+ 消耗增加，线粒体功能紊乱，细胞内 ATP 合成减少，最终导致肥胖或肝脏脂肪堆积。利用 PARP 蛋白的活性抑制剂或者通过基因敲除的方法，抑制 PARP 蛋白的活性或减少细胞内 PARP 蛋白的含量，能够减少高脂饮食导致的肝脏内 NAD^+ 的消耗，减少脂肪合成，促进脂肪代谢分解，改善由高脂饮食导致的肥胖和脂肪肝。

3. PARP 蛋白在 AFLD 中的作用机制 相关研究发现，长期饮酒可以导致肝损伤和肝脏脂肪变性，肝细胞受到酒精的刺激，可发生氧化应激、DNA 损伤、凋亡和坏死，PARP 蛋白在这些细胞病变过程中发挥重要的作用。长期的酒精摄入可以活化 PARP 蛋白，作为一个 NAD^+ 的消耗酶，利用 NAD^+ 合成大量的 PAR，PARP 蛋白的活化加快了肝细胞内的 NAD^+ 消耗，NAD^+ 的过度消耗将会影响到线粒体的葡萄糖氧化、β 氧化及细胞的氧化还原反应和 ATP 的合成等细胞生物学功能。

长期饮酒导致的肝细胞线粒体功能紊乱、氧化应激、炎症和脂肪代谢障碍，与肝细胞内的 NAD^+ 含量和沉默调节蛋白 1（Sirtuin1）的活性有关，PARP 蛋白与 Sirtuin1 蛋白在调节代谢的过程中发挥重要作用。研究发现，*PARP* 基因敲除或者药物抑制 PARP 蛋白的活性，可增加肝细胞内的 NAD^+ 水平，促进 Sirtuin1 的活化。通过抑制肝巨噬细胞的活化，减少肝脏 TG 的沉积，恢复肝细胞内的脂肪代谢能力和减少炎症、氧化应激的发生，改善长期饮酒导致的肝脏脂肪沉积和炎症反应。

相关研究发现，长期的酒精摄入产生的大量的氧化自由基，在肝损伤和酒精性肝病的发病机制中发挥重要的作用。长期饮酒导致氧化应激，发生 DNA 损伤，凋亡相关蛋白 Bax、caspase 和 PARP 蛋白活化，抗凋亡蛋白 Bcl-2 和 Bcl-xL 等失活，增加了肝细胞的凋亡和死亡。通过使用相关化合物（如薯蓣素、老鹳草素、鹅膏蕈碱和蜂毒等）抑制 caspase 和 PARP 蛋白的活性，明显改善了长期饮酒导致的肝细胞凋亡和坏死。长期的酒精摄入还增加肝巨噬细胞的活化，促进相关炎症因子 TNF-α、IL-6 的表达和 PARP 蛋白的活化，导致肝细胞内脂肪代谢紊乱和细胞凋亡、坏死。PARP 蛋白受到抑制或基因敲除后，可以减少肝巨噬细胞的活化，减少氧化应激和炎症因子产生，恢复线粒体功能。

（四）固醇调节元件结合蛋白

固醇调节元件结合蛋白（SREBP）是调控胆固醇、脂肪酸、三酰甘油及脂质细胞分化过程的关键转录调节因子。目前，SREBP 蛋白被分为 3 种亚型：SREBP-1a、SREBP-1c 和 SREBP-2，分别由 *SREBP-1* 和 *SREBP-2* 基因编码。SREBP-1a 主要调控胆固醇和脂肪酸合酶及三酰甘油代谢的低密度脂蛋白受体基因的转录；SREBP-1c 主要激活参与脂肪酸和三酰甘油代谢的基因，调控其对应基因和蛋白的表达水平；SREBP-2 特异性地激活胆固醇代谢基因。所以，SREBP-1 主要参与肝脂质合成，而 SREBP-2 则与胆固醇代谢紧密相关，但酒精对 SREBP-2 的影响迄今尚不明确。长期饮酒或短期大量饮酒可激活 SREBP-1（SREBP-1a 和 SREBP-1c）蛋白活性，诱导脂质积累，抑制脂肪酸氧化，并增加脂肪酸合酶、硬脂酰辅酶 A 去饱和酶和乙酰辅酶 A 等 SREBP 调节酶的基因及其蛋白表达，推测可能是酒精代谢产物乙醛同样可激活 *SREBP-1* 基因及蛋白，增加 *SREBP-1* 基因和蛋白表达，因而诱导脂肪酸、三酰甘油和胆固醇合成，进一步加重 AFLD 损伤。研究发现，酒精经过氧化代谢增加成熟 SREBP-1 蛋白水平表达进而诱导其调节的启动子转录激活，导致肝内三酰甘油积累。You 等研究表明，酒精被 ADH 代谢为乙醛，作用于 HepG2 细胞（一种人源肝癌细胞），诱导 SREBP-1 表达升高；而在无 ADH 的 CV-1 细胞中，酒精对 SREBP-1 的表达并无显著影响。可见，对 SREBP-1 的影响主要是由乙醛的毒副作用导致的。在体实验进一步证明酒精可增加 SREBP-1 表达，诱导 AFLD 形成。用含 27.5% 酒精的高脂饲料流食喂养 C57BL/6J 小鼠 4 周，结果显示，小鼠肝 SREBP-1 表达量显著增加，进而诱导脂质基因表达增加及三酰甘油积累，引发 AFLD 的形成。Kim 等用含有酒精的高脂流质饲料饲养大鼠，结果显示，大鼠血清谷丙转氨酶和谷草转氨酶等生化指标含量明显升高。此外，还发现酒精可促进 *SREBP-1* 脂质基因表达，加速脂质在肝内的堆积，进而导致 AFLD。

（五）AMPK 信号通路

AMPK 是广泛分布于真核细胞的一种 Ser/Thr 蛋白激酶，介导胞内众多的生理生化反应。研究证实，AFLD 的发生发展与 AMPK 介导的脂代谢通路受阻密切相关。酒精及其代谢产生的乙醛和 ROS 等有害代谢物会不同程度地抑制肝脏 AMPK 的活性，进而促进脂肪酸合成，抑制脂肪酸氧化，最终引起脂肪变性（图 5-30）。

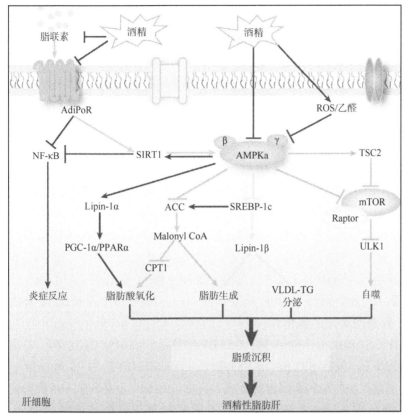

图 5-30 酒精通过抑制 AMPK 信号通路加剧酒精性脂肪肝

1. AMPK 结构与激活 众所周知，生物体的生命活动离不开正常的能量供应，同样在细胞中，能量稳态直接关系到细胞的生死存亡。AMPK 是细胞能量应激的感受器，也是维持细胞能量稳态的核心枢纽。AMPK 是一种高度保守的 Ser/Thr 蛋白激酶，由 α 亚基（63kDa）、β 亚基（38kDa）和 γ 亚基（38kDa）构成异源三聚体，其中 α 为催化亚基，β 和 γ 为调节亚基。在哺乳动物中，α 亚基又包括 α_1、α_2 2 个亚型，分别由 AMP 激活蛋白激酶（recombinant protein kinase，PRKA）A1、A2 编码，β 亚基包括 β_1、β_2 2 个亚型，分别由 PRKAB1/B2 编码，γ 亚基分为 γ_1、γ_2、γ_3 3 个亚型，分别由 PRKAG1/G2/G3 编码，故理论上 AMPK 可存在 12 种不同的复合物形式。

AMPK 最初是在肝脏中被分离得到的，之后研究发现，其广泛分布于包括肝脏、心脏、脑、肺、肾和骨骼肌等在内的各种组织器官中，参与细胞能量稳态的核心调控。当机体因出现低血糖、缺氧、缺血和热休克等应激而导致细胞供能不足时，细胞中 AMP/ATP 的比值上升，高浓度的 AMP 通过与 γ 亚基相互作用从而使 AMPK 活化。在某些细胞中，肝激酶 B1（liver kinase B1，LKB1）或者 CAMKK2（calmodulin-dependent protein kinase kinase 2，又称 CAMKKβ）也可以通过催化 AMPKα-Thr172 磷酸化而激活 AMPK。最新的研究发现，胞内还存在一条完全不涉及 AMP 水平变化的全新 AMPK 活化通路，即糖酵解途径中的醛缩酶可通过感应葡萄糖水平来激活 AMPK。随后，激活的 AMPK 能通过增强产能途径和关闭耗能过程（如细胞的生长、增殖及生物大分子的合成）来快速恢复能量平衡。

2. AMPK 介导的信号轴在酒精性脂肪肝（AFL）中的作用

（1）AMPK-ACC-CPT1 轴：脂肪酸氧化是实现机体供能和碳骨架回收利用的重要途径。众所周知，细胞内的脂肪酸分解代谢主要依靠 β 氧化实现，即先将胞质中的脂肪酸运输至线粒体基质，然后在相关酶的催化下分解为乙酰辅酶 A，最后再经过三羧酸循环等一系列生化反应实现彻底氧化。由于中长链脂肪酸无法实现自由透膜，需借助线粒体膜上的肉毒碱脂酰转移酶 1（carnitine palmitoyl-transferase 1，CPT1）完成，故 CPT1 的活性直接关系到脂肪酸的氧化效率。与之相反的是，乙酰辅酶 A 羧化酶（acetyl CoA carboxylase，ACC）是脂肪酸从头合成的限速酶，负责催化乙酰辅酶 A 形成丙二酰辅酶 A，之后丙二酰辅酶 A 作为底物再合成脂肪酸。丙二酰辅酶 A 既是脂肪酸合成的前体物，也是 CPT1 的强效抑制剂。肝脏中，AMPK 通过磷酸化 ACC 将其失活而减少丙二酰辅酶 A 的合成，进而促进 CPT1 的表达，最终减少脂肪酸的合成而增加脂肪酸的氧化。慢性酒精暴露会下调肝细胞的 AMPK 和 CPT1 活性，而用 AMPK 激动剂（AICAR）处理可以有效逆转这一现象。可见，激活 AMPK 有望抑制 ACC，减少丙二酰辅酶 A 合成，同时增加 CPT1 活性，促进脂肪酸的氧化。

（2）AMPK-SREBP-1c-lipin-1 轴：SREBP 家族是肝脏中调节脂肪酸、三酰甘油和胆固醇的主要转录因子，包括 SREBP-1a、SREBP-1c 和 SREBP-2，共 3 种亚型。SREBP-1 和 SREBP-2 分别调控脂肪酸和胆固醇的合成，其中 SREBP-1c 是肝脏中的优势亚型，主要负责脂肪酸生物合成基因表达的调控，属于控制肝脏胆固醇代谢的转录因子的一员。SREBP-1c 合成后以前体形式驻留在细胞内质网上，酒精代谢会诱导其从内质网转位到高尔基体加工形成有转录活性的成熟形式，之后 SREBP-1c 入核并激活生脂基因转录。

脂素 1（lipin-1）是一种兼具酶活性和转录调控活性的多功能蛋白，在不同的亚细胞结构中发挥着不同的脂质代谢调控作用。在细胞质中，lipin-1 主要发挥 Mg^{2+} 依赖性磷脂酸磷酸水解酶（phosphatidic acid phosphohydrolase，PAP）的活性，催化磷脂酸在内质网中转变为二酰甘油，进而合成三酰甘油和磷脂。而在细胞核内，lipin-1 作为转录共激活因子与 PPAR-α 和过氧化物酶体增生物激活受体γ共激活因子-1α PGC-1α 相互作用促进脂肪酸的氧化，同时抑制 SREBP-1 的活性，减少脂肪酸的合成。在肝脏中，*lipin-1* 基因可通过可变剪切产生 lipin-1α 和 lipin-1β 2 种蛋白亚型，且这 2 种亚型存在亚细胞定位和功能上的差异。lipin-1α 主要分布在肝细胞核内，促进脂肪酸氧化基因的表达，而 lipin-1β 则主要分布在胞质中，促进生脂基因的表达，故肝细胞中 lipin-1β/α 比值变化直接影响到肝脂代谢平衡。YIN 等研究发现，酒精暴露会引起 lipin-1β/α 的比值上升，导致肝脂代谢紊乱而引发 AFL。有报道称，啮齿动物和人体 AFL 的形成与肝脏总 *lipin-1* 基因的表达显著增强和 lipin-1 介导的 PAP 活性显著上调有关。在小鼠肝脏和培养的肝细胞中，酒精暴露会减少 lipin-1 的入核量，同时增强脂肪的从头合成，进而引起脂肪变性。另外，酒精暴露会显著增加肝脏 lipin-1 的乙酰化水平而减少其 SUMO 化水平，然而 SUMO 化修饰是 lipin-1 入核所必需的。因此，酒精刺激引起的肝细胞 lipin-1 入核量减少很可能与 lipin-1 的乙酰化和 SUMO 化间的相互作用异常有关。

研究证实，AMPK-SREBP-1c 轴参与酒精引起的 *lipin-1* 基因的表达调控。例如，HU

等发现，在 AML-12 细胞系中，利用 AICAR 预处理或者过表达具有生物学活性的 AMPK 截短蛋白（AMPKα^{312}），可以抑制酒精诱导的 lipin-1 启动子的激活及其 mRNA 水平的升高。相反，过表达核内 SREBP-1c（nSREBP-1c）却很大程度上消除了这一效应，表明 AMPK 位于 SREBP-1-lipin-1 轴上游且 AMPK-SREBP-lipin-1 轴在 AFL 发病中起一定的调控作用。也有数据显示，过表达 lipin-1 会直接抑制肝脏中 VLDL-TG 的分泌，影响肝脂输出。简言之，饮酒会抑制 AMPK 水平而上调 SREBP-1 的表达，从而促进 AMPK-SREBP 下游重要靶点 lipin-1 的表达，增强脂肪酸的合成代谢，最终加剧 AFL。有趣的是，有文章报道，在酒精暴露的大鼠体内，抑制 SREBP-1c 信号依旧可能出现肝脂肪变性，这可能与酒精对 SREBP-1c 作用的物种差异性或者与造模过程的饮食差异有关，这也再次提示了 AFL 发病机制的复杂性。另外，有文献指出，除 lipin-1 外，lipin 家族的其余成员（包括 lipin-2 和 lipin-3）也可能参与了酒精的应答调控，但它们的具体参与机制目前尚不清楚。

（3）Adiponectin-SIRT1-AMPK 轴：脂联素（adiponectin）是由脂肪细胞分泌的一种活性蛋白，也是哺乳动物循环系统中最丰富的脂肪因子，可以对多种代谢信号作出应答，具有多种生理作用。全长脂联素在血清中以同源复合物的形式循环，包括低分子量三聚体、中分子量六聚体和高分子量多聚体形式。这些不同的结构已被证明可以调节不同的信号通路和介导组织特异性。体内脂联素通过与脂联素受体结合，再由脂联素受体介导下游通路，进而发挥其生物学功能。脂联素受体包括 adipoR1 和 adipoR2，其中 adipoR1 主要在骨骼肌及其他组织中有丰富的表达，而 adipoR2 则是肝脏中的主要亚型。多个 AFL 啮齿动物模型研究表明，脂联素及其受体 adipoR1/R2 表达失调会引起肝脂积累，借助膳食或药物补充诱导脂联素或激活 adipoR1/R2 后可以有效改善肝脂肪变性。

SIRT1（Sirtuin 1）是一种保守的 NAD$^+$ 依赖性Ⅲ类组蛋白去乙酰化酶，也是参与肝脂代谢的重要调控分子，属于 Sirtuin 蛋白家族一员。哺乳动物 Sirtuin 蛋白家族共有 7 个成员（即 SIRT1～SIRT7），其中 SIRT1 是目前研究最多的一种 Sirtuin 蛋白。SIRT1 与酵母的 Sir2 基因高度同源，能够催化组蛋白及众多非组蛋白，如 p53、NF-κB、FOXO（forkhead box O）等的乙酰化赖氨酸位点去乙酰化，参与众多生物学反应，如转录沉默、DNA 修复、糖脂代谢、细胞衰老、凋亡等。

酒精会影响脂联素的正常合成和分泌，同时也会抑制脂联素受体，进而降低 SIRT1 和 AMPK 的活性，最终加剧肝脂肪变性。有报道称，SIRT1 和 AMPK 可以相互调控，参与一些类似的信号通路，调控着许多相同的靶点。来自动物肝脏和培养肝细胞的研究表明：一方面，SIRT1 可以调控 AMPK 上游激酶 LKB1 来激活 AMPK；另一方面，激活的 AMPK 又可以借助 LKB1 来增加细胞内 NAD$^+$ 的水平，随后激活 SIRT1 信号。在酒精喂饲的小鼠模型中，SHEN 等发现，饮酒会显著抑制 PGC-1α 的 mRNA 水平，而罗格列酮（rosiglitazone）可以将其逆转至正常水平，同时通过增强肝脏的 adiponectin-SIRT1-AMPK 通路以抵御 AFL。JIANG 等研究证实，敲低 2 种 adipoR 会完全阻断脂联素诱导的 SIRT1 的增加，而敲低 AMPKα 则没有明显影响。另外，SIRT1 被敲低后，其增加 p-AMPK 的能力会发生显著下降。该研究表明，肝细胞中脂联素可能通过上调 SIRT1 间接激活 AMPK 通路。类似地，在大鼠的酒精给药模型中发现，酒精组大鼠肝组织中的 adipoR2、SIRT1 及 AMPK 的 mRNA

和蛋白水平均被抑制，而生脂基因 *SREBP-1c* 和 *ACC* 的表达均成倍上升。在包括肝脏在内的多个代谢组织中，激活 SIRT1-AMPK 通路后，SIRT1 和 AMPK 会分别通过去乙酰化和磷酸化调节下游的 PGC-1α 或 SREBP-1 活性，进而促进脂肪酸的氧化，抑制脂肪酸的合成。值得一提的是，SIRT1 除参与了 AMPK 介导的脂代谢通路外，还可将 NF-κB 的赖氨酸去乙酰化，从而发挥抗炎作用。如前所述，SIRT1 和 AMPK 可以相互促进表达，因此，酒精给药引发的炎症反应除了与 ROS 诱导的内质网应激有关外，还可能与酒精对 AMPK 的抑制引起的 SIRT1 活性下调密切相关，即通过 AMPK/SIRT1/NF-κB 信号通路介导。但迄今为止，该通路在 AFL 中的研究还鲜有报道。

（4）AMPK-mTOR 轴：哺乳动物雷帕霉素靶蛋白（mammalian target of rapamycin，mTOR）是真核细胞中高度保守的一种 Ser/Thr 蛋白激酶，可分为 mTORC1 和 mTORC2 2 种不同功能的复合物。mTOR 调控着细胞中多种生物学过程，如细胞生长、增殖、存活和自噬。在哺乳动物中，mTORC1 由 4 个亚基构成，即 mTOR、Raptor、PRAS40、mLST8（又称 GβL），4 个亚基在复合物中功能各异。例如，Raptor 主要作为支架将下游底物如 4EBP1 和核糖体 S6 激酶（p70S6K1）招募到 mTORC1 复合物中，mLST8 则与稳定激酶活化环和催化结构域相关。mTORC1 是营养敏感型复合物，当胞内营养充足时，可激活生物合成途径而促进细胞的生长和增殖。AMPK 和 mTORC1 是调控自噬的 2 个关键因子且分别对自噬起促进和抑制作用，同时 AMPK 负性调控 mTORC1。研究表明，AMPK 通过激活 TSC2 或者直接磷酸化 Raptor 的 Ser722 和 Ser792 来抑制 mTORC1，mTORC1 被抑制后会激活下游的 ULK-51 样激酶（unc-51-like kinase 1，ULK1）复合物进而诱导自噬。

自噬是细胞的一种自我降解过程，即先将胞内受损的蛋白质或细胞器包裹形成双层膜结构的自噬体，然后自噬体与胞内的溶酶体融合成自噬溶酶体，之后借助溶酶体中的酸性水解酶将包裹物降解，最终实现能量补充和细胞组分的再利用。自噬具有许多重要的生物学意义，自噬失调参与了人类重大疾病的发生，包括神经退行性疾病和癌症。另外，自噬可清除胞内过多的脂肪，对于维持细胞正常功能和调控脂平衡至关重要，酒精会抑制自噬活性而促进 AFL 的发生发展。

以往的研究表明，mTOR 主要通过抑制自噬来发挥其在 AFL 中的调控作用。例如，咖啡中的重要成分咖啡因（caffeine）可以阻断 mTOR 通路，从而激活自噬和加速脂肪酸氧化。从大花紫薇树叶中提取出来的科罗索酸（corosolic acid）在一定程度上通过激活 AMPK 来抑制 mTORC1，使被酒精抑制的自噬活性恢复，进而保护肝脏免受酒精性肝损伤。类似地，从丹参中提取的丹酚酸 A（salvianolic acid A）在酒精喂养的大鼠模型中通过增强自噬体-溶酶体融合来减少酒精性脂肪变性。LEE 等发现，一种选择性的 III 型磷酸二酯酶抑制剂西洛他唑（cilostazol）可通过作用于 AMPK-mTOR 通路改善自噬功能，在一定程度上缓解酒精性肝脂积累和细胞凋亡。因此，AMPK-mTOR 介导的自噬在改善 AFL 过程中发挥着重要作用。

由于自噬作用复杂，不同的酒精给药方式也会引起自噬的差异。一般情况下，急性酒精刺激可以诱导自噬的发生而缓解肝损伤，相反，慢性酒精刺激却会抑制自噬而引起肝脂积累。THOMES 等发现，急性与慢性酒精刺激引起的自噬差异与转录因子 EB（transcription factor EB，TFEB）的核含量相关，急性酒精刺激会上调 TFEB 的核含量而增强自噬，慢性酒精刺激则反之。可以想象，在急性酒精刺激条件下，自噬的诱导可能是细胞为减少外界不利刺激对自身造成损害而做出的一种快速应答保护机制。然而，长时间的慢性酒精暴露会逐渐损坏相关的膜结构及自噬流，从而抑制自噬的发生。应注意的是，自噬是一个动态过程且受众多因素的调控，慢性酒精暴露过程中胞内的自噬很可能经历了一个从被激活到被抑制的过程，这需要进一步研究证实。综上，在 ALD 中 AMPK 的激活可能通过一个双重的"失效保护"机制来调控细胞的自噬。

PPAR-α、SREBP-1 和 AMPK 通路间彼此互相作用，酒精及酒精代谢产物乙醛通过上述通路间接或直接诱导并加剧 AFLD。酒精经微粒体氧化系统代谢，诱导 CYP2E1 过表达，进而抑制 PPAR-α 蛋白表达，导致脂肪酸氧化减弱；酒精经 CYP2E1 代谢产生大量 ROS，抑制 AMPK 活性，即 AMPK 磷酸化表达量减少，从而导致 SREBP 表达水平升高，肝脂肪酸氧化能力降低，三酰甘油和胆固醇堆积。

长期饮酒后的酒精氧化代谢及其代谢产物对肝有直接毒副作用，且对 PPAR-α、SREBP-1 和 AMPK 等信号通路产生影响，使肝进一步受损，加剧 AFLD 损伤。这些信号通路间交叉影响，但具体引发机制尚未完全明确。此外，基因与环境也是诱导 AFLD 的因素，由于个体差异，机体对酒精敏感度不同，伴随饮食、吸烟等因素，导致体内 ROS/活性氮增加，机体脂质过氧化，造成线粒体功能紊乱，脂肪酸堆积。随着现代医学的快速发展，对 AFLD 深入研究有助于更好地防治 ALD 及脂质代谢相关疾病的发生发展。

（六）MAPK 信号通路

很多研究表明，肝细胞内 MAPK 可参与脂肪代谢调控。比如，与对照组小鼠相比，MAPK 负性调节因子 MAPK 磷酸酶-1（MAP kinase phosphatase1，MKP-1）基因敲除小鼠对高脂饲料诱导的脂肪肝敏感性降低；肝细胞特异性 *JNK-1* 小鼠肝的脂肪含量较野生型小鼠明显增加；而 p38MAPK 抑制剂可加重高脂饲料诱导的脂肪肝。尽管上述研究提示 MAPK 在脂肪代谢中发挥重要作用，但其与 AFL 发病之间的因果关系仍待阐明。由于慢性 AFL 发病伴随着肝细胞 MAPK 活性的降低，因而有理由相信 MAPK 活性的降低可能与 AFL 发病存在着密切的联系。采用肝细胞特异性 *MKP-1* 敲除小鼠或者采用 MAPK 特异性激动剂干预有助于进一步揭示 MAPK 信号通路活性变化与 AFL 发病之间的联系。

MAPK 信号通路调控脂肪代谢的分子机制可能与 PPAR-α、SREBP-1 及二酰基甘油酰基转移酶（diacylglycerol acyltransferase，DGAT）等因子有关。PPAR-α 和 SREBP-1 分别是肝细胞内调控脂肪酸分解和合成代谢的 2 个主要的核转录因子，分别调控一系列的参与脂肪酸氧化分解和脂肪酸合成的基因的转录。有研究提示，p38MAPK 可通过 PGC-1α 激活 PPAR-α 而促进细胞内脂肪的分解代谢。MAPK 活化后可能会抑制 SREBP-1 的表达，通过磷酸化 SREBP-1 而调控其活性。DGAT 是催化 TG 合成的最后一步反应的酶，也是 TG 合成过程中的关键酶和限速酶。研究显示，表皮生长因子（epidermal growth factor，EGF）激活肝细胞 ERK 后，可有效抑制 DGAT2 mRNA 的表达，同时亦减少了肝细胞内 TG 的含量，提示 AFL 发病中 ERK 活性的降低可能上调了 DGAT2 的表达而增加 TG 的合成。

第三节　酒精性肝纤维化的分子调控机制

一、酒精性肝纤维化概述

（一）流行病学

流行病学调查发现，我国肝癌的发病率是 25.7/10 万，目前居世界第一位；而我国患肝纤维化人群粗略地估计已超过 7000 万。在发达国家，由酒精引起的肝纤维化占到 52%～93%，它成为最主要的致病因素；但在发展中国家，病毒却是肝炎的主要的病因。据统计，10 年内，我国酒精性肝病的发病率比之前提高了 2.5 倍，这也为后期肝纤维化埋下诱因。肝纤维化实质就是细胞外基质增多，损伤和修复不断交替存在的病理过程。因此，研究肝纤维化疾病发生机制，并有效控制肝纤维化转变为终末期的肝癌具有重要意义。

（二）酒精性肝纤维化病理特点

纤维化是肝脏对损伤性刺激的伤口愈合反应，在去除刺激后是可逆的。在长期大量饮酒的情况下，会出现慢性炎症和纤维化，导致结缔组织沉积，扭曲肝脏结构，改变肝脏血流，引起门静脉高压及其相关并发症。酒精性肝纤维化是因为长期饮酒，导致肝细胞发生病理改变引起的一种疾病。活化 HSC 的细胞外基质沉积是肝纤维化发展和进展的关键事件。在正常肝组织中各种细胞和细胞外基质的成分都有稳定的比例和固定的空间位置，其他细胞（门静脉成纤维细胞和肌成纤维细胞）的贡献较小。HSC 既可被炎症细胞因子激活，也可被酒精及其代谢产物和 ROS 直接激活。活化的 HSC 通过分泌趋化因子和表达黏附分子来维持炎症反应，黏附分子吸引和刺激循环免疫细胞，进而激活静止的 HSC。ALF 形成方式主要有 3 种：①窦周纤维化，最具有特征；②静脉周围纤维化；③汇管区和汇管周围纤维化。当肝纤维化早期时，病理特征是肝体积正常或稍微增大而且质地变硬，大量中性粒细胞浸润，这种炎症反应可以加速肝纤维化的发生。当肝纤维化严重时，肝脏会出现萎缩、变形、变硬等变化，颜色变成暗黑色，边缘角钝，肝脏切面可见黄褐色弥漫性分布的肝小结节，是肝细胞损伤后由于炎症细胞刺激及相关因子分泌异常而导致的异常愈合过程，最终导致肝硬化甚至肝衰竭。在肝纤维化过程中肝窦毛细血管化是一个重要的病理改变。

（三）酒精性肝纤维化动物模型

CCl_4 诱导的肝纤维化是目前最常用的方法。用这种方法建立的模型在肝纤维化细胞机制和分子机制、血清学标志物、组织病理等方面的应用已经非常成熟。目前国内多采用 C57BL/6 小鼠进行慢性肝纤维化实验，在实验中选择给药途径、剂量、时间间隔等要求各有不同。笔者实验室选用 C57BL/6 小鼠品系，结合相关文献探讨最适造模剂量和方法，成功建立小鼠的肝纤维化模型，为酒精性肝纤维化及临床医学研究工作提供了稳定可靠的疾病模型。在小鼠肝纤维化模型中发现，随着喂养时间加长，CCl₄注射的次数会增多，肝损伤的程度也会加重，6~8周后，模型成功。因此，CCl₄诱导的肝纤维化模型成为慢性酒精性肝纤维化发病及分子调控机制的理想模型。

（四）酒精性肝纤维化病因及发病机制

在肝纤维化过程中主要损害的就是肌成纤维细胞（myofibroblasts，MFB），MFB合成和分泌胶原等不断促进肝脏中细胞外基质（ECM）的累积。MFB的来源范围比较广，主要来自HSC，而HSC是肝脏ECM的主要来源，由此促进了肝纤维化的发生发展。当肝脏长期受到损伤时，肝脏中HSC开始活化，由静止型转为激活型，分泌的ECM数量可高达正常肝脏的8倍以上，从而导致肝纤维化的发生，所以ECM的增加是引起肝纤维化的重要原因。肝纤维化病理过程中的特异性表现是MFB受累。近年来研究发现通过清除肝脏MFB，对肝纤维化过程中信号通路的提前结束可以减缓慢性肝损伤，最终实现肝纤维化的逆转。在任何肝损伤的修复愈合过程中都会出现肝纤维化的现象，持续存在肝纤维化，长久就会发展成肝硬化甚至肝癌。故酒精性肝纤维化对后期发展为肝硬化或肝癌及疾病的预后起着关键的作用，近年来越来越引起人们关注。

研究表明，造成酒精性肝纤维化的最主要病因就是由于酒精长期刺激肝脏，造成慢性肝细胞损伤，肝窦内HSC活化增加，ECM和胶原等成分代谢发生紊乱，分解慢而生成过快，从而促使肝脏中ECM沉积和肝脏组织结构重构。大量研究证实：戒酒可以减轻肝纤维化的程度。HSC和MFB的活化是肝纤维化的中心环节，它们介导的因子有很多，最终导致了肝纤维化的形成。人饮酒后，酒精及其代谢物有90%左右会经过人的肝脏代谢，最后进入体循环。乙酸是酒精的代谢产物，主要通过ADH和ALDH这两种酶分解生成水和二氧化碳。大量研究发现，长期饮酒后，肝脏对乙醛的代谢能力会大大降低，乙醛大量堆积在肝脏中。胶原是造成肝纤维化的重要成分之一，乙醛可以引起细胞外基质Ⅰ型胶原蛋白的合成。随着肝纤维化的发展，ECM的沉积过多，MMP的活性慢慢地增强，直到肝纤维化的晚期，MMP的活性才慢慢降低。目前认为，肝纤维化发生、发展的中心环节是HSC的激活，它同时又是细胞外基质生成过多和沉积的最主要来源。HSC的活化过程包括三期：起始期、永久期、炎症消退期。因为HSC发生的变化决定了它在肝纤维化形成中起到的关键作用。许多HSC相邻细胞通过产生一些细胞因子，将直接或间接激活HSC。

二、酒精性肝纤维化过程中分子调控机制研究

据统计，只有大约35%的ALD患者会发展为ALD并伴有肝纤维化。酒精诱导的肝损伤显著增加了细胞因子、趋化因子、其他可溶性介质和先天免疫系统成分的产生。这种促炎环境导致HSC和MFB的活化，增加ECM蛋白的产生，从而诱导肝纤维化。HSC是ECM蛋白的主要来源，也是酒精性肝纤维化的关键靶点。乙醛和加合物，如丙二醛（MDA）或4-羟基壬烯醛（4-HNE），通过不同的信号级联直接影响HSC激活和胶原Ⅰ基因。酒精促进肝纤维化的另一个关键机制与内毒素和免疫反应有关。研究表明，饮酒、血液内毒素和

肝巨噬细胞之间存在相关性。在肠道中，酒精会损害紧密连接（TJ），增加上皮细胞之间的肠道通透性，从而使肠道来源的细菌内毒素脂多糖（LPS）通过门静脉进入肝脏。因此，ALD 患者的血清 LPS 水平升高是很常见的。肝巨噬细胞是肝脏中的主要免疫细胞，也参与了这一过程。几项研究表明，酒精诱导的 LPS 水平升高会刺激肝巨噬细胞产生 ROS 和细胞因子。这些炎症介质随后通过 Toll 样受体 4（TLR4）信号通路激活 HSC，最终导致 ECM 蛋白的产生增加，并促进纤维化。总之，酒精刺激的肝纤维化是一种强大的免疫反应的结果，涉及多种类型的肝细胞和不同的信号转导途径，酒精性肝纤维化可发展为酒精性肝硬化。下文详细介绍酒精性肝纤维化过程中的分子调控机制。

（一）酒精及其代谢产物对肝脏的作用

肝脏是酒精代谢的主要器官，酒精进入肝脏代谢生成乙酸。酒精的代谢途径主要有三条。①ADH 途径：ADH 主要存在于肝细胞胞质中，ADH 将进入胞质中的酒精氧化为乙醛；②肝细胞微粒体中的细胞色素 P450 酶系统：肝细胞微粒体中 CYP2E1 与乙醇代谢生成乙醛密切相关；③过氧化氢酶系统：在还原型辅酶Ⅱ的催化作用下完成。三条代谢途径，主要经过氧化代谢和产生的大量自由基，来破坏机体自身的氧化系统。文献报道：一方面乙醛可以促进酶构象和活性改变，引起一系列功能改变，最终导致肝细胞损伤；另一方面乙醛能与多种蛋白质结合形成乙醛复合体，继而引起机体特异性免疫应答，激活特异性免疫细胞并作用于肝细胞使其凋亡或坏死。

（二）CYP2E1 与酒精性肝纤维化

CYP450 是亚铁血红素-硫醇盐蛋白超家族中的一员，它参与很多内源性物质（类花生四烯酸、脂肪酸、甾醇等）及药物和环境化合物等外源性物质的代谢，最后转化生成水溶性化合物排出体外，从而保持机体内环境稳定。CYP P450 氧化酶在肝脏中发挥着重要作用。CYP2E1 是一种蛋白质，它主要存在于肝脏的内质网，是肝脏中 CYP450 总量的 7% 左右。在 CYP450 酶的代谢反应中（主要是指氧化反应），CYP2E1 涉及的代谢远远超过 85% 的外源性毒物和致癌物前体，因此 CYP2E1 起着十分重要的作用。CYP2E1 参与了酒精的氧化和脂质过氧化反应。长期饮酒，肝脏中 CYP2E1 的活性明显升高，同时还伴随着大量活性氧的产生，这也是酒精导致肝脏氧化应激的主要原因。

CYP2E1 不仅分布在肝脏中，也在其他组织中表达，如肾脏、鼻黏膜、脑和肺等。当肝细胞受损时，CYP2E1 活性强的肝细胞先出现损伤。除此之外，CYP2E1 的活性还会受到其他因素如糖尿病、饥饿和肥胖等的影响，同时也会被酒精所诱导，CYP2E1 的活性调节和人体健康紧密相关。CYP2E1 是人体代谢亚硝胺中最关键的代谢酶，同时还参与相关毒物的代谢如黄曲霉毒素、苯、CCl₄等，因此 CYP2E1 的基因多态性和肝癌的易感性它们之间的联系越来越受到人们关注。诱导肝纤维化发生的因素很多，但大部分是由 CYP2E1 介导引起的氧化应激，最重要的诱因是饮酒和肝毒性药物及毒物的代谢。

研究表明，很多肝毒性刺激源都会导致肝纤维化的发生，氧化应激就是最重要的一个因素，然而 CYP2E1 就是产生氧化应激中的最关键的 CYP450 酶。二乙基亚硝胺（diethylnitrosamine，DEN）广泛用于大鼠肝纤维化和肝癌模型，它在 CYP2E1 催化下首先

发生 α-羟基化反应，生成的产物与 DNA 结合，形成的 DNA 烷基加合物，最终会导致肝损伤，因此，DEN 在研究肝纤维化和肝癌防治中也多有涉及。大鼠 HSC-T6 可以表达 CYP2E1，产生大量的活性氧，并且含有 CYP2E1 的肝细胞也会释放更多活性氧在内的介质，这些氧化介质将和 HSC 结合，从而激活 HSC，最终导致肝纤维化。

（三）PPAR-α 与酒精性肝纤维化

PPAR-α 具有调节脂质代谢、炎症反应等作用，与肝脏疾病的发生和发展相关联。PPAR-α 表达与 NF-κB、IL-6 等关系密切，影响着酒精性肝病的发展。PPAR-α 一方面通过抑制核因子 NF-κB 的转录及炎症因子生成，另一方面调控脂肪酸的合成及转运相关基因的表达，从而使炎症反应减弱，阻止肝细胞损伤，也减少了肝细胞脂质的积累。

乙醛可以直接阻断 PPAR-α 的转录激活活性，致使肝脏脂质代谢紊乱，诱发氧化应激反应和炎症反应，并进一步激活 HSC。正常状态下 HSC 多表现出沉默状态，当受到各类外界刺激后，使得 HSC 相邻的其他细胞，如肝巨噬细胞、受损的肝细胞等通过释放数种细胞因子，如 TGF-β 等促纤维化因子，直接或间接导致 HSC 激活。HSC 活化会导致细胞外基质的生成，并沉积于肝脏。

最近研究也显示，酒精暴露可以直接或间接地调节转录因子，控制脂质代谢，导致脂质的沉积，并抑制脂肪酸氧化。SREBP-1c 是一个能够上调脂肪生成基因促进脂肪酸的合成的转录因子。据报道，酒精和其代谢产物乙醛都能够增加 *SREBP-1c* 基因的转录。

（四）TGF-β₁ 与酒精性肝纤维化

肝纤维化指的是多种慢性疾病导致肝细胞反复受损，最终造成纤维组织增生。肝纤维化一旦在体内启动，就会持续一段时间，表现为 HSC 活化、增殖。

相关的分子机制研究表明，TGF-β 是造成肝纤维化的最关键的细胞因子。TGF-β 来源广泛，其中 TGF-β₁ 与肝纤维化的进展关系最为密切。TGF-β₁ 通过与其特异的膜受体结合，再将信息通过 Smad 蛋白信号传递，激活下游靶细胞从而发挥效应。TGF-β₁ 刺激 HSC 的增殖和产生细胞外基质，形成肝纤维化，破坏肝小叶结构的完整性，从而促进纤维化的进展。同时，抑制胶原酶降解，增加纤维连接蛋白（FN）的合成，并促进 FN 和胶原在细胞外基质中沉积。在酒精性肝病中肝巨噬细胞被激活，并通过 TNF-α 刺激 HSC 自分泌大量的 TGF-β₁。

肝糖原含量在一定程度上反映了肝脏储存能量的高低。糖原代谢是一个复杂的过程，主要受两个关键酶影响，分别是糖原合成酶和糖原磷酸化酶，糖原合成酶促进糖原合成，糖原磷酸化酶促进糖原代谢。酒精代谢产物乙醛生成的氧自由基限制体内抗氧化剂的数量，进而可能抑制了肝糖原的合成。

（五）自然杀伤细胞与酒精性肝纤维化

酒精氧化与肝脏中自然杀伤细胞（NK）功能的抑制有关。NK 细胞在慢性肝病中具有重要的抗纤维化功能。多项研究表明，在肝损伤过程中，NK 细胞配体的表达升高。HSC 和 NK 细胞之间通过 TNF 相关的凋亡诱导配体（TRAIL）-TRAIL 受体相互作用及由此产生的 IFN-γ 活性串扰增强 NK 细胞的毒性抑制 HSC，从而限制肝纤维化。慢性酒精消耗中的氧化应激可诱导 TGF-β 水平升高，并降低 IFN-γ 信号传导，阻断活化 HSC 的 NK 细胞的杀伤能力。

（六）热休克蛋白与酒精性肝纤维化

热休克蛋白（HSP）是一类热应激蛋白质，它是自细菌到哺乳动物中广泛存在的蛋白质。当组织受到刺激时，细胞中大部分蛋白质的构象会改变，致使细胞功能发生紊乱甚至死亡。这时，HSP 的表达会应激性地快速上调，通过与细胞内变性的蛋白质结合来发挥保护功能。HSP27 和 HSP70 是热休克蛋白家族中最主要的两个成员。热休克蛋白家族中最大的一族是 HSP70，是生物进化中一段高度保守的氨基酸序列。现有文献报道，HSP70 对肝组织、脾脏、肾脏、脑组织和心肌细胞等均有保护作用。HSP70 它的主要功能机制表现如下。①分子伴侣：HSP70 在各种应激中，提高了细胞对应激的耐受作用。②抗炎作用：HSP70 能够抑制中性粒细胞浸润，防止大量炎症刺激对组织造成的二次损伤，使机体趋于稳定状态。③免疫调节作用：HSP70 在抗原提呈、免疫细胞分化等环节中参与免疫调节。④抑制细胞凋亡：已有文献报道，HSP70 能够通过抑制 c-Jun 氨基末端激酶（JNK）、caspase-3 活化等多种途径来抑制细胞凋亡。⑤抗氧化作用：HSP70 能够抑制氧自由基的产生，通过提高或保持内源性超氧化物歧化酶（SOD）的活性，来减轻机体的氧化应激。

（七）细胞凋亡与酒精性肝纤维化

细胞凋亡即程序性细胞死亡（PCD），它经过非溶酶体核酸内切酶切割成片段，从而裂解成为凋亡小体。细胞凋亡同时也是细胞自然死亡的过程，它本质与细胞坏死有着很大的区别。肝细胞凋亡是一种重要的慢性病理改变，大量研究表明，细胞凋亡在酒精引起的肝纤维化过程中有着重要的作用。酒精通过激活肝微粒体中 CYP450，影响甲基转移和甲硫氨酸代谢，继而增进未折叠蛋白反应（UPR）和内质网（ER）超负荷反应通路，促进了内质网应激（ERS）的发生，进而引起细胞凋亡并影响脂类代谢。在各种原因引起的肝纤维化中都存在大量的肝细胞凋亡，所以说造成肝损伤和肝脏疾病的基本中心环节有可能是来自肝细胞凋亡。肝细胞凋亡诱发的肝纤维化病理途径主要有 3 种：①通过肝细胞凋亡小体直接刺激 HSC 活化。研究发现，静止和活化的 HSC 都可以吞噬凋亡小体，HSC 又是肝纤维化的中心环节，所以该细胞的活化可以导致肝纤维化的产生。②通过肝细胞凋亡小体间接刺激 HSC 活化。巨噬细胞在凋亡小体的清除过程中起主要作用，吞噬细胞内的级联反应常常伴有生物学反应，比如细胞因子及炎症介质的产生等，它们能激活 HSC，促进 HSC 合成和胶原的分泌，最终导致肝纤维化形成。③肝细胞凋亡，通过 MMP-2/9，间接地刺激 HSC 活化。长期用酒精刺激小鼠，导致小鼠肝细胞大量凋亡，但血清和组织中 MMP 活性明显升高。然后通过基因敲除小鼠 ADAM9 后，肝细胞凋亡明显减少，生存率大大提高，结果提示肝细胞的凋亡与 MMP 之间存在必然联系。在肝纤维化中，凋亡的肝细胞 MMP 活性增高，破坏正常基底膜，最后致使 HSC 活化。肝细胞大量凋亡也会进一步产生炎症、纤维化刺激因子，这些因子促进了肝纤维化的发生与发展。

（八）内质网应激与酒精性肝纤维化

内质网应激介导的肝细胞凋亡是导致酒精性肝纤维化发生的重要途径之一。内质网应激是指在病因作用下，大量未折叠或错误折叠的蛋白质产生，在网腔内大量聚集，导致细胞的亚细胞器功能发生严重紊乱的过程。

在慢性酒精性肝病过程中，肝细胞凋亡产生的凋亡小体（马洛里小体）会活化肝细胞，被激活的肝细胞进一步增殖，ECM 大量生成，使肝细胞的衰老与死亡加快，加速了整个肝纤维化的进程。此外，有研究发现，在构建小鼠酒精性肝病模型过程中，如果抑制内质网应激，将进一步影响肝细胞的凋亡，干扰凋亡的产生过程，则会成功逆转肝脏的炎性变化和纤维化进程。近年来有很多研究报道发现，内质网应激是一条介导细胞凋亡的通路。如前所述，内质网是位于细胞质内，外包绕一层质膜的细胞器，其功能主要为参与蛋白质的加工，与蛋白质的折叠、嵌入、移位等有密切联系，与脂质、类固醇的合成也有密不可分的联系，并且参与胞质内 Ca^{2+} 的调节（内质网上含有丰富的 Ca^{2+}）。

肝脏是人体行使生物转化功能的重要脏器，肝细胞则是肝脏每一个细小单位的组成。肝细胞在体内的代谢异常活跃，大大小小的生化反应都在肝细胞内有条不紊地进行。同时，肝细胞质中也含有数量异常丰富的内质网，内质网紊乱势必将会对肝功的正常行使产生作用，使肝细胞功能出现障碍。内质网应激的程度及持续时间会造成应激细胞结局的不同，适度的内质网应激有益于肝细胞的新陈代谢，但内质网应激过度或持续时间过长都会对肝细胞产生不可避免的损害。关于肝细胞凋亡启动内质网应激的具体机制，有研究证实与下游的 CHOP、caspase-12 等凋亡信号分子的激活密不可分。CCAAT/增强子结合蛋白（C/EBP同源蛋白，CHOP）是内质网应激蛋白 GRP78 下游的重要信号分子，在内质网应激介导的细胞凋亡中发挥重要作用。caspase-12 的表面和肝细胞内质网的胞质，是下游启动肝细胞凋亡的一个重要靶点，是内质网介导肝细胞凋亡发生的特异性蛋白的所在。

有研究表明，缺乏 caspase-12 的小鼠能够对内质网应激诱导的肝细胞凋亡产生抵抗，但对死亡受体（DR）介导的 Fas 途径或线粒体途径诱导的凋亡并无抵抗，说明 caspase-12可能是内质网应激介导细胞凋亡途径的重要信号点。肝细胞在内质网应激状态下有可能通过激活内质网外膜上的促凋亡分子 caspase-12 这一特定位点，进而对下游的 caspase-3产生活化，诱导肝细胞凋亡的持续发生。但关于肝细胞在内质网应激状态下如何对外膜上的 caspase-12 发挥活化作用，这一具体机制尚未有确切报道阐明，有待进一步的探索试验。

三、肝纤维化信号传导通路研究进展

（一）TGF-β/Smad 信号传导通路与肝纤维化

TGF-β/Smad 信号通路在肝纤维化中起着重要作用。TGF-β/Smad 信号通路的基本过程为：TβRⅡ和 TGF-β 配体结合后，激活 TβRⅠ；TβRⅠ再磷酸化激活 R-Smads（Smad1、2、3、5、8）某一成员，该成员再和 Co-Smads（Smad4）结合形成复合物转入核内，激活的复合物和两类 DNA 结合辅助因子（共抑制子、共激活子）结合决定靶基因的转录活性。

其主要通过两种方式调控靶基因的转录：①Smad 复合体入核后与其他转录因子结合形成稳定的复合物，间接地对目的基因进行调节；②Smad 复合体入核后可直接与 DNA 结合，激活目的基因的转录。实验表明，TGF-β/Smad 信号通路在肝纤维化的启动、HSC 的激活转化过程中起到关键作用。

1. TGF-β 与肝纤维化　HSC 的活化是肝纤维化的核心事件。在 TGF-β 作用下，HSC 转化为 MFB，增加合成和分泌胶原等；同时 HSC 又以自分泌和旁分泌方式，上调 TGF-β 的表达，加速肝纤维化的进展。此外，TGF-$β_1$ 还能激活金属蛋白酶抑制剂抑制金属蛋白酶的活性，降低 ECM 的降解。TGF-$β_1$ 通过活化 HSC 和贮脂细胞（fat-storing cell，FSC）、增加 ECM 合成、抑制 ECM 降解、抑制肝细胞再生、诱导肝细胞凋亡等途径诱发肝纤维化。

（1）活化 HSC 和 FSC：在 TGF-$β_1$ 作用下，HSC 转化为 FSC，FSC 被激活并转化为 MFB，并刺激这些细胞向损伤部位迁移、增殖和产生胶原，同时贮脂细胞能自分泌 TGF-$β_1$，使 ECM 循环产生。

（2）增加 ECM 合成，抑制 ECM 降解：TGF-$β_1$ 通过调控 ECM 生成（细胞的转录或转录后水平），促进各种 ECM 成分表达，并通过调节水解酶的产生和活性来干扰 ECM 的代谢。研究发现，肝纤维化时，TGF-$β_1$ 在 FSC 中的表达量增加 12 倍，在内皮细胞中表达量增加 6 倍。

（3）抑制肝细胞再生，诱导肝细胞凋亡：TGF-$β_1$ 通过抑制肝细胞 DNA 的合成来抑制肝细胞再生和诱导肝细胞凋亡。实验证明，抑制 TGF-$β_1$ 可以增加肝实质细胞的再生，同时抑制肝纤维化进程。

2. Smads 与肝纤维化　Smads 蛋白作为 TGF-β 唯一的受体后蛋白，在 TGF-β/Smad 信号通路传导过程中发挥关键作用。3 类不同的 Smads 蛋白在肝纤维化过程中发挥着不同的作用，同时彼此间相互作用，共同影响肝纤维化的发生与发展。

（1）R-Smads 与肝纤维化：R-Smads 具有活化 TGF-β/Smad 信号通路，促进肝纤维化发生的作用。研究表明，Smad3 是 HSC 活化的重要媒介，减少 Smad3 的激活是下调 I 型胶原表达的关键步骤。此外，Latella 等研究发现 Smad3 缺失能够对肝纤维化起到抵抗作用。

（2）Co-Smads 与肝纤维化：Co-Smads 主要同 R-Smads 结合，是 TGF-β 信号传导必需的中转分子，主要包括 Smad4。徐新保等发现反义 *Smad4* 基因能有效减少 *Smad4* 基因的表达，部分阻断 TGF-β 信号传导系统，以阻止贮脂细胞的活化，减少 ECM 的产生，从而减缓肝纤维化的发展。

（3）I-Smads 与肝纤维化：I-Smads 对 TGF-β 信号传递起负调控作用。Smad7 是 TGF-β/Smad 信号转导通路中的主要抑制性调控蛋白，对 TGF-$β_1$ 信号转导途径的反馈和交叉调控起关键作用。Dooley 应用转染了 Smad7 cDNA 的腺病毒载体给肝纤维化鼠注射，发现肝内胶原和 α-平滑肌肌动蛋白（α-SMA）表达下降，HSC 分化、增殖受抑制。

（二）PDGF 信号传导通路与肝纤维化

多种信号分子可作为 PDGF 受体的底物，这些底物多含有一个 SH-2 结构域。与 PDGF 相关的蛋白质级联磷酸化信号转导通路主要有：①PDGF 激活 ERK 信号通路，活化的 ERK1 移位入胞核，调节转录激活因子 ETS 样蛋白 1、血清淀粉样蛋白 P 组分（serum amyloid P component）等转录因子及 *c-fos* 基因转录；ERK1 也介导细胞周期蛋白（cyclin）D、E 表达，促使 HSC 从 G_1 期进入 S 期并增殖。②PDGF 活化磷脂酰肌醇-3 激酶（phosphatidylin-ositol-3-kinase）通路，促使 HSC 增殖并向炎症区域聚集。③PDGF 与受体结合后激活酪氨酸蛋白激酶（JAK）并使其活化，其底物蛋白信号传导和转录激活因子（STAT）及受体酪氨酸随即磷酸化 STAT 以 SH-2 结构域与受体或激活的 JAK 形成复合物，然后 STAT 移位入胞核，激活靶基因转录，促进细胞生长和分裂。

（三）NF-κB 信号通路与肝纤维化

NF-κB 主要由 Rel 蛋白家族中的 p50 和 p65 构成，静息状态下与抑制性蛋白 κB（IκBs）结合，以无活性的形式存在于胞质中。当细胞受到 TNF-α、脂多糖和 IL-1 刺激时，IκBs 磷酸化并逐渐降解，NF-κB 被活化。移位入胞核的 NF-κB 与 DNA 序列结合，使 IL-6 和细胞间黏附分子 1（ICAM1）表达增加，促进活化的 HSC 分泌大量细胞因子，加重肝损伤。

（四）c-Jun 氨基末端激酶（JNK）信号途径与肝纤维化

JNK 信号通路是丝裂原活化蛋白激酶（MAPK）信号通路中最重要的一条。JNK 信号通路主要参与细胞的生长、凋亡、侵袭、增殖、代谢及 DNA 损伤修复等过程，和恶性肿瘤的发生与发展密切相关。目前 JNK 信号通路的激活和肝纤维化的发生机制研究报道很少，但是有报道 JNK 通路的激活可以促使乙醛刺激的 HSCα$_2$ I 型胶原分泌和基因的表达，激活 HSC 的有效刺激信号是乙醛，活化的 HSC 是酒精性肝纤维化发生的关键分子。研究提示 JNK 信号通路是调控 HSC 增殖的重要通路。JNK 信号通路一旦被激活（磷酸化后形成 p-c-Jun），便快速移动到细胞核并发挥作用，参与多种病理生理过程。根据过往的一些研究，发现多种肝脏的损伤都存在 JNK 信号通路的激活。仇爱刚等研究表明，当 JNK 的抑制剂 SP600125 抑制 JNK 信号通路后，可以防止肝脏受到损伤。MARRA 等对 HSC 进行体外培养时，JNK 抑制剂 SP600125 可以抑制趋化因子 MCP-1 的分泌与基因表达，从而防止肝脏损伤。近些年，对于 JNK 信号通路的研究已取得了显著的进步，JNK 和多种疾病都密切相关，研究提示 JNK 可以作为一个靶点，对一些疾病进行治疗，并在临床上显示出明显的效果。

（五）瘦素信号传导通路与肝纤维化

瘦素为一种非糖基化的蛋白质，约含 167 个氨基酸（分子量约为 16kDa），由位于 7 号染色体长臂的 *ob*（肥胖基因）编码。瘦素主要由白色脂肪组织分泌入血，少量瘦素也可由胃底、胎盘和骨骼肌分泌产生。瘦素主要调节摄食、能量消耗，刺激脂联素和胰岛素的表达，并具有促进 IL-1、IFN-γ 等炎性因子的产生与释放。瘦素受体有 6 种亚型（ObRa～ObRf），ObRb 是其主要功能性受体，分布于肝脏及中枢神经系统。在慢性肝损伤的动物实验模型中，瘦素缺乏的小鼠 α$_1$ I（I 型胶原）表达降低，而增加循环血中瘦素至一定浓度，α$_1$ I 表达升高，并且肝纤维化程度加剧，证明瘦素促进了肝纤维化的形成。瘦素信号通路参与肝纤维化的相关机制：①HSC 分泌的瘦素直接与受体 ObRb 结合后，ObRb 的胞内保守基序与 JAK 结合引起下游转录因子 STAT 的磷酸化活化，磷酸化的 STAT 激活瘦素目的基因转录。②瘦素可调控基质重构基因、MMP、TIMP 的表达。Cao 等证实瘦素可通过 JAK 介导的 H_2O_2

依赖的 ERK 和 P38 信号通路提高 α_1 I 型胶原的表达，同时上调 TIMP-1 的表达，TIMP-1 进而通过 JAK/STAT 和 JAK 介导的 H_2O_2 依赖的丝裂原活化蛋白激酶信号通路降低 MMP1 的表达，从而引起胶原的沉积。③瘦素通过激活胞外信号调节激酶（ERK1/2）信号通路从而抑制核受体 PPAR-γ 的基因表达，促进 HSC 的增殖。④瘦素与 ObRb 结合激活 Hedgehog 通路，调控细胞的基因表达，促使静止的 HSC 活化并分泌大量的 ECM，加速肝纤维化。⑤瘦素通过作用于肝非实质细胞间接参与肝纤维化进程，肝血窦内皮细胞和肝巨噬细胞表面也存在 ObRb 受体，瘦素与其结合后，肝血窦内皮细胞和肝巨噬细胞被激活，活化的细胞合成分泌 TGF-β 介导肝纤维化。在此过程中，酪氨酸磷酸化和转录因子 STAT3 与 DNA 结合能力也明显增强。

（六）Wnt 信号传导通路与肝纤维化

Wnt 信号传导通路主要分为 2 种：经典 β-catenin 依赖的信号通路与非经典 β-catenin 独立通路。经典 β-catenin 依赖信号通路即 Wnt/β-catenin 信号通路，Wnt 蛋白家族、β-catenin、Dishevelled 蛋白、Frizzled/低密度脂蛋白受体相关蛋白（Fz/LRP）、β-catenin 降解复合体以及 T 淋巴细胞因子/淋巴增强因子（T cell factor/lymphoid enhancer factor，Tcf/Lef）转录因子家族等是其主要成员。非经典 β-catenin 独立通路主要包含 Wnt5a、Wnt4、Wnt11 等蛋白。经典 Wnt 信号通路的途径为：胞外 Wnt 蛋白与跨膜受体 Fz 结合，形成的复合物再与低密度脂蛋白相关受体 LRP5/6 结合，三者组成的复合体激活胞内的 Dishevelled 蛋白，后者可抑制糖原合成酶激酶-3β（glycogen synthetase kinase 3β，GSK-3β）的活性促使 Axin 从 GSK-3β 上脱落，导致酶体复合物中 CK I α 及 GSK-3β 对 β-catenin 丝氨酸、苏氨酸的磷酸化过程受阻，引起 β-catenin 的聚集。当游离 β-catenin 在胞内达一定水平时，Tcf/Lef 即与其结合形成转录复合物，激活目的基因的表达，改变细胞生物活性。近年来越来越多的研究结果显示 HSC 活化、增殖与经典 Wnt 信号通路密切相关，相关实验依据为：①苏金玲等发现酒精诱导的肝纤维化大鼠肝脏 β-catenin 和 α-SMA 的表达明显升高，而且活化的 HSC 核内 β-catenin 和 Tcf 表达也明显升高。②Haughton 等发现肝脏 HSC 中 α-SMA、TGF-β_1 的表达水平可被利福平所抑制，而且 Wnt 信号相关基因 β-catenin 和桥粒胶蛋白（desmocollin）的表达水平也有所降低。翁志宏等用转染 Tcf 依赖的萤光素酶报告质粒检测 HSC-T6 细胞内的 Wnt/β-catenin 活性，并用其负性突变体 dnTcf 抑制 Wnt/β-catenin 信号通路的激活，与对照（HSC-T6 转染阴性）比较，发现 α-SMA 和 I 型胶原蛋白表达下降，HSC-T6 转染阳性组萤光素酶活性明显增高。大量研究证实，非经典 Wnt 信号通路同样介导了 HSC 的活化。Jiang 等发现激活的 HSC 和肝纤维化组织中 Fz-2 受体及 Wnt4、Wnt5a 配体等基因的表达均有上升，而磷酸化的 β-catenin 无明显改变，由此证明 Wnt5a、Fz-2 等非经典 Wnt 通路同样参与了 HSC 的激活、增殖和分化。以周期蛋白 D1 和抗脂肪生成因子（PPARβ）刺激 HSC，在 α-SMA 表达升高的同时，Wnt4、Wnt5a 及受体 Fz-1、Fz-2、LRP6 和 Ryk mRNA 表达也明显升高。

1. Necdin-Wnt 信号通路与 HSC 的关系　Necdin 是由 Maruyama 从小鼠胚胎癌细胞（P19）分化而来的神经元中发现，它是由 325 个氨基酸残基组成的蛋白质。以往研究发现 Necdin 在有丝分裂后神经元中几乎均有表达，并可以抑制 P53 介导的细胞凋亡。目前研究发现，Necdin 不仅可以促进神经元、骨骼肌、平滑肌细胞的分化，还可以抑制脂肪细胞的分化。这种现象被 Necdin 与 Wnt1 启动子通过同源结构域相互作用所介导。

2. Necdin-Wnt 信号通路促进 HSC 的活化 Zhu 等研究证实了 Necdin 是经典 Wnt 信号通路的上游信号分子。它在 HSC 中选择性表达，并可以在体内外实验中被活化的 HSC 诱导。Necdin 结合 Wnt10b 启动子近端的 GNbox，并诱导 Wnt10b 的转录，而 Necdin 的沉默效应可以逆转活化的 HSC 恢复到静止状态，并且这种逆转效应依赖于 PPAR-γ 和经典 Wnt 信号通路的抑制。使用 Wnt 共受体拮抗剂 Dkk-1 阻断 Wnt 信号通路，可以减少 MeCP2 与 PPAR-γ 启动子的聚集，恢复转录因子 PPAR-γ 和 CEBP-α 的表达，使活化的 HSC 恢复到静止期。

（七）Rho/ROCK 信号通路与肝纤维化

Rho 小 G 蛋白属于小 G 蛋白超家族，主要功能是调节细胞骨架。近年研究发现它可以通过激活下游的关键靶效应分子 Rho 相关卷曲螺旋形成蛋白激酶（Rho associated coiled coil forming protein kinase，ROCK）调节肝星状细胞的多种生物学行为，包括表型、运动、生长分裂、凋亡、基因表达等，从而激活肝纤维化发生的中心环节。因此，Rho/ROCK 信号通路在肝星状细胞的活化中可能扮演了重要角色，参与了肝纤维化的形成的过程。

Rho/ROCK 信号通路的关键信号分子包括 Rho GTP 酶、ROCK 和肌球蛋白磷酸酶。Rho GTP 酶是一类小 GTP 酶，大小为 20～30kDa，属于 Ras 超家族中的一类，目前已发现 3 个亚家族，共十余种，包括 Rho（RhoA～RhoD，RhoE 和 RhoG）、Rac 和 Cdc42 等。它受 GTP 酶激活蛋白（GAP）和鸟苷酸交换因子（GEF）及鸟苷酸分离抑制因子（GDI）的调控，以结合 GDP（无活性）和结合 GTP（有活性）的方式发挥分子开关作用，其作用与细胞骨架肌动蛋白（actin）的结构改变有关。目前发现多种细胞膜受体包括 GRCP、RPTK、Intigrin 受体家族和 IgG 受体超家族及 Cadherins 受体家族可将多种细胞外信号包括可溶性信号分子（生长因子、细胞因子、激素等）、黏附接触、机械应力跨膜转导作用于 Rho 的调节蛋白，从而激活 Rho GTP 酶，介导不同的细胞反应。Rho 作为"分子开关"不仅能对来自上游不同受体所介导的不同信号作出反应，而且 Rho、Rac、Cdc42 内部之间以及它们与其他小 G 蛋白家族如 Ras 之间存在交互作用。Rho 还可通过多重级联反应与其他信号通路之间发生交互作用，从而产生多种细胞效应。

ROCK 属于丝氨酸/苏氨酸（Ser/Thr）蛋白激酶家族成员，是 Rho 下游的靶效应分子。迄今已经发现 Rho GTP 酶可以作用于 50 种以上的靶蛋白，其中 Rho 激酶（ROCK Ⅰ 和 ROCK Ⅱ）为关键靶蛋白。ROCK 接受 Rho 传递的活化信号，发生多个氨基酸位点的磷酸化而被激活，并介导其下游一系列磷酸化/脱磷酸化反应。肌球蛋白磷酸酶是活化 ROCK 的底物。它接受 Rho/Rho 激酶的活化信号发生磷酸化，而使其自身失活；失活的肌球蛋白磷酸酶不能将肌球蛋白轻链（MLC）脱磷酸化，使得细胞质内磷酸化 MLC 水平提升，肌动-肌球蛋白交联增加，从而促进肌动蛋白微丝骨架的聚合，影响细胞的收缩、黏附、增殖、凋亡、迁移等生物学行为和功能。在 Rho/ROCK 信号转导通路中，虽然 ROCK 只是 Rho GTP 酶众多靶蛋白中的一种，但由于 Rho GTP 酶作为"分子开关"可通过多重级联反应、与其他信号通路的交互作用及信号转导正反馈作用而发生效应，并通过其下游通路介导多种信号转导，产生多种细胞效应。

肝纤维化的中心环节是 HSC 在组织炎症坏死区域向 MFB 转型的激活过程。激活过程包括增殖频率的增加、形状改变为 MFB、维生素 A 储存功能的丢失、ECM 合成功能及收缩性增强等，此外，HSC 还可以通过分泌细胞因子及趋化因子参与肝脏的炎性过程。Rho/ROCK 信号通路可能从以下环节参与 HSC 的活化。

1. 炎症损伤反应 炎症参与纤维化形成的整个过程，与 HSC 相邻的多种细胞包括窦内皮细胞、肝巨噬细胞、肝细胞和白细胞等均参与 HSC 活化过程。Rho 能被多种细胞因子和炎症介质活化，血小板源性生长因子、IL-1、TGF-β、血管紧张素Ⅱ、内皮素-1 等均能激活 Rho/ROCK 信号通路。这些细胞因子和血管活性物质是介导多种炎症损伤的重要物质，Rho/ROCK 通路有可能整合到这些因子所介导的炎症损伤信号转导通路中而发挥作用。实验已证实单核细胞向炎症介质的趋化移动可被 Y-27632 阻断。Nagatoya 等用 Y-27632 干预小鼠单侧输尿管结扎肾间质纤维化模型，发现早期炎性细胞浸润明显减少，而后来的纤维化也得到显著改善。这一效应同样也可能存在于肝脏中。Aihara 等通过实验发现 Rho/ROCK 信号通路介导了外周 T 淋巴细胞因子（IL-2、IL-4、IL-5、IFN-γ）的释放，提示 Rho/ROCK 信号通路可能通过介导炎性细胞浸润和炎症介质分泌参与肝纤维化的形成。

2. HSC 增殖与凋亡 细胞增殖是 HSC 活化的重要特征之一，HSC 的增殖与凋亡失衡是肝纤维化形成的重要机制之一。Iwamoto 等证实 Rho/ROCK 信号通路是通过调节周期蛋白 D1 及 p27 表达调控细胞 G_1/S 期转换，该通路的特异性抑制剂 Y-27632 可下调 al（Ⅰ）胶原分泌，阻断 HSC 增殖，伴随周期蛋白 D1 和 p27 表达抑制。后来的实验也都支持 Rho/ROCK 信号通路参与调节 HSC 增殖的观点。早已有实验证明 Rho 可以通过调节细胞增殖相关基因（*c-fos*、*c-Jun*）的表达而对细胞生长的调控起重要作用，但是否通过 Rho/ROCK 途径却不清楚。最近发现 ROCK 可直接激活 *c-Jun* 末端激酶（JNK），从而刺激 *c-Jun* 表达，但这种激活并不依赖于 ROCK 对肌球蛋白的聚合作用。

纤维化肝组织中 HSC 增多不仅仅是因为增殖活跃，凋亡减少也是一个重要方面。在离体 HSC 实验中发现，在整个凋亡过程中，凋亡细胞和巨噬细胞的肌动蛋白细胞骨架重组来自 Rho GTP 酶的信号途径。凋亡细胞的皱缩及膜的发泡主要是由于肌动蛋白-肌球蛋白的收缩力产生，而 RhoA 能调控肌动蛋白-肌球蛋白的收缩力。因此，RhoA 的活化将引起凋亡细胞形态学改变。RhoA 还可作用于其下游效应分子 ROCK Ⅰ，并与之结合，通过调节肌动蛋白-肌球蛋白Ⅱ收缩力，引起细胞膜发泡。近来 Song 等发现 ROCK Ⅱ同样也能引起肌动蛋白-肌球蛋白收缩，参与膜发泡，而发泡可能是凋亡小体形成所必需的，以便于巨噬细胞识别、吞入和清除。在凋亡小体形成及被巨噬细胞吞噬过程中，同样也涉及 Rho GTP 酶的作用。这表明 Rho/ROCK 信号通路确实参与了 HSC 凋亡的调控。但是目前对 Rho/ROCK 调节 HSC 凋亡的机制了解还很有限，Rho/ROCK 信号通路是否通过另外途径调节细胞凋亡尚不清楚。

3. Rho/ROCK 信号通路与肝纤维化相关基因表达 近来实验发现细胞内 Ca^{2+} 水平升高是 HSC 活化不可缺少的条件，这一过程又依赖于 Na^+/Ca^{2+} 泵（Na^+/Ca^{2+} exchanger, NCX）的表达。TGF-$β_1$ 是刺激 HSC 分泌 ECM 最强的细胞因子，在肝纤维化的过程中起着关键作用。Murata 等发现应用 Rho/ROCK 信号通路选择性阻断剂 Y-27632 可抑制 TGF-$β_1$、NCX

的表达，达到抑制 HSC 活化的目的。研究表明，Rho/ROCK 信号通路参与肝纤维化可能不形成特定的信号通路，而是与大家熟知的、已证实的、与肝纤维化有关的经典信号通路如 Smads 通路、JAK/STAT 通路、MAPK 通路、NF-κB 通路、整合素受体信号通路等之间形成复杂的网络来进行信号的转导，然而大多数机制还不清楚。

MAPK 信号通路有 4 种主要的分支：ERK1/2、ERK5、JNK 和 p38。Ras/ERK 通路是 MAPK 信号级联通路的原型，是近年来研究最多的通路，生长因子能使之激活；JNK 和 p38 两条通路由紫外线、渗透压变化、细胞因子和生理应激等激活，因此又称为 MAPK 应激信号通路。生长因子、压力、细胞因子和炎症等多种刺激可激活 MAPK 信号通路，通过连续的酶促反应，即 MAP4K→MAP3K→MAP2K→MAPK（ERK、JNK 和 p38），激活下游基因，促进细胞增殖、分化和抑制细胞凋亡。其中，G 蛋白偶联受体（GPCR）和生长因子受体直接或通过 RAS、RAC 等小 G 蛋白将胞外信号转导到多层次蛋白激酶，并放大信号或相互调节。

MAPK 信号通路有两个特点：①通过Ⅷ区域苏氨酸、酪氨酸双位点磷酸化活化；②由脯氨酸介导的 Ser/Thr 蛋白激酶，具有最小共同靶序列 Ser/Thr-Pro。MAP3K 对 MAP2K 的苏氨酸、酪氨酸双位点磷酸化，进而 MAP2K 又对 MAPK 进行苏氨酸、酪氨酸双位点磷酸化。而每一种 MAP2K 可被至少一种 MAP3K 激活，每一种 MAPK 又可被不同的 MAP2K 激活，使 MAPK 级联反应构成一个复杂的调节网络。

（1）ERK 信号通路：ERK 是 MAPK 家族的一员，其信号传递途径是调节细胞生长、发育及分裂的信号网络的核心，基本的信号传递步骤已明了，遵循 MAPK 的三级酶促级联反应，为 RAS→RAF→MEK→ERK，ERK 可促进 *c-fos*、*elk1*、*srf*、*c-myc* 和 *creb* 等基因转录，进而促进细胞 DNA 合成和细胞增殖。

多种细胞因子和生长因子刺激可激活 ERK 信号通路，ERK 激活细胞周期基因表达，促进肝细胞增殖。例如，HGF 可使 p90RSK 和 ERK 磷酸化水平分别升高 18 倍和 3 倍，后者可磷酸化 C/EBPβ 并增强其转录活性，促进肝细胞增殖。胰岛素样生长因子 1 受体（IGF type 1 receptor，IGF-1R）基因敲除雄性小鼠的 ERK 活性明显降低，肝细胞增殖减少 52%，IGF-1R/IRS-1/ERK 是肝脏再生中通过周期蛋白 D1 和周期蛋白 A 调控细胞周期进程的胞内信号通路。部分肝切除后胰岛素样生长因子结合蛋白 1（insulin like growth factor binding protein 1，IGFBP1）缺陷小鼠表现 ERK 激活受阻、C/EBP 表达降低、周期蛋白 A 和周期蛋白 B1 表达降低和推迟，而周期蛋白 D1 表达正常，出现肝脏坏死和肝细胞 DNA 复制推迟，肝脏再生异常，推测 IGFBP1 至少部分通过激活 ERK 通路促进肝细胞增殖。

（2）JNK 信号通路：JNK 家族是 MAPK 超家族成员之一，细胞因子、生长因子或应激等多种因素通过其特定的受体激活 MAP3K-MAP3K-MKK4/MKK7-JNK，JNK 激活 c-Jun、JunD、ATF2 和 Elk2 等转录因子，促进 DNA 合成，进而促进细胞增殖、分化、炎症反应发生和诱导细胞凋亡。

（3）p38 信号通路：p38 存在 6 种异构形式，包括 p38α1、p38α2、p38β1、p38β2、p38γ 和 p38δ，p38α 和 p38β 普遍表达，p38γ 主要在肌肉中表达，p38δ 主要在腺体组织中表达。紫外线照射、促炎性细胞因子（TNF-α、IL-1）、应激刺激（H_2O_2、热休克、高渗环境、蛋白质合成的抑制剂、缺血再灌注）及脂多糖等均可激活 p38 信号级联反应，即 MEKK5→

MKK3/MKK6→p38，最后诱导细胞凋亡和促进炎症反应发生。ASK 是最近发现的 MAPKKK 类激酶，在 TNF 和 Fas 诱导的细胞凋亡中起关键作用。更上游的 MAPKKK 激活物可能包括 Rho GTP 酶结合蛋白家族成员 RAC 和 CDC42。这些小分子 G 蛋白对 p38 的激活可能是通过一组称为 PAK（p21 activated kinase）的丝氨酸/苏氨酸激酶来发挥作用的。

p38 信号通路在肝脏再生中诱导细胞凋亡和调控细胞间隙连接。解偶联蛋白 2（uncoupling protein 2，UCP2）缺乏，可导致 ROS 增加，延长 p38MAPK 活性，抑制细胞周期进程。酒精通过氧化应激激活 p38、p21 和 STAT3 等因子在肝细胞累积，使细胞 G_1 期限制点阻滞，因此，机体暴露在容易产生活性氧类的急性应激条件时（如部分肝切除、酒精损伤时），肝细胞通过细胞周期抑制，适应细胞生存。用 p38 抑制剂 SB203580 处理部分肝切除和胆管结扎大鼠，间隙连接蛋白 CX32 都下调，部分肝切除后紧密接头蛋白 Claudin-1 上调，而用 p38 激活剂茴香霉素处理原代培养的肝细胞可降低 CX32 和 Claudin-1 的蛋白质水平，表明肝脏再生中 p38 调控与细胞周期无关的大鼠细胞间隙和紧密连接的形成。

Rho-ROCK 激活后引发 ERK 的磷酸化级联反应，促使 Raf-1-MEK-RKE 相继磷酸化活化，RKE 活化后移位入胞核，引起 HSC 增殖等一系列反应。同时研究发现 Rho-ROCK 激活是调节 JNK 和 p38 的必要环节。在 Fukushima 等的实验中，这三者的磷酸化水平均能被特异性 ROCK 阻断剂法舒地尔所抑制，表明 Rho/ROCK 信号通路可通过与 MAPK 信号通路相互作用在 HSC 活化、增殖、分化中起重要作用。

Rho-ROCK-Smads：Smad2/3 是 TGF-β Smad 通路的关键信号分子，属于膜受体激活的 Smad（R-Smads）主要介导 TGF-β 和活动素的信号。法舒地尔可抑制 Smad2/3 的磷酸化水平，提示 Smad2/3 也可能是 ROCK 的底物之一。这是 Rho/ROCK 通路参与肝纤维化形成的又一条重要通路。

Rho-ROCK-NHE：Na^+/H^+也是 ROCK 的靶蛋白之一，可被其磷酸化而活化，促使细胞内 pH 值增加，促进 HSC 增殖及胶原合成。

（八）脂多糖/TLR4 信号传导通路与肝纤维化

TLR 是模式识别受体家族中的一员，在人类的 11 种 TLR 中，TLR4 是重要的成员之一，革兰氏阴性细菌细胞壁的主要成分脂多糖是其主要配体。在 CD14、脂多糖结合蛋白和髓样分化蛋白 2 的参与下，TLR4 胞外区首先与脂多糖结合，两者结合后改变了受体络合物的构象，使胞内接头蛋白如髓样细胞分化因子 88（myeloid cell differentiation factor 88，MYD88）、Toll/干扰素 1 受体相关蛋白[Toll/interleukin-1 receptor（TIR）domain-containing adapter protein]、含 TIR 接头分子（TRIF）和 TRIF 相关衔接分子（TRIF-related adapter molecule）聚集，从而进一步激活 NF-κB 和活化蛋白-1（activating protein-1）等转录因子以及 IL 调节因子，调控炎症反应、抗病毒反应、抗菌反应及控制细胞凋亡的基因转录。静止的 HSC 不表达 CD14 和髓样分化蛋白 2，仅表达低水平的 TLR4。而活化的 HSC 同时表达 TLR4、CD14 及髓样分化蛋白 2。TLR4 信号通路参与肝纤维化的相关机制：①脂多糖与 HSC 表面的 TLR4 结合，活化 NF-κB 和 c-Jun 氨基末端激酶，增加炎性因子 IL-8、细胞间黏附分子 1、血管细胞黏附分子 1（vascular cell adhesion molecule 1）和单核细胞趋化蛋白 1（monocyte chemotactic protein 1）的表达，加剧肝组织的炎症反应，同时降低 TGF-β 仿真受体 Bambi 的活性，增强

TGF-β 对 HSC 的活化作用，促进纤维化的发生。②肝巨噬细胞和肝实质细胞亦表达 TLR4，TLR4 与相应配体结合，活化肝巨噬细胞分泌 TGF-β，并促进 HSC 的活化。

人们发现在肝纤维化发生发展的过程中，NF-κB 信号通路与酒精性肝纤维化的发生发展过程密切相关，并且有很多文献已经报道雌激素是很多信号通路的调节因子，如 NF-κB 和 STAT-1，但是酒精性肝纤维化的性别差异与 NF-κB 信号通路的关系尚不明确。笔者实验室通过酒精诱导构建雌性小鼠和雄性小鼠肝纤维化模型，来探讨 NF-κB 信号通路在酒精性肝纤维化性别差异的作用，为治疗酒精性肝纤维化提供新的思路。

四、酒精性肝纤维化分子调控机制

（一）ADAM9 在小鼠酒精性肝纤维化中的作用及调控的分子机制研究

笔者实验室前期利用 CRISPR/Cas9 技术抑制大鼠 HSC-T6 中 *ADAM9* 基因的表达，与正常 HSC-T6 相比，在含酒精的培养基的刺激下，抑制 *ADAM9* 基因表达的 HSC 凋亡率显著增加。前期研究结果提示：ADAM9 能在酒精性肝病的发病与进展过程中起到重要作用。目前关于 ADAM9 在酒精性肝纤维化中的具体作用及其相关的分子机制还没有进行深入的研究。笔者实验室利用 CRISPR/Cas9 基因编辑技术研究 ADAM9 在小鼠酒精性肝纤维化动物模型发病过程中的重要作用及利用 CRISPR/Cas9 基因编辑技术靶向沉默 *ADAM9* 基因来观察对酒精性肝纤维化的治疗作用，有望在基因治疗酒精性肝纤维化方面取得重要突破。

1. ADAM9 概述　ADAM9 是 ADAM 家族中与肿瘤的发生发展关系最密切的成员之一。研究表明，ADAM9 在多个恶性肿瘤组织中高表达，这种表达和肿瘤的发生发展、侵袭转移及以后的预后息息相关。以往报道发现，ADAM9 主要通过 Notch 和 EGFR 途径参与肿瘤的发生发展和侵袭转移，但关于其作用的具体机制的研究并不多见，尚需进一步的深入探究。近年来 ADAM9 在肿瘤方面的研究越来越多，因此它可以作为新靶点应用于乳腺癌、胰腺癌基因治疗中，并且可能成为早期的诊断和复发的标志物。Schwettmann 等发现不同病因引起的慢性肝脏疾病，活化的 HSC 中 ADAM9 mRNA 表达水平明显高于静止的 HSC，所以推测 ADAM9 在肝纤维化疾病的细胞外基质重塑过程中发挥着重要作用。但目前关于 ADAM9 在酒精性肝纤维化中的具体作用及其相关的分子机制还没有进行深入的研究。

ADAM9 作为 ADAM 家族中的重要一员，与多种疾病密切相关。人类的 *ADAM9* 基因定位在染色体的 8p11.23，长约 4447bp，包括 22 个外显子。ADAM9 的构成有前体域、金属蛋白酶域、去整合素域、半胱氨酸富含域、EGF 域、跨膜域及胞质域。ADAM9 蛋白有 ADAM9-S 和 AD AM9-L 两种剪切形式，主要在人的心脏、脑、肝、肾和肺等器官表达。ADAM9 在许多肿瘤中表达明显，金属蛋白酶结构域主要靶点是内皮细胞生长因子受体（EGFR），而主要降解细胞外基质成分和纤维粘连蛋白及胶体的是去整合素结构域，因此才具有细胞黏附与蛋白水解酶的功能。ADAM9 在细胞外基质降解、细胞粘连、信号转导及细胞融合等活动中起到重要作用，并参与了体内各种肿瘤的形成、侵袭、转移等。

近年来研究表明 ADAM 家族成员大部分都参与炎症反应、过敏反应疾病、肿瘤发生发展转移和免疫性疾病的过程，在人体中起到非常重要的作用。ADAM9 在乳腺癌和肾癌等多个肿瘤中表达显著。有研究显示 ADAM9 和肝癌的发展过程密切相关，ADAM9 表达明显的肝癌细胞分化较低，且转移快。在肝癌组织中，AFP 的表达与肝癌呈正相关，而 ADAM9 也可以作为预后的一个独立指标。笔者研究发现 ADAM9 在小鼠急性酒精性肝病过程中具有促进肝损伤的作用。ADAM9 主要通过 Notch 和 EGFR（又称 HER/EAB）两种途径参与肿瘤的发生和发展。ADAM9 使原发肿瘤细胞进入淋巴管或血管内是通过作用于肝肿瘤细胞与细胞间的基质，使肿瘤细胞在远处的器官种植。因此，本研究利用 CRISPR/Cas9 技术构建 ADAM9 真核表达载体，然后通过 PCR 扩增、双酶切与序列测定等方法验证质粒构建成功，为后期建立稳定表达 ADAM9 的细胞模型和 ADAM9 蛋白体内的功能研究提供了可靠的材料。

2. 实验设计

（1）CRISPR/Cas9 技术靶向突变小鼠 *ADAM9* 基因三合一质粒：首先在 NCBI 中检索大鼠 *ADAM9* 基因序列，找到人和大鼠共有的 DNA 序列，然后设计 CRISPR 序列，合成 CRISPR 模板。构建一个同时表达 sgRNA、Cas9、Puromycin 筛选标记的三合一质粒。最后用 PCR 验证转化子活性。

1）ADAM9 相关基因序列

［TTTGGGCAAATCACCGTGGAGACATTTGCG $\boxed{\text{TCCATTGTTGCTCATGAATT}}$ (GGG) ACATAACCTTGGGATGAATCATGATGATGGGAGAGAGTGTTTCTGTGCAGCAAAGAGC TGTATCATGAATTCAGGAGCATC］

［ ］标记为外显子 11，$\boxed{}$ 标记为 CRISPR 序列，$\bigcirc$ 标记 NGG（RC：CCN）为 PAM 序列。TTTTAAAGA 和 TACCCTGGA 是自行开始设计引物选取的起始序列。

引物：ADAM9 外显子 11　F：5′GGTCTGTTGATGCCTGAT3′
　　　ADAM9 外显子 11　R：5′ATGTAATATGCCCTACCC3′

2）验证转化子的测序结果：将之前验证有活性的 sgRNA3 进行测序，与正常序列相比，差异较大，可确定目标质粒构建成功。如图 5-31 所示。

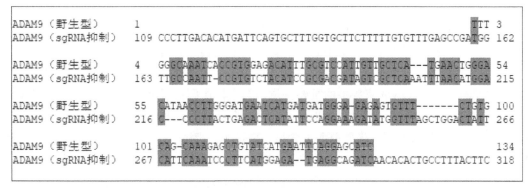

图 5-31　DNA 测序比对结果

野生型：NCBI 检索到的 HSC-T6 细胞 ADAM9 DNA 序列；sgRNA 抑制：转染 ADAM9-sgRNA3 质粒的 HSC-T6 细胞 ADAM9 DNA 测序结果。应用 DNAssist 软件对测序结果进行比对

（2）体外实验分组和模型制备：将大鼠 HSC-T6 分为四组。正常对照组：细胞正常培养；正常+酒精组：正常细胞给予酒精诱导培养；ADAM9-sgRNA3+酒精组：将有效 sgRNA

进行稳定转染细胞后给予酒精诱导培养；JNK 抑制剂+酒精组：将 JNK 抑制剂 SP600125 以 100ng/ml 浓度加入培养液中提前和细胞温育一晚上，再和酒精一起诱导细胞培养。用免疫印迹检测其相关因子表达：ADAM9、p-c-Jun、α-SMA、PCNA、caspase-3。

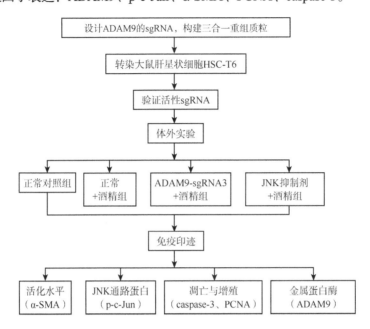

（3）体内实验分组和模型制备：将体重为 20～25g 的 220 只 7～8 周龄健康雄性 C57BL/6J 小鼠随机分为 4 组，A 组 10 只，B 组 70 只，C 组 70 只，D 组 70 只。A 组：正常对照组，对照 Lieber-DeCarli 饲料 TP4030C 饲养小鼠 8 周。B 组：利用 Lieber-DeCarli 酒精饲料 TP4030A 喂养小鼠。C 组：利用 Lieber-DeCarli 酒精饲料 TP4030A 喂养尾静脉注射 50μg ADAM9-sgRNA3 的小鼠。D 组：利用 Lieber-DeCarli 酒精饲料 TP4030A 喂养尾静脉注射 15mg/kg JNK 抑制剂 SP600125 的小鼠。B 组、C 组和 D 组小鼠自造模第 5 周起，联合 5%四氯化碳橄榄油溶液 2ml/kg，2 次/周，总共 8 周，诱导小鼠肝纤维化。8 周后统一处死。①摘除小鼠眼球取血，分离血清，检测 AST、ALT 转氨酶。②分离肝脏，a. 石蜡切片 HE 染色检测每组小鼠肝组织的损伤情况；b. 苦味酸-天狼猩红染色检测每组小鼠肝纤维化程度；c. Hoechst 33258 染色检测每组小鼠肝细胞的凋亡状况；d. 免疫印迹检测相关因子 ADAM9、PCNA、VEGF、Bax、HSP70、CYP2E1、p-c-Jun、TNF-α、α-SMA。

3. 结果

（1）免疫印迹法检测细胞蛋白表达结果如图 5-32 所示。

1）ADAM9：酒精诱导培养 24 小时后，与正常对照组相比，正常 HSC-T6+酒精组细胞 ADAM9 表达量显著升高（$P<0.01$）；ADAM9-sgRNA3+酒精组细胞和 JNK 抑制剂+酒精组细胞 ADAM9 表达量无显著差异（$P>0.05$）；ADAM9-sgRNA3+酒精组和 JNK 抑制剂+酒精组与正常 HSC-T6+酒精组相比，ADAM9 表达量明显降低（$P<0.01$），说明转染 ADAM9-sgRNA3 是有效的。

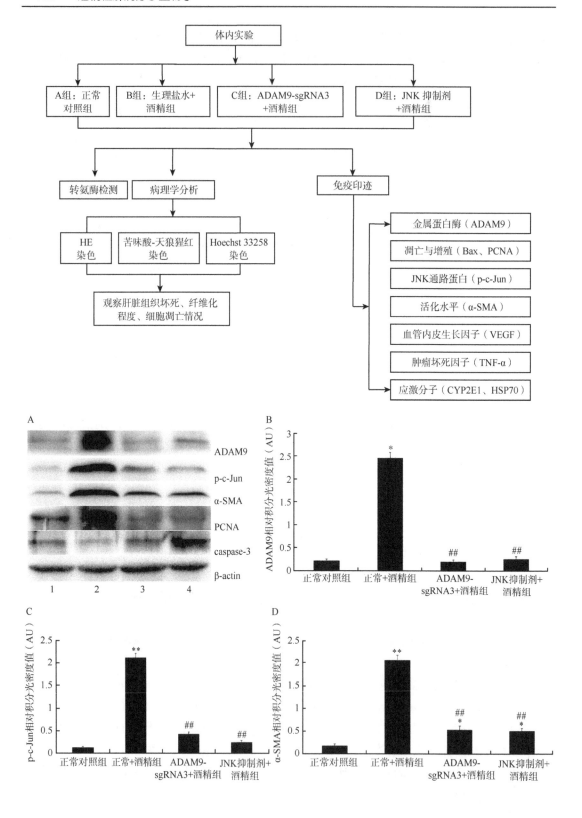

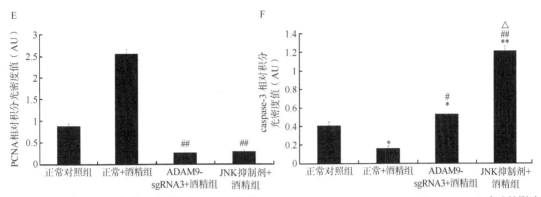

图 5-32　酒精处理 24 小时后，酒精对 HSC-T6 细胞 ADAM9、p-c-Jun、α-SMA、PCNA、caspase-3 表达的影响
通过免疫印迹法检测因子表达（A）。对 ADAM9（B）、p-c-Jun（C）、α-SMA（D）、PCNA（E）、caspase-3（F）用 Gel-Pro Analyzer 4.0 软件进行定量分析。AU 代表任意单位。*$P<0.05$，**$P<0.01$：正常+酒精组或 ADAM9-sgRNA3+酒精组或 JNK 抑制剂+酒精组与正常对照组相比，存在显著差异。#$P<0.05$，##$P<0.01$：ADAM9-sgRNA3+酒精组或 JNK 抑制剂+酒精组与正常+酒精组相比较有显著性差异。△$P<0.05$：JNK 抑制剂+酒精组与 ADAM9-sgRNA3+酒精组比较有显著差异。每次实验重复三次

2）p-c-Jun：酒精诱导培养 24 小时后，与正常对照组相比，正常 HSC-T6+酒精组细胞 p-c-Jun 表达量显著升高（$P<0.01$）；ADAM9-sgRNA3+酒精组细胞和 JNK 抑制剂+酒精组细胞 p-c-Jun 表达量无显著差异（$P>0.05$）；ADAM9-sgRNA3+酒精组和 JNK 抑制剂+酒精组与正常 HSC-T6+酒精组相比，p-c-Jun 表达量显著降低（$P<0.01$），说明抑制 *ADAM9* 基因的表达可以抑制 JNK 信号通路的激活。

3）α-SMA：酒精诱导培养 24 小时后，与正常对照组相比，正常 HSC-T6+酒精组细胞和 ADAM9-sgRNA3+酒精组细胞及 JNK 抑制剂+酒精组细胞 α-SMA 表达量显著升高（$P<0.01$ 或 $P<0.05$），说明 HSC 已经活化；ADAM9-sgRNA3+酒精组和 JNK 抑制剂+酒精组与正常 HSC-T6+酒精组相比 α-SMA 表达量明显降低（$P<0.01$），说明抑制 *ADAM9* 基因表达和抑制 JNK 信号通路可以降低 HSC 活化。

4）PCNA：酒精诱导培养 24 小时后，与正常对照组相比，正常 HSC-T6+酒精组 PCNA 表达量显著升高（$P<0.01$），说明 HSC-T6 细胞增殖能力显著增强，HSC 被活化；与正常对照组相比，ADAM9-sgRNA3+酒精组和 JNK 抑制剂+酒精组 PCNA 表达量显著降低（$P<0.05$）；ADAM9-sgRNA3+酒精组和 JNK 抑制剂+酒精组与正常 HSC-T6+酒精组相比 PCNA 表达量降低更明显（$P<0.01$），说明抑制 *ADAM9* 基因表达和抑制 JNK 信号通路抑制了 HSC 的增殖能力。

5）caspase-3：酒精诱导培养 24 小时后，与正常对照组相比，正常 HSC-T6+酒精组 caspase-3 表达量显著降低（$P<0.05$），ADAM9-sgRNA3+酒精组和 JNK 抑制剂+酒精组 caspase-3 表达量显著升高（$P<0.01$ 或 $P<0.05$），说明转染质粒组和 JNK 抑制剂组细胞凋亡显著增加（$P<0.01$ 或 $P<0.05$）；与正常 HSC-T6+酒精组相比，ADAM9-sgRNA3+酒精组和 JNK 抑制剂+酒精组 caspase-3 表达量显著升高（$P<0.01$ 或 $P<0.05$）；JNK 抑制剂+酒精组与 ADAM9-sgRNA3+酒精组相比 caspase-3 表达量升高更明显（$P<0.05$），说明抑制 *ADAM9* 基因表达和抑制 JNK 信号通路后细胞凋亡都显著增加，但是 JNK 抑制剂组凋亡增加更加显著。

（2）酒精性肝纤维化小鼠 ADAM9 与转氨酶和组织损伤的关系：AST 和 ALT 主要在肝细胞内分布，当肝脏受到损伤时，肝细胞膜被破坏或者通透性明显增加，这时分布在肝脏中的各种酶便进入血液，随着损伤的加重，血液中 ALT 和 AST 水平也会增高。因此，血清中的转氨酶被认为是肝细胞受损的灵敏指标。血清中转氨酶水平与肝细胞受损程度呈正相关，是酒精性肝病最敏感的指标。在正常状态下，细胞膜完整，ALT、AST 不会进入血液中。AST 主要分布于肝细胞线粒体中，因此 AST 可以反映肝细胞实质受损。

如图 5-33 所示，小鼠喂养 8 周后，与正常组相比，生理盐水+酒精组小鼠和 ADAM9-sgRNA3+酒精组及 JNK 抑制剂+酒精组小鼠血清中 AST、ALT 水平显著升高（$P<0.01$ 或 $P<0.05$），表明小鼠肝脏显著损伤，酒精性肝纤维化模型构建成功。与生理盐水+酒精组小鼠相比，ADAM9-sgRNA3+酒精组和 JNK 抑制剂+酒精组小鼠血清中 AST、ALT 水平显著降低，差异显著（$P<0.05$ 或 $P<0.01$）。JNK 抑制剂+酒精组与 ADAM9-sgRNA3+酒精组小鼠相比，小鼠血清中 AST、ALT 水平降低更加明显（$P<0.05$），说明当注射质粒抑制 *ADAM9* 基因表达和注射 JNK 抑制剂后，小鼠肝细胞损伤明显减轻，由此得出，ADAM9 对酒精性肝纤维化有促进的作用，JNK 信号通路同样也有促进肝纤维化的作用，ADAM9 通过调控 JNK 信号通路进行信号传导，起到促进肝纤维化的作用。长期酒精刺激可以导致小鼠肝纤维化，但是抑制 *ADAM9* 基因表达和抑制 JNK 信号通路可以明显减轻肝纤维化程度。

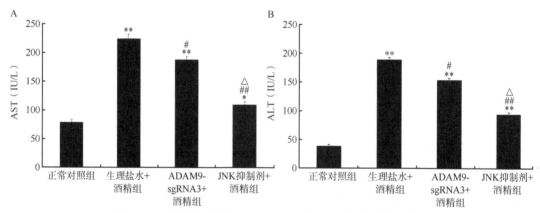

图 5-33　小鼠肝纤维化血清 AST（A）、ALT（B）的表达水平

**$P<0.01$，*$P<0.05$：另外三组与正常对照组相比较有显著差异。##$P<0.01$，#$P<0.05$：ADAM9-sgRNA3+酒精组和 JNK 抑制剂+酒精组与生理盐水+酒精组相比较有显著性差异。△$P<0.05$：JNK 抑制剂+酒精组与 ADAM9-sgRNA3+酒精组相比较有显著差异。每次实验重复三次

组织石蜡切片 HE 染色结果显示：正常对照组，肝细胞形态完整，肝小叶结构清晰，肝索排列均匀，围绕中央静脉呈条索状；生理盐水+酒精组，肝小叶结构不清，肝索紊乱，中央静脉周围出现大量炎症坏死后的纤维瘢痕；ADAM9-sgRNA3+酒精组，肝小叶结构不清，肝索紊乱，围绕中央静脉周围出现少量的炎症细胞浸润，细胞水肿明显；JNK 抑制剂+酒精组，肝小叶结构模糊，肝索紊乱，围绕中央静脉周围出现少量的炎症细胞浸润。统计学分析显示：酒精液体饲料喂养 8 周后，与正常对照组相比，生理盐水+酒精组和 ADAM9-sgRNA3+酒精组及 JNK 抑制剂+酒精组小鼠均出现显著肝损伤（$P<0.01$）；与生理盐水+酒精组小鼠相比，ADAM9-sgRNA3+酒精组和 JNK 抑制剂+酒精组小鼠肝细胞坏死程度显著

降低（$P<0.01$）；与 ADAM9-sgRNA3+酒精组相比，JNK 抑制剂+酒精组小鼠肝细胞坏死程度降低更明显（$P<0.05$），说明酒精长期刺激可以导致肝细胞坏死，但是抑制 *ADAM9* 基因表达和抑制 JNK 信号通路可以明显减轻肝细胞坏死程度。如图 5-34（彩图 19）所示。

通过血清转氨酶水平及病理形态学染色观察，表明在抑制 *ADAM9* 基因表达及抑制 JNK 信号通路后，小鼠肝组织的损伤程度明显减轻，说明 ADAM9 和 JNK 信号通路在酒精性肝纤维化中起到促进的作用，ADAM9 在 JNK 信号通路中起到调控作用。如图 5-34（彩图 19）所示。

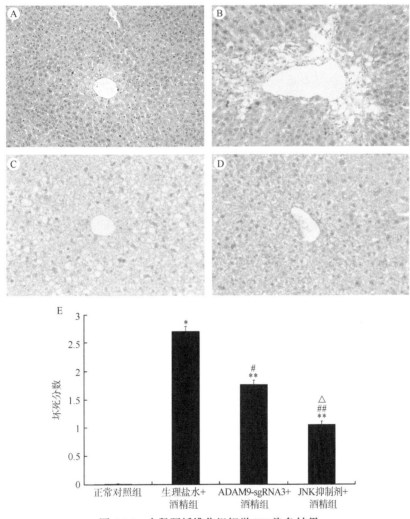

图 5-34 小鼠肝纤维化组织学 HE 染色结果

A、B、C、D 分别代表正常对照组、生理盐水+酒精组、ADAM9-sgRNA3+酒精组、JNK 抑制剂+酒精组织学 HE 染色结果。E、肝细胞坏死率。用 ImagePro Plus 6.0 软件对每只小鼠至少 12mm^2 的肝脏切片组织进行测量分析，显微镜 100 倍视野下观察组织坏死率。0 级：未见坏死；1 级：1~2 处坏死；2 级：2 处以上坏死；3 级：大片坏死区域。*$P<0.05$，**$P<0.01$：另外三组与正常对照组相比较有显著性差异。#$P<0.05$，##$P<0.01$：ADAM9-sgRNA3+酒精组和 JNK 抑制剂+酒精组与生理盐水+酒精组相比较有显著性差异。△$P<0.05$：JNK 抑制剂+酒精组与 ADAM9-sgRNA3+酒精组相比较有显著性差异。每次实验重复三次（200×）

（3）小鼠酒精性肝纤维化 ADAM9 和胶原纤维的关系：肝纤维化是以肝脏中沉积大量的胶原纤维为特征的疾病。当肝纤维化胶原含量增加到 30mg/g 后，各型的胶原含量都会增多，通过它们可以观察分析肝纤维化的程度。通过苦味酸-天狼猩红染色法镜下观察小鼠肝脏炎症灶中红染的胶原沉积，红染的胶原纤维突出显示汇管区周围和窦周的纤维化，纤维伸入小叶内，检测肝组织中胶原纤维的含量，这对明确诊断肝纤维化具有重要意义。如图 5-35（彩图 20）所示，结果表明，酒精饲料喂养 8 周后，生理盐水+酒精组和 ADAM9-sgRNA3+酒精组及 JNK 抑制剂+酒精组，与正常组相比，肝脏中红染的胶原纤维明显增加（$P<0.01$ 或 $P<0.05$），说明生理盐水+酒精组小鼠肝纤维化较为严重，中央静脉周围呈明显的纤维化增生，并由中央静脉向周围辐射，而 ADAM9-sgRNA3+酒精组和 JNK 抑制剂+酒精组小鼠也出现了不同程度的纤维化，但与生理盐水+酒精组比较小鼠的纤维化程度明显减轻。

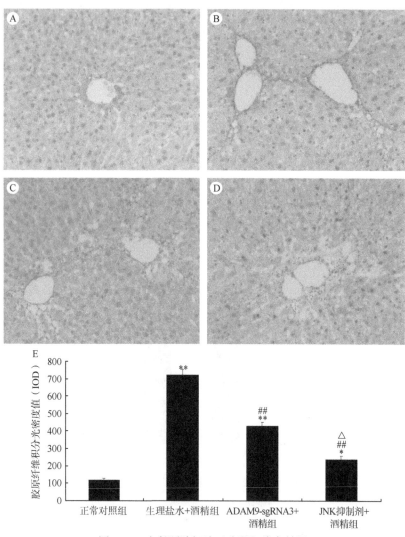

图 5-35　小鼠肝脏切片天狼猩红染色结果

A、B、C、D 分别代表正常对照组、生理盐水+酒精组、ADAM9-sgRNA3+酒精组、JNK 抑制剂+酒精组染色结果。E. 小鼠胶原纤维化积分光密度值。胶原纤维化积分光密度值用 ImagePro Plus 6.0 软件对每只小鼠至少 10mm^2 的肝脏切片组织进行测量分析。*$P<0.05$，**$P<0.01$：另外三组与正常对照组相比较有显著性差异。##$P<0.01$：ADAM9-sgRNA3+酒精组和 JNK 抑制剂+酒精组与生理盐水+酒精组相比较有显著性差异。△$P<0.05$：JNK 抑制剂+酒精组与 ADAM9-sgRNA3+酒精组相比较有明显差异。每次实验重复三次（200×）

ADAM9-sgRNA3+酒精组和 JNK 抑制剂+酒精组与生理盐水+酒精组小鼠相比,小鼠肝脏胶原纤维显著减少（$P<0.01$）,JNK 抑制剂+酒精组与 ADAM9-sgRNA3+酒精组相比,小鼠肝脏胶原纤维减少更加明显（$P<0.05$）,表明酒精性肝纤维化可导致小鼠肝脏胶原纤维的含量明显增加,但是当抑制 *ADAM9* 基因和抑制 JNK 信号通路后,小鼠肝脏中红染胶原纤维与模型组相比明显减少。酒精长期刺激可以导致肝细胞出现纤维化,但是抑制 *ADAM9* 基因表达和抑制 JNK 信号通路可以明显减轻肝细胞纤维化程度。提示 ADAM9 和 JNK 信号通路在酒精性肝纤维化过程中起到了促进肝纤维化的作用,ADAM9 调控了 JNK 信号通路。

（4）酒精性肝纤维化小鼠 ADAM9 的表达:酒精饲料喂养 8 周后,与正常对照组相比,生理盐水+酒精组和 ADAM9-sgRNA3+酒精组及 JNK 抑制剂+酒精组小鼠肝脏 ADAM9 表达量显著升高（$P<0.01$ 或 $P<0.05$）,ADAM9-sgRNA3+酒精组和 JNK 抑制剂+酒精组与生理盐水+酒精组相比小鼠肝脏 ADAM9 表达量显著降低（$P<0.01$）;JNK 抑制剂+酒精组与 ADAM9-sgRNA3+酒精组相比,小鼠肝脏 ADAM9 表达量明显升高（$P<0.05$）,不仅说明尾静脉注射的 ADAM9-sgRNA3 是有效的,还说明 ADAM9 在 JNK 信号通路中可能起到调控作用。如图 5-32 所示。

（5）小鼠酒精性肝纤维化 ADAM9 和细胞凋亡的关系:细胞凋亡是一些因素刺激下,细胞凋亡基因启动,在相关基因的调控下发生的有序的、可控的主动死亡过程。细胞凋亡程序启动后,细胞内将会发生很大变化,如细胞核凝固、细胞萎缩、细胞骨架解体、核膜破裂等。细胞凋亡是通过两个进化保守的信号途径实现的:内在途径和外在途径。外在途径目的是通过死亡受体（death receptor,DR）通路;内在途径是通过线粒体而实现的。细胞凋亡在正常细胞的生存和死亡平衡中起重要调节作用。Hoechst 33258 染色是检测组织中细胞凋亡的最常用的方法。在荧光显微镜下观察,正常的肝细胞核呈正常的蓝色,细胞发生凋亡时,染色质固缩,细胞核呈致密浓染或呈碎块状致密浓染,发出亮光,颜色发白。如图 5-36（彩图 21）所示,体内染色结果显示:正常细胞核呈蓝色致密荧光,小鼠肝脏细胞核呈弥散均匀荧光;酒精饲料喂养 8 周后可诱导细胞发生凋亡。与正常组小鼠相比,生理盐水+酒精组和 ADAM9-sgRNA3+酒精组及 JNK 抑制剂+酒精组小鼠都发生了显著的肝细胞凋亡（$P<0.01$）;与生理盐水+酒精组小鼠相比,ADAM9-sgRNA3+酒精组和 JNK 抑制剂+酒精组小鼠肝细胞凋亡的数目有所减少（$P<0.05$ 或 $P<0.01$）;与 ADAM9-sgRNA3+酒精组小鼠相比 JNK 抑制剂+酒精组小鼠肝细胞凋亡的数目显著减少（$P<0.05$）。说明酒精长期刺激可以导致肝细胞凋亡,但是抑制 *ADAM9* 基因表达和抑制 JNK 信号通路可以显著减轻肝细胞凋亡。

Bax 基因在介导细胞凋亡中发挥重要的调控作用。Bax 分布在人体组织和细胞中居多,尤其是在肝脏表达水平明显较高。肿瘤细胞凋亡同时也伴随 Bax 表达升高,Bax 会形成同源二聚体占据主导地位,说明 Bax 的高表达和肿瘤细胞的凋亡密切相关。如图 5-37 所示,体内实验:酒精饲料喂养 8 周后,与正常组相比,生理盐水+酒精组和 ADAM9-sgRNA3+酒精组及 JNK 抑制剂+酒精组小鼠肝脏 Bax 表达量显著升高（$P<0.01$ 或 $P<0.05$）,ADAM9-sgRNA3+酒精组和 JNK 抑制剂+酒精组与生理盐水+酒精组相比小鼠肝脏 Bax 表达量显著降低（$P<0.01$）;JNK 抑制剂+酒精组与 ADAM9-sgRNA3+酒精组相比,小鼠肝脏 Bax 表达量降低更明显（$P<0.05$）。说明酒精长期刺激诱导肝细胞凋亡,当抑制 *ADAM9* 基因表达和抑制 JNK 信号通路后,肝细胞凋亡现象明显减轻。

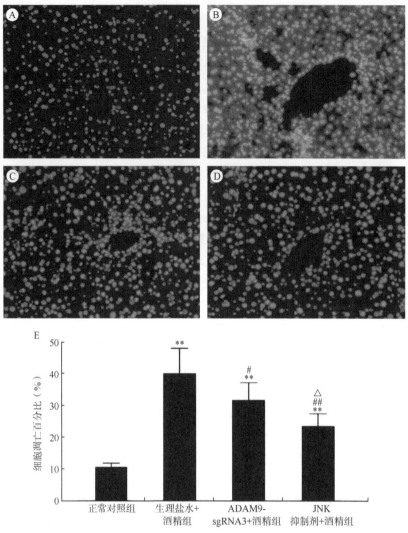

图 5-36　小鼠肝组织切片 Hochest 33258 染色结果

A、B、C、D 分别代表雌性正常对照组、生理盐水+酒精组、ADAM9-sgRNA3+酒精组、JNK 抑制剂+酒精组染色结果。E. 小鼠肝细胞凋亡率。凋亡率用 ImagePro Plus 6.0 软件对每只小鼠至少 10mm² 的肝脏切片组织进行测量分析。**P<0.01：另外三组与正常对照组相比较有显著性差异。#P<0.05，##P<0.01：ADAM9-sgRNA3+酒精组和 JNK 抑制剂+酒精组与生理盐水+酒精组相比较有显著性差异。△P<0.05：JNK 抑制剂+酒精组与 ADAM9-sgRNA3+酒精组相比较有明显差异。每次实验重复三次（200×）

　　caspase-3 参与细胞凋亡的同时起着不可替代的作用，它是细胞凋亡效应阶段的关键因子，而 caspase-3 促使细胞凋亡的过程可以被 Bcl-2 阻断。如图 5-32 所示，体外实验：酒精诱导 HSC-T6 培养 24 小时后，与正常 HSC-T6 组相比，正常 HSC-T6+酒精组细胞 caspase-3 表达量显著降低（P<0.05），ADAM9-sgRNA3+酒精组和 JNK 抑制剂+酒精组 caspase-3 表达量明显升高（P<0.01 或 P<0.05）；ADAM9-sgRNA3+酒精组和 JNK 抑制剂+酒精组与正常 HSC-T6+酒精组相比 caspase-3 表达量显著升高（P<0.01 或 P<0.05）；JNK 抑制剂+酒精组与 ADAM9-sgRNA3+酒精组相比 caspase-3 表达量升高更明显（P<0.05）。

　　体内和体外实验表明：酒精具有双重作用。一方面酒精作为诱导剂，促进肝细胞凋亡相关蛋白表达水平明显升高，介导肝细胞发生凋亡。抑制 ADAM9 基因表达和注射 JNK 抑制剂后，酒精对细胞的促凋亡作用显著降低，同时抗凋亡作用能力明显增强，提示 ADAM9 和 JNK 信号通路在酒精性肝纤维化过程中具有促进肝细胞凋亡的作用。另一方面，酒精具有促进 HSC 活化的作用，抑制 *ADAM9* 基因表达和注射 JNK 抑制剂后，肝星状细胞中 caspase-3 表达量显著升高，促进了 HSC 的凋亡，抑制了 HSC 活化，说明 ADAM9 可以通过调控 JNK 信号通路从而促进 HSC 活化，促进酒精性肝纤维化的发生发展。

（6）小鼠酒精性肝纤维化 ADAM9 和 α-SMA 的关系：α-SMA 作为 HSC 活化的标志，主要应用于肝病研究。肝脏肌成纤维细胞（MFB）是 HSC 的激活形式，活化的 HSC 是肝脏胶原产生与纤维化形成的中心环节。α-SMA 作为肌成纤维细胞的标志性蛋白，广泛运用于肝纤维化和其他器官纤维化的研究中，α-SMA 随着器官纤维化程度的加重，表达逐步升高，而这种情况和患者的预后密切相关。α-SMA 是一种肌动蛋白，正常情况下 HSC 处于"静止状态"，不表达 α-SMA，但肝纤维化形成过程中转化后的肌成纤维样细胞表达 α-SMA。因此随着炎症程度的加重，α-SMA 表达也呈递增趋势。如图 5-32 所示，体外实验结果：酒精诱导培养 24 小时后，与正常对照组相比，正常 HSC-T6+酒精组细胞和 ADAM9-sgRNA3+酒精组细胞及 JNK 抑制剂+酒精组细胞 α-SMA 表达量显著升高（$P<0.01$ 或 $P<0.05$）；ADAM9-sgRNA3+酒精组细胞和 JNK 抑制剂+酒精组细胞与正常 HSC-T6+酒精组细胞相比 α-SMA 表达量明显降低（$P<0.01$）。表明在 HSC 体外活化模型中，α-SMA 表达水平随着 HSC 的活化下降而降低。在静止的 HSC 细胞中不表达 α-SMA，但酒精培养 24 小时后 HSC 内可见大量 α-SMA 表达，表明 HSC 已经活化。α-SMA 是肝纤维化中 HSC 的活化特异性标志物，在酒精诱导下表达明显升高，当抑制 ADAM9 和 JNK 信号通路后，HSC 活化不明显，特异性标志物 α-SMA 表达显著下降。如图 5-37 所示，体内实验结果显示，酒精饲料喂养 8 周后，与正常组相比，生理盐水+酒精组和 ADAM9-sgRNA3+酒精组及 JNK 抑制剂+酒精组小鼠肝脏 α-SMA 表达量显著升高（$P<0.01$ 或 $P<0.05$），ADAM9-sgRNA3+酒精组和 JNK 抑制剂+酒精组与生理盐水+酒精组相比，小鼠肝脏 α-SMA 表达量显著降低（$P<0.01$）；JNK 抑制剂+酒精组与 ADAM9-sgRNA3+酒精组相比，小鼠肝脏 α-SMA 表达量降低更明显（$P<0.05$）。说明酒精刺激 HSC 活化，α-SMA 明显增加，肌成纤维细胞增加，纤维化明显，小鼠酒精性肝纤维化可导致小鼠肝脏细胞严重损伤，当抑制 *ADAM9* 基因和抑制 JNK 信号通路后，α-SMA 显著减少，肌成纤维样细胞减少，肝细胞纤维化程度明显减轻。肝纤维化受到显著抑制，提示 ADAM9 可以通过调控 JNK 信号通路从而促进 HSC 活化，促进小鼠酒精性肝纤维化的发生发展。

（7）小鼠酒精性肝纤维化 ADAM9 对肝细胞应激分子 HSP70 的影响：Gehrmann 等研究发现，HSP70 在慢性肝炎、肝纤维化、肝硬化、肝细胞癌中表达水平呈递增趋势，对肝细胞癌的早期诊断有一定价值。酒精刺激引起的损伤，HSP70 蛋白表达水平会出现反应性的升高，升高的 HSP70 具有稳定细胞结构和稳态的功能，保护细胞。HSP70 超出一定限度，机体会发生严重的肝损伤，肝细胞变性、坏死，导致 HSP70 合成障碍，失去保护作用，反应降低，损伤加重。如图 5-37 所示，体内实验：酒精喂养 8 周后，生理盐水+酒精组和 ADAM9-sgRNA3+酒精组及 JNK 抑制剂+酒精组与正常组相比，小鼠肝脏 HSP70 表达量明显升高（$P<0.05$ 或 $P<0.01$）；与生理盐水+酒精组小鼠相比，ADAM9-sgRNA3+酒精组和 JNK 抑制剂+酒精组小鼠肝脏 HSP70 表达量升高更明显（$P<0.01$）；JNK 抑制剂+酒精组与

ADAM9-sgRNA3+酒精组相比小鼠肝脏 HSP70 表达量升高更显著（$P<0.05$）。表明酒精性肝纤维化可诱导小鼠肝脏发生应激反应，导致小鼠应激蛋白 HSP70 表达反应性上升，保护外来刺激对肝脏造成的损伤，但当抑制 *ADAM9* 基因表达和注射 JNK 抑制剂后，小鼠肝脏 HSP70 表达量明显上升，说明小鼠肝脏发生了严重肝损伤，HSP70 对小鼠肝脏的保护作用增强，提示 ADAM9 和 JNK 信号通路在酒精性肝纤维化过程中有促进肝纤维化的作用。

（8）小鼠酒精性肝病 ADAM9 对肝细胞增殖的作用：PCNA 是一种核内蛋白，是 DNA 聚合酶δ的辅因子，也是 DNA 复制必需的成分，它客观地反映了细胞增殖的活性，常被用来评估组织损伤和修复，并检测细胞增殖，在许多肿瘤中高表达。Hino 等实验研究发现，PCNA 主要在细胞周期的 S 期合成，PCNA 的表达高低和组织的恶性度密切相关。通常用细胞内 PCNA 蛋白的表达量与表达强弱来反映细胞的增殖活性。如图 5-32，实验结果显示：酒精培养大鼠肝星状细胞 24 小时后，与正常 HSC-T6 组相比，正常 HSC-T6+酒精组细胞 PCNA 表达量显著升高（$P<0.01$）；ADAM9-sgRNA3+酒精组和 JNK 抑制剂+酒精组 PCNA 表达量显著降低（$P<0.05$）；ADAM9-sgRNA3+酒精组和 JNK 抑制剂+酒精组与正常 HSC-T6+酒精组相比 PCNA 表达量降低更明显（$P<0.01$）。表明在酒精刺激下可以促进大鼠 HSC 增殖和活化，抑制 *ADAM9* 基因表达和加入 JNK 抑制剂后，大鼠 HSC 增殖能力明显受到抑制。如图 5-37 所示，体内实验结果显示：酒精喂养 8 周后，与正常组相比，生理盐水+酒精组和 ADAM9-sgRNA3+酒精组及 JNK 抑制剂+酒精组小鼠肝脏 PCNA 表达量明显升高（$P<0.05$ 或 $P<0.01$）；与生理盐水+酒精组小鼠相比，ADAM9-sgRNA3+酒精组和 JNK 抑制剂+酒精组小鼠肝脏 PCNA 表达量升高更明显（$P<0.01$）；JNK 抑制剂+酒精组与 ADAM9-sgRNA3+酒精组相比，小鼠肝脏 PCNA 表达量升高更显著（$P<0.05$）。实验结果表明：ADAM9 在小鼠酒精性肝纤维过程中对肝细胞增殖具有双重作用：一方面可以抑制肝细胞增殖，抑制肝损伤后的修复；另一方面，具有促进 HSC 增殖活化的作用，加速肝纤维化的进程，ADAM9 通过调控 JNK 信号通路实现双重调控作用。

（9）小鼠酒精性肝纤维化 ADAM9 和 VEGF 的关系：VEGF 是当前作用最强的促血管生长因子，它在诱导肿瘤血管生成中起着重要的作用。缺氧是肿瘤血管生成的主要因素，VEGF 在肿瘤坏死区附近高表达。肝脏的再生主要是通过血管来完成，VEGF 表达升高，血管生成的能力提高，促进肝脏修复，加快肝脏结构重构。因此 VEGF 在肝组织修复的过程中发挥着非常重要的作用。如图 5-37，实验结果显示，酒精喂养 8 周后，与正常组相比，生理盐水+酒精组和 ADAM9-sgRNA3+酒精组及 JNK 抑制剂+酒精组小鼠肝脏 VEGF 表达量明显降低（$P<0.01$）；与生理盐水+酒精组小鼠相比，ADAM9-sgRNA3+酒精组和 JNK 抑制剂+酒精组小鼠肝脏 VEGF 表达量明显升高（$P<0.05$ 或 $P<0.01$）；JNK 抑制剂+酒精组与 ADAM9-sgRNA3+酒精组相比小鼠肝脏 VEGF 表达量升高更显著（$P<0.05$）。研究结果表明：酒精刺激导致肝脏血管生成受到抑制，VEGF 表达明显减低，小鼠酒精性肝纤维化可导致小鼠肝脏的血管生成减少，但抑制 *ADAM9* 基因表达和 JNK 信号通路后，VEGF 表达显著升高，肝脏细胞血管增生能力增强更加明显，提示 ADAM9 和 JNK 信号通路在酒精性肝纤维化过程中可以抑制肝脏的血管增生，在肝纤维化过程中具有重要的促进作用。

（10）小鼠酒精性肝纤维化 ADAM9 和 JNK 信号途径的关系：JNK 是丝裂原活化蛋白激酶（MAPK）家族中的一员。JNK 可以被许多刺激激活，包括细胞因子（PDGF、TGF、TNF、

IL-1 等）、ROS、病原体、毒素、药物、内质网应激、游离脂肪酸和代谢环境改变。既往的研究发现，多种肝脏应激与损伤均存在 JNK 信号通路的激活。在内质网应激情况下，JNK 蛋白磷酸化成为活性形式 p-c-Jun 蛋白。p-c-Jun 蛋白磷酸化并激活 c-Jun 蛋白，c-Jun 蛋白作为激活蛋白-1（AP-1）的组成部分，参与激活与细胞凋亡相关的下游基因。如图 5-32，实验结果显示,酒精培养大鼠肝星状细胞 24 小时后，与正常 HSC-T6 组相比,正常 HSC-T6+酒精组 p-c-Jun 表达量显著升高（$P<0.01$）；ADAM9-sgRNA3+酒精组和 JNK 抑制剂+酒精组 p-c-Jun 表达量升高不明显，差异无统计学意义（$P>0.05$）；ADAM9-sgRNA3+酒精组和 JNK 抑制剂+酒精组与生理盐水+酒精组相比，p-c-Jun 表达量显著降低（$P<0.01$）。研究结果表明：酒精刺激大鼠 HSC，JNK 信号途径激活，抑制 *ADAM9* 基因表达和加入 JNK 抑制剂后，p-c-Jun 表达量明显降低，说明 ADAM9 在 JNK 信号通路中起到调控的作用，在酒精性肝纤维化中，ADAM9 通过调控 JNK 信号通路，促进 HSC 活化，从而促进肝纤维化。在小鼠酒精性肝纤维化过程中，如图 5-37 所示，酒精饲料喂养 8 周后，与正常组相比，生理盐水+酒精组和 ADAM9-sgRNA3+酒精组小鼠肝脏 p-c-Jun 表达量明显升高（$P<0.01$ 或 $P<0.05$）；与生理盐水+酒精组小鼠相比，ADAM9-sgRNA3+酒精组和 JNK 抑制剂+酒精组小鼠肝脏 p-c-Jun 表达量明显降低（$P<0.01$）；JNK 抑制剂+酒精组与 ADAM9-sgRNA3+酒精组相比，小鼠肝脏 p-c-Jun 表达量降低更显著（$P<0.05$），表明在酒精性肝纤维化的过程中，抑制 ADAM9 和 JNK 信号途径，可以有效地减轻肝纤维化过程中的炎症反应和细胞损伤。当抑制 *ADAM9* 基因表达后，JNK 信号通路中的标志蛋白 p-c-Jun 表达出现了减弱，损伤减轻；注射 JNK 抑制剂后，标志物 p-c-Jun 蛋白降低更加显著，提示 ADAM9 在酒精性肝纤维化过程中可以调控 JNK 信号通路，具有促进肝纤维化的作用。

（11）小鼠酒精性肝纤维化 ADAM9 和 CYP2E1 的关系：CYP450 主要存在肝脏中，是体内代谢重要的一种超基因家族酶。感染和炎症过程可诱发炎性细胞因子 IL-1β 和 TNF-α 高表达，促进 CYP450 下调。大量饮酒时，CYP2E1 介导大量 ROS 生成，代谢为乙醛发挥毒性作用，使细胞直接产生损伤。有研究显示，酒精代谢中的关键酶 CYP2E1 不仅在酒精上瘾人群的肝脏中高表达，在脑、肾中 CYP2E1 也表达明显，且与 ROS 表达平行。如图 5-37 所示，酒精饲料喂养 8 周后，与正常组相比，生理盐水+酒精组和 ADAM9-sgRNA3+酒精组及 JNK 抑制剂+酒精组小鼠肝脏 CYP2E1 表达量显著升高（$P<0.01$ 或 $P<0.05$），ADAM9-sgRNA3+酒精组和 JNK 抑制剂+酒精组与生理盐水+酒精组相比小鼠肝脏 CYP2E1 表达量显著降低（$P<0.01$）；JNK 抑制剂+酒精组与 ADAM9-sgRNA3+酒精组相比，小鼠肝脏 CYP2E1 表达量降低更明显（$P<0.05$），表明在小鼠酒精性肝纤维化进程中，通过长期酒精刺激可诱导小鼠氧化应激反应增高，小鼠肝脏 CYP2E1 表达量升高，但抑制 *ADAM9* 基因表达和抑制 JNK 信号通路后，氧化应激反应减低，活性氧产生减少，小鼠肝脏 CYP2E1 表达量明显降低，小鼠肝纤维化明显减轻，提示 ADAM9 通过调控 JNK 信号通路促进肝脏中 CYP2E1 的表达，诱导氧化应激的发生，从而促进肝纤维化的发生发展。

（12）小鼠酒精性肝纤维化 ADAM9 和 TNF-α 的关系：TNF-α 是重要的促炎性细胞因子，在炎症反应中出现最早，也是最重要的炎性介质，它能激活中性粒细胞和淋巴细胞，增加血管内皮细胞通透性，调节其他组织代谢活性并且促进其他细胞因子的合成和释放。TNF-α 的高表达能够引起炎症反应加重从而促进组织损伤，严重时可以导致全身性炎症反应。当酒精长期刺激时，TNF-α 可加速白细胞的聚集和活化，并且释放多种炎性介质，同时作用于血管内皮，导致毛细血管渗漏、白细胞黏附外渗，进而产生大量 TNF-α，而 TNF-α 的重要靶器官是肝脏，肝脏中 TNF-α 蛋白表达量明显升高，由此引起肝脏细胞凋亡促进了肝脏严重的损伤。如图 5-37，实验结果显示，酒精饲料喂养 8 周后，与正常组相比，生理盐水+酒精组和 ADAM9-sgRNA3+酒精组及 JNK 抑制剂+酒精组小鼠肝脏 TNF-α 表达量显著升高（P ＜0.01 或 P＜0.05），ADAM9-sgRNA3+酒精组和 JNK 抑制剂+酒精组与生理盐水+酒精组相比小鼠肝脏 TNF-α 表达量显著降低（P＜0.01）；JNK 抑制剂+酒精组与 ADAM9-sgRNA3+酒精组相比，小鼠肝脏 TNF-α 表达量降低更明显（P＜0.05）。实验结果表明：通过长期酒精刺激，肝细胞释放的坏死因子明显增加，但抑制 *ADAM9* 基因表达和抑制 JNK 信号通路后，释放的坏死因子显著减少，肝细胞损伤明显减轻。小鼠酒精性肝纤维化过程中，ADAM9 可以通过调控 JNK 信号通路促进 TNF-α 的表达，从而促进小鼠肝细胞损伤，加速肝纤维化进程。

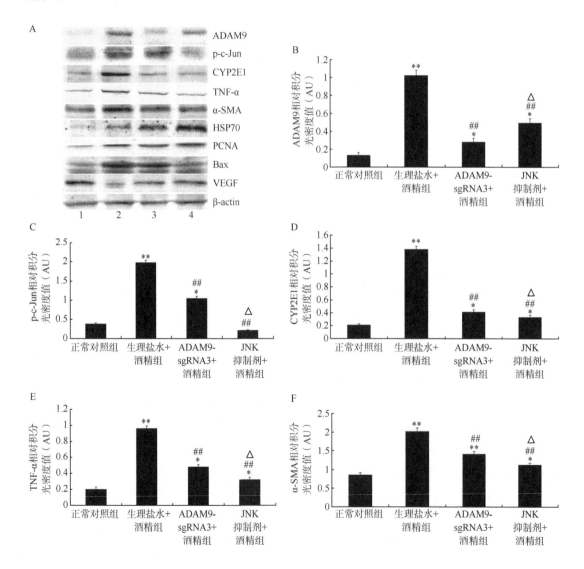

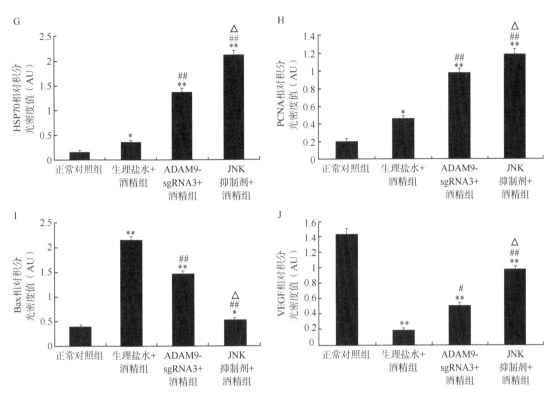

图 5-37 酒精饲料喂养 8 周后小鼠 ADAM9、p-c-Jun、CYP2E1、TNF-α、α-SMA、HSP70、PCNA、Bax、
VEGF 的表达

通过免疫印迹法检测相关分子的表达（A）对 ADAM9（B）、p-c-Jun（C）、CYP2E1（D）、TNF-α（E）、α-SMA（F）、HSP70
（G）、PCNA（H）、Bax（I）和 VEGF（J）用 Gel-Pro Analyzer 4.0 软件（Media Cybernetics Inc.）进行定量分析，并且将条带的
强度针对 β-actin 标准化。AU 代表任意单位。1：正常对照组；2：生理盐水+酒精组；3：ADAM9-sgRNA3+酒精组；4：JNK
抑制剂+酒精组。*$P<0.05$ 或**$P<0.01$：另外三组与正常对照组小鼠相比，有明显著差异。##$P<0.01$，#$P<0.05$：ADAM9-sgRNA3+
酒精组和 JNK 抑制剂+酒精组与生理盐水+酒精组相比较有显著性差异。△$P<0.05$：JNK 抑制剂+酒精组与 ADAM9-sgRNA3+
酒精组相比较有明显差异

总之，在小鼠酒精性肝纤维化中，ADAM9 起到促进肝纤维化的作用，ADAM9 通过激活 JNK 信号通路促进小鼠酒精性肝纤维化。

（二）Gp96 在酒精性肝纤维化过程中的作用及调控的分子机制

近年来，酒精所造成的肝脏疾病越来越受到大众的关注。酒精性肝纤维化是由长期大量饮酒所导致的肝脏不可逆的慢性病变过程，具体机制是由于Ⅰ型胶原纤维和Ⅲ型胶原纤维在降解与合成两方面的失衡，导致胶原纤维组织反复瘢痕修复，是酒精性肝硬化的前期过程，逐步发展为肝硬化，最终导致肝癌。Gp96 是热休克蛋白家族的重要成员，全称为葡萄糖调节蛋白 96，又称 HSP90B1。与癌症相关的研究报道表明，癌细胞会持续高表达 Gp96，与肿瘤的发生与进展相关，其蛋白的表达量与肿瘤的大小及分化程度呈正相关，是重要的肿瘤标志物。随着研究的深入，也有报道声称，Gp96 与细胞周期、细胞分化和细胞凋亡存在某种联系，通过在正常肝细胞中过表达 Gp96，表明当 Gp96 高表达后可以显著增强肝细胞的增殖及抗凋亡能力，促进细胞周期从 G_1 期快速向 S 期转换，加快细胞克隆形成并促进

上皮细胞间质转型，促使肝肿瘤形成。Gp96 在其发生发展中起到重要的调控作用，但与肝损伤相关的研究甚少，且靶向抑制 Gp96 表达后对肝脏的影响未见研究。

基于此，笔者所在实验室研究了 Gp96 在酒精性肝纤维化过程中的作用及调控的分子机制。

1. 热休克蛋白　热休克蛋白（HSP）是一类在生物进化中高度保守且广泛存在于原核及真核生物中的蛋白质，正常情况下参与一些新型蛋白的定位、折叠、转运与降解，且基础表达量可以满足正常细胞生化生理反应，很多刺激因素如加热、缺氧、病毒感染、重金属中毒、氧化剂等都可诱导其表达增加。体内 HSP 表达量由于应激反应会呈现显著增加的趋势，这有助于机体实现对外界刺激反应的能力，从而稳定细胞内环境。HSP 家族种类丰富，家族成员数量庞大，当前已研究确定的有 10 多种，分类标准很多。依据同源性及分子量可分为 HSP110、HSP90（分子量 83～100kDa）、HSP70（分子量 66～78kDa）、HSP60、HSP40、小分子 HSP（smHSP 家族，分子量 12～43kDa）及泛素等多个亚家族。其中，HSP90 家族是一类大小为 90kDa 的可溶性蛋白，保守性强，功能也很多。目前已发现 HSP90 家族有 HSP90a、HSP90b、HSP90B1（GP96）和 TRAPI。

Gp96 是内质网应激的标志蛋白，也是内质网中含量最丰富的蛋白，作为内质网 HSP90 家族的代表，与胞质 HSP90 家族高度同源。Gp96 广泛分布于哺乳动物的内质网中，在应激反应中发挥重要作用，主要表现为发生过表达反应，作为分子伴侣，参与蛋白质的折叠、转运、分泌、降解过程，与引起肝细胞弥漫性增生、肝内胶原纤维过度增生而导致的慢性肝损伤等疾病紧密相关。目前 Gp96 在酒精性肝纤维化发病与进展过程中的表达情况及其临床意义国内外少有研究报道。Gp96 在酒精性肝纤维化发病与进展过程中所起的作用和具体的分子作用机制，仍有待于深入研究。通过对 Gp96 在酒精性肝纤维化发生发展过程中的影响研究，能够进一步阐明酒精性肝纤维化发病的分子机制，很有可能为临床酒精性肝纤维化的诊断和治疗提供新的思路和方法。

1）Gp96 的分子结构。热休克蛋白 Gp96 的分子结构有三大重要的特征：氨基酸位于 1～377 位点的 N 端结构域；氨基酸位于 378～594 位点的中间结构域；氨基酸位于 595～804 位点的 C 端结构域。细胞内 Gp96 主要以 C 端结构域为存在形式，并以螺旋的 "V"（twisted V）形二聚体结构形式存在。也有研究表明 Gp96 包含多种不均一的构象形式，包括单体、二聚体、四聚体、多聚体等。二聚体的结合是由两个 Gp96 分子因疏水作用相连接构成的，二聚体位点处于第 692～709 个氨基酸中。

Gp96 是由三个结构域组成：位于 N 端结构域的 ATP 酶活区，上面有结合抗原肽的特异性位点；连接 N 端和中间端的带电氨基酸连接区（M 区），是 Ca^{2+} 的富集区，可以与大量 Ca^{2+} 结合发挥作用，而 N-M 的其他区域有免疫作用；位于 C 端的是二聚体形成区域及 KDEL 序列。氧化反应发生时，二聚体的形成多半是由于位于 2 个单体上 117 位的 Cys 间二硫键的形成与加固所致。有报道说，Gp96 截取端 N 或 C 端后仍可存在，该形式可能是 Gp96 内质网逃逸形式。

2）Gp96 的功能和应用。Gp96 的生物学功能包括：分子伴侣；参与其他肽类物质的结合，与组织细胞的抗损伤、热耐受相关，并参与其中相关过程的蛋白质水解反应；结合自身抗原肽，辅助肿瘤相关抗原的加工提呈；负责正常细胞内环境的稳定；在细胞的生长、发育、分化及死亡等过程中均发挥一定的作用；抑制错误蛋白的分泌。此外，Gp96 在机体免疫中也有重要作用，可以与 Toll 样受体相互作用而刺激抗原提呈细胞（如 DC 等）以及各种细胞因子的活化，发挥天然免疫作用。另外，Gp96-抗原肽复合物可以通过抗原交叉反应将抗原肽呈递给 MHC-Ⅰ类复合物，从而得到获得性免疫作用，清除外来病原菌及杀死肿瘤细胞。

近年来，随着研究的不断深入，Gp96 独特的抗肿瘤免疫和免疫佐剂的作用，使其在抗肿瘤免疫和疫苗的制备中具有巨大前景。越来越多的国内外研究发现在多种癌细胞表面都存在 Gp96 过表达，如胃肠癌、口腔癌、鼻腔癌等癌细胞。肝癌中 Gp96 表达持续性升高对患者的预后也不利，因此可作为肿瘤预判标志物。因此，GP96 在肿瘤学的治疗与预防和疫苗开发中的价值被给予了强烈关注，已跃升为最活跃的研究领域。Gp96-肽复合物（heat shock protein 96-peptide complex，HSPPC-96）是 Gp96 与细胞内变性蛋白或各种短肽的非特异性结合产物，而且有报道称，该抗原肽复合物携带肿瘤特异性抗原肽，可有效刺激机体内肿瘤免疫应答的发生，可作为有效疫苗发挥抗肿瘤作用，是新型的个体化肿瘤疫苗之一。

Gp96 还可以作为免疫佐剂发挥作用，可与抗原肽特异性结合并增加抗原提呈作用，目前已应用于多种抗病毒感染的研究中，如细菌、流感、艾滋病、乙肝和人乳头瘤病毒等，也有新型免疫方向的应用。Hua 等的实验证明了当抑制 Gp96 的分子表达后，肿瘤缩小显著，表明 Gp96 可作为一个重要的潜在肿瘤治疗靶点。Gp96 发挥抗肿瘤免疫及抗感染等作用越来越受到关注。Schwettmann 等发现在各种不同缘由引发的慢性肝脏疾病中，Gp96 分子在静止的肝星状细胞中的表达量要明显低于在活化的肝星状细胞中的表达，即 mRNA 的含量后者明显要高于前者。推测在细胞外基质重塑这一过程中，Gp96 可能起到了举足轻重的作用，但目前，Gp96 在酒精性肝纤维化中的具体分子作用机制还未进行更为深入的探索研究。

2. 核因子 κB　核因子 κB（NF-κB）在多种组织细胞中存在，生物学特征丰富，参与多种生理病理进程的调控，对于广泛的细胞过程非常重要。尽管导致 NF-κB 激活的信号级联已被广泛研究，但 NF-κB 如何专职激活，其目标基因仍有待进一步探讨。将 NF-κB 生物学特性、激活及其抑制剂的研究进展作进一步延伸，可以为酒精性肝纤维化的治疗指明新的道路。

（1）NF-κB 的发现及结构：1986 年，美国科学家 Sen 等发现了一种免疫球蛋白，该蛋白的结构为 5-GGGACTTTAC-3，由 10 个核苷酸组成，存在于成熟 B 细胞与浆细胞中，是一类关键性的核转录因子，能参与 κ 轻链的转录，而且能特异性结合 κ 轻链的增强子，将其称为 NF-κB。NF-κB 具有非常重要且广泛的生物学功能，作为信号转导途径的枢纽，参与细胞凋亡、细胞增殖、炎症、免疫、肿瘤的基因调控。

（2）P65 与 NF-κB 的联系：NF-κB 家族成员包括 P65（又称 RelA）、RelB、c-Rel、P50（NF-κB1）和 P52（NF-κB2），特点为 5′端均含有一段高度同源的序列，是由大约 300 个氨基酸残基组成，称为 Rel 同源结构域（Rel-homology domain，RHD），该结构中还包含一个核定位信号（nuclear localization signal，NLS）。RHD 参与 NF-κB 二聚体的形成，此外，还与核定向、核易位、DNA 和 κB 抑制分子（inhibitor kappa-B）IκB 的结合有关联。目前，

已发现的二聚体 P50/P65 的转录活性最强，分布最宽泛，含量最丰富。通常提到的 NF-κB 是指 P50/P65 异源二聚体。不同的 NF-κB 二聚体与 DNA 结合的特异性不同（κB 位点不同），有激活基因转录，也有抑制基因转录，通常所指的 NF-κB（异源二聚体 P50/P65）起激活作用。

NF-κB 二聚体识别与目标基因 DNA 的结合位点，因为亲和力和特异性的区别，每个二聚体单位识别各自的结合位点，各自又可能分别充当转录的激动剂或抑制剂。NF-κB 受控于各种转录后修饰机制，以及其他辅助性的顺式作用元件与反式作用因子之间的相互作用。NF-κB 复合物在细胞质中处于失活状态，复合物中包括 NF-κB 抑制剂，在传统的激活过程中，IκB 被 IKK 磷酸化致活，随后释放了活化的 NF-κB 复合物入核。IκB 对 NF-κB 的抑制主要是由于 NF-κB 的亚基 P65 存在与 IκB 的结合位点，该位点是一个弱的 DNA 结合位点，可直接促进 NF-κB 复合物与 DNA 的偶联，与染色质的偶联则通过 DDX1 与 NF-κB 的偶联来实现。

笔者所在实验室在小鼠酒精性肝纤维化进程中，利用 CRISRP/Cas9 技术抑制 Gp96 的表达，以探讨 Gp96 在酒精性肝纤维化中的作用和相关分子机制，为酒精性肝纤维化的防治提供新的思路与方法。

3. 研究方法

（1）实验设计

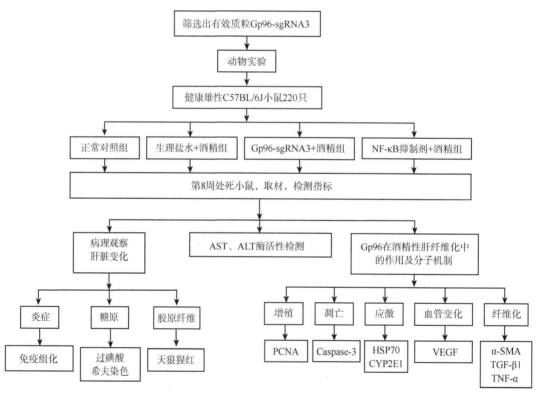

（2）模型制备：选取健康雄性 C57BL/6J 小鼠 220 只，随机分为 4 组，即正常对照组（$n=10$），生理盐水+酒精组（$n=70$），Gp96-sgRNA3+酒精组（$n=70$），NF-κB 抑制剂+酒精组（$n=70$）。正常对照组小鼠喂养 Lieber-DeCarli 对照液体饲料 TP4030C 达 8 周。生理

盐水+酒精组小鼠喂养 Lieber-Decarli 酒精液体饲料 TP4030A 达 8 周，于每周一、周三上午 8 点对每只小鼠尾静脉注射生理盐水 0.2ml 且联合第 5 周 5%CCl₄ 0.05ml 灌胃。Gp96-sgRNA3+酒精组小鼠同样喂养 Lieber-DeCarli 酒精液体饲料 TP4030A 达 8 周，于每周一、周三上午 8 点对每只小鼠进行尾静脉注射 Gp96-sgRNA3 质粒 0.2ml，于第 5 周开始，间隔 1 小时后行 5%CCl₄ 0.05ml 灌胃到第 8 周为止。NF-κB 抑制剂+酒精组小鼠喂养相同 Lieber-Decarli 酒精液体饲料 TP4030A 达 8 周，于每周一、周三上午 9 点对每只小鼠进行尾静脉注射 NF-κB 抑制剂 PDTC，剂量为 0.15ml，浓度为 1.65mg/ml，于第 5 周开始，间隔 1 小时后行 5%CCl₄ 0.05ml 灌胃，到第 8 周为止。第 8 周周六上午 8 点眼球取血处死各组小鼠，取血清样本 5000r/min，10℃离心 20 分钟测酶活指标。

4. 结果

（1）小鼠酒精性肝纤维化进程中 Gp96 对肝脏的保护作用：筛选 Gp96-sgRNA3 为有效质粒，注射 Gp96-sgRNA3 质粒可以有效抑制 Gp96 表达，小鼠酒精性肝纤维化加重，说明 Gp96 在小鼠酒精性肝纤维化进程中起重要的保护作用。NF-κB 抑制剂+酒精组与生理盐水+酒精组相比，Gp96 表达也显著下降（$P<0.01$），说明尾静脉注射 NF-κB 抑制剂抑制了 NF-κB 信号通路，也下调了 Gp96 的表达，同样显著加剧了肝脏的纤维化进程。如图 5-38 所示。

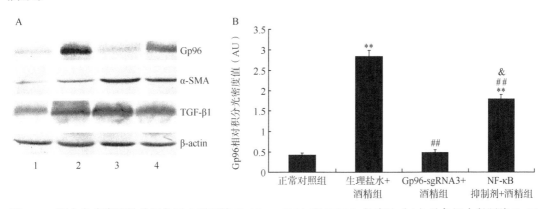

图 5-38　蛋白免疫印迹法检测各组小鼠肝脏 Gp96、α-SMA 和 TGF-β₁ 的表达（A）及各组小鼠肝脏 Gp96 表达变化的定量分析（B）

A：1. 正常对照组，2. 生理盐水+酒精组，3. Gp96-sgRNA3+酒精组，4. NF-κB 抑制剂+酒精组。B 图为不同组小鼠免疫印迹 Gp96 的表达变化定量统计图。用 Gel-Pro Analyzer 4.0 软件进行定量分析，AU 代表任意单位。$**P<0.01$：与正常对照组相比较有显著性差异。$^{\#\#}P<0.01$：与生理盐水+酒精组相比较有显著性差异。$^{\&}P<0.05$：与 Gp96-sgRNA3+酒精组相比有显著性差异。每次实验重复三次

酶活指标 AST、ALT 显示，与正常对照组相比，其余三组 AST、ALT 含量显著上升（$P<0.01$），肝纤维化显著加重；与生理盐水+酒精组相比，Gp96-sgRNA3+酒精组和 NF-κB 抑制剂+酒精组 AST、ALT 的含量明显上升（$P<0.01$ 或 $P<0.05$），肝纤维化更为明显，提示抑制 Gp96 的表达促进了肝纤维化程度，Gp96 起保护肝脏作用，而抑制 NF-κB 信号通路下调了 Gp96 的表达，加速了肝纤维化对肝脏的损伤。如图 5-39 所示。

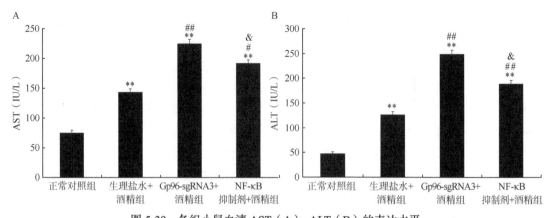

图 5-39　各组小鼠血清 AST（A）、ALT（B）的表达水平

**$P<0.01$：与正常对照组相比较有显著性差异。##$P<0.01$ 或#$P<0.05$：与生理盐水+酒精组相比较有显著性差异。&$P<0.05$：与 Gp96-sgRNA3+酒精组相比较有显著性差异。每次实验重复三次

HE 染色后显微镜下观察显示，与正常对照组相比，其余三组肝细胞都有不同程度的炎性浸润坏死（$P<0.01$），肝细胞坏死率得分明显增高；与生理盐水+酒精组相比，Gp96-sgRNA3+酒精组和 NF-κB 抑制剂+酒精组肝细胞脂肪空泡情况更严重，坏死率升高更明显（$P<0.01$ 或 $P<0.05$），肝坏死程度更为显著。说明抑制 Gp96 的表达，加速了肝纤维化，促进了肝损伤，而 NF-κB 信号通路通过上调 Gp96 的表达在肝纤维化进程中对肝脏起到一定的保护作用。如图 5-40（彩图 22）所示。

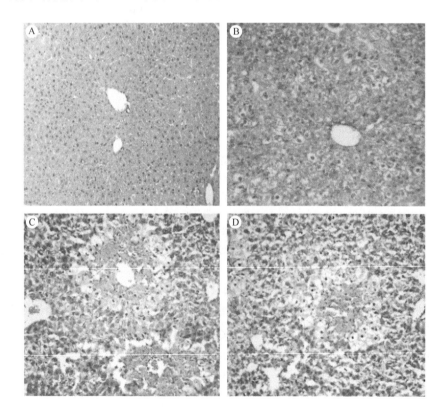

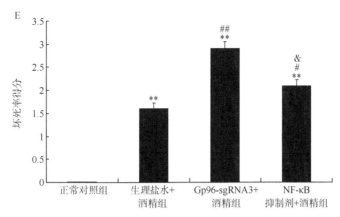

图 5-40　各组小鼠肝脏 HE 染色（200×）结果与不同组小鼠肝脏切片 HE 染色细胞坏死率得分统计

A、B、C、D. 分别为正常对照组、生理盐水+酒精组、Gp96-sgRNA3+酒精组、NF-κB 抑制剂+酒精组，E. 坏死率得分。利用 ImagePro Plus 6.0 软件对每只小鼠肝脏切片至少 12 mm^2 的区域用来进行组织测量。**$P<0.01$：与正常对照组相比有显著性差异；##$P<0.01$，#$P<0.05$：与生理盐水+酒精组相比有显著性差异；&$P<0.05$：与 Gp96- sgRNA3+酒精组相比有显著性差异。每次实验重复三次

　　过碘酸希夫（PAS）染色后显微镜下观察显示，与正常对照组小鼠糖原含量丰富相比，其余三组糖原含量都显著减少（$P<0.01$），说明肝动员和能量消耗增加，促进了肝纤维化；而与生理盐水+酒精组相比，Gp96-sgRNA3+酒精组和 NF-κB 抑制剂+酒精组显示糖原的减少更加明显（$P<0.01$），说明抑制 Gp96 的表达加速了肝糖原的消耗，促进了肝纤维化的进程，抑制 NF-κB 信号通路可以下调 Gp96 的表达，从而加速肝糖原的消耗，促进肝纤维化。如图 5-41（彩图 23）所示。

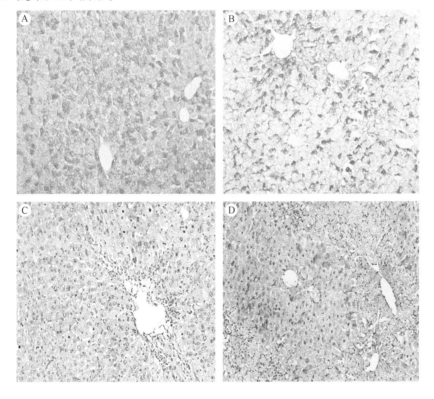

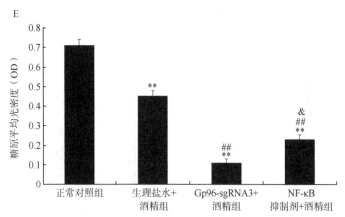

图 5-41　各组小鼠肝糖原染色（200×）结果与各组小鼠肝脏切片糖原染色细胞坏死率得分统计

A、B、C、D. 分别为正常对照组、生理盐水+酒精组、Gp96-sgRNA3+酒精组、NF-κB 抑制剂+酒精组，E. 糖原平均光密度值。利用 ImagePro Plus 6.0 软件对每只小鼠肝脏切片至少 12 mm^2 的区域用来进行组织测量。**$P<0.01$：与正常对照组相比有显著性差异。$^{\#\#}P<0.01$：与生理盐水+酒精组相比有显著性差异。$^{\&}P<0.05$：与 Gp96-sgRNA3+酒精组相比有显著性差异，每次实验重复三次

　　天狼猩红染色后显微镜下观察显示，与正常组相比，其余三组染色细胞阳性率显著升高（$P<0.01$），胶原纤维含量异常丰富，说明肝细胞在酒精的作用下受损严重；而与生理盐水+酒精组相比，Gp96-sgRNA3+酒精组和 NF-κB 抑制剂+酒精组染色细胞阳性率也显著升高（$P<0.01$ 或 $P<0.05$），胶原纤维分布更为广泛，说明抑制 Gp96 的表达，加速了肝纤维化，肝细胞受损加重，而抑制 NF-κB 信号通路会抑制 Gp96 的表达，促进了肝纤维化。同时也说明，NF-κB 信号通路通过上调 Gp96 的表达，在肝纤维进程中对肝脏起到一定的保护作用，如图 5-42（彩图 24）所示。

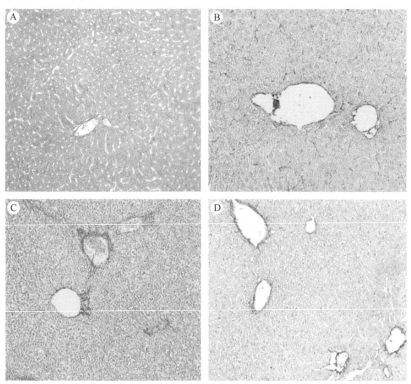

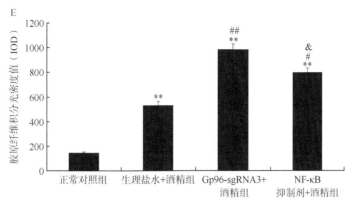

图 5-42　各组小鼠肝脏的天狼猩红染色（200×）结果与各组小鼠肝脏切片天狼猩红胶原纤维染色细胞阳性率得分统计

A、B、C、D. 分别为正常对照组、生理盐水+酒精组、Gp96-sgRNA3+酒精组、NF-κB 抑制剂+酒精组，E. 胶原纤维积分光密度值。用 ImagePro Plus 6.0 软件对每只小鼠至少 12mm² 的肝脏切片组织进行测量分析。**$P<0.01$：与正常对照组相比较有显著性差异。##$P<0.01$，#$P<0.05$：与生理盐水+酒精组相比较有显著性差异。&$P<0.05$：与 Gp96-sgRNA3+酒精组相比有显著性差异。每实验重复三次

（2）Gp96、TNF-α 和小鼠酒精性肝纤维化的关系：免疫组织化学染色后显微镜下观察显示，与正常对照组相比，Gp96 在生理盐水+酒精组和 NF-κB 抑制剂+酒精组中阳性细胞数均显著增加（$P<0.01$），但在 Gp96-sgRNA3+酒精组中无显著变化（$P>0.05$）而 TNF-α 在其他三组中阳性细胞均显著增多（$P<0.01$ 或 $P<0.05$）；与生理盐水+酒精组相比，Gp96-sgRNA3+酒精组和 NF-κB 抑制剂+酒精组中 Gp96 阳性表达的细胞数显著降低（$P<0.01$），而 TNF-α 阳性表达细胞数显著增加（$P<0.01$），如图 5-43（彩图 25）所示。

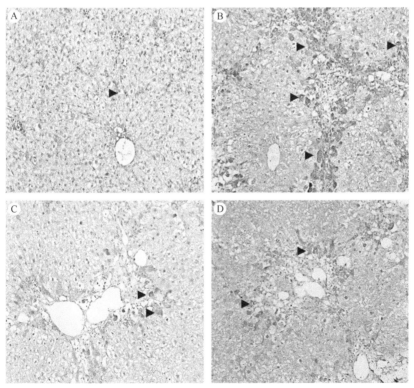

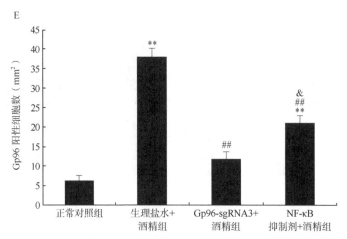

图 5-43 各组小鼠肝脏 Gp96 的免疫组织化学（200×）结果与 Gp96 表达阳性细胞在各组小鼠肝脏中的表达数量

A、B、C、D. 分别为正常对照组、生理盐水+酒精组、Gp96-sgRNA3+酒精组、NF-κB 抑制剂+酒精组，E. Gp96 表达阳性细胞在不同组小鼠肝脏中的表达数量。利用 ImagePro Plus 6.0 软件对每只小鼠肝脏切片至少 12 mm² 的区域用来进行组织测量。**P<0.01：与正常对照组相比有显著性差异；##P<0.01：与生理盐水+酒精组相比有显著性差异；&P<0.05：与 Gp96-sgRNA3+酒精组比有显著性差异。每次实验重复三次

　　TNF-α 在肿瘤的发生发展进程中起重要的促进作用，但在酒精性肝纤维化进程中的作用鲜有报道。本研究结果发现，Gp96-sgRNA3+酒精组与生理盐水+酒精组相比，TNF-α 表达量显著上升（P<0.01），说明抑制 Gp96 的表达可以促进 TNF-α 上调表达，促进肝损伤；而 NF-κB 抑制剂+酒精组与 Gp96-sgRNA3+酒精组具有相似的趋势，可以抑制 Gp96 的表达，促进 TNF-α 表达量的显著上升（P<0.01），促进肝损伤，从而加速肝纤维化进程。如图 5-44（彩图 26）所示。

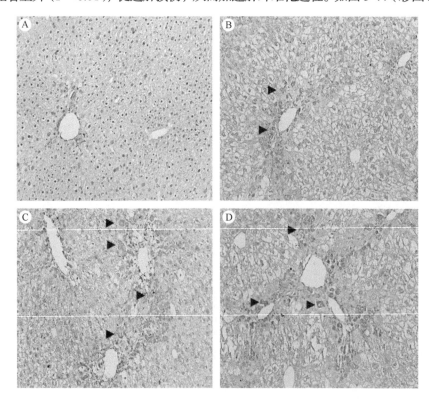

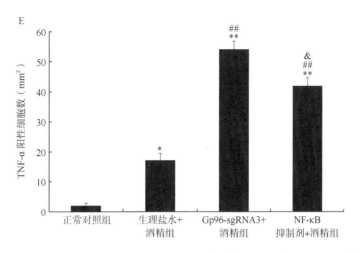

图 5-44 各组小鼠肝脏 TNF-α 的免疫组织化学（200×）结果与 TNF-α 表达阳性细胞在各组小鼠肝脏中的表达数量

A、B、C、D. 分别为正常对照组、生理盐水+酒精组、Gp96-sgRNA3+酒精组、NF-κB 抑制剂+酒精组，E. TNF-α 表达阳性细胞在不同组小鼠肝脏中的表达数量。利用 ImagePro Plus 6.0 软件对每只小鼠肝脏切片至少 12mm² 的区域用来进行组织测量。**$P<0.01$ 或*$P<0.05$：与正常对照组相比有显著性差异；##$P<0.01$：与生理盐水+酒精组相比有显著性差异；&$P<0.05$：与 Gp96-sgRNA3+酒精组相比有显著性差异。每次实验重复三次

（3）Gp96、α-SMA、TGF-β_1 和小鼠酒精性肝纤维化的关系：α-SMA 全称为 α-平滑肌肌动蛋白，是肝细胞成纤维化的标志，可促进肝纤维化的发生发展。有文献报道，在酒精性肝纤维化过程中，α-SMA 是促进肝星状细胞活化的标志物，肝星状细胞的激活从而加速肝纤维化是以 α-SMA 的升高作为判定指标的。本研究结果发现，Gp96-sgRNA3+酒精组与生理盐水+酒精组相比，α-SMA 表达量显著上升（$P<0.01$），说明抑制 Gp96 的表达可以促进 α-SMA 上调表达，从而加速肝纤维化；而注射 NF-κB 抑制剂+酒精组与注射质粒 Gp96-sgRNA3+酒精组具有相似的趋势，可以抑制 Gp96 的表达，提示抑制 NF-κB 信号通路下调了 Gp96 的表达，促进 α-SMA 表达量的显著上升（$P<0.01$），从而加速肝纤维化进程，如图 5-38 所示。

有文献证实，TGF-β_1 是促进肝纤维化进程的重要因子。伴随肝细胞的增殖，成纤维样活化的细胞会大量表达 TGF-β_1，表达量的升高提示肝纤维化程度加剧。本研究结果发现，注射质粒 Gp96-sgRNA3+酒精组与生理盐水+酒精组相比，TGF-β_1 表达量显著上升（$P<0.01$），说明抑制 Gp96 的表达可以促进 TGF-β_1 上调表达，从而加速肝纤维化；而注射 NF-κB 抑制剂+酒精组与注射质粒 Gp96-sgRNA3+酒精组具有相似的趋势，可以抑制 Gp96 的表达，提示抑制 NF-κB 信号通路下调了 Gp96 的表达，促进 TGF-β_1 表达量的显著上升（$P<0.05$），从而加速肝纤维化进程。如图 5-38 和图 5-45 所示。

（4）CYP2E1、caspase-3 和小鼠酒精性肝纤维化的关系：CYP2E1 是细胞色素 P450 家族的重要成员，参与细胞的氧化应激过程，促进肝损伤。在酒精性肝纤维化进程中，通过细胞的氧化应激反应，促进肝纤维化发生与发展。有文献报道，CYP2E1 是 CYP 超级家族的重要异位体，可代谢酒精并产生乙醛和 ROS，引起氧化应激反应，从而促进肝损伤。已

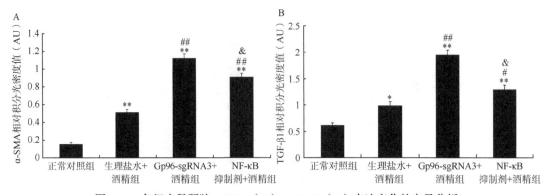

图 5-45 各组小鼠肝脏 α-SMA（A）、TGF-β₁（B）表达变化的定量分析

用 Gel-Pro Analyzer4.0 软件进行定量分析，AU 代表任意单位。**$P<0.01$ 或*$P<0.05$：与正常对照相比较有显著性差异。
##$P<0.01$ 或#$P<0.05$：与生理盐水+酒精相比较有显著性差异。&$P<0.05$：与 Gp96-sgRNA3+酒精组相比有显著性差异。每次实验重复三次

知酒精能诱发慢性饮酒者肝纤维化，研究表明，酒精性肝纤维化患者的肝细胞中可表达 CYP2E1，在酒精代谢中起着核心作用。此外，笔者实验室的前期研究已经发现，在小鼠急性酒精性肝病模型中，酒精会增强 CYP2E1 的活性，这些影响被认为与 ROS 水平升高有关。前期研究表明，酒精暴露通过诱导 CYP2E1 的表达增加细胞毒性，酒精可以诱导 C2C12 小鼠成肌细胞和大鼠肝细胞中 CYP2E1 的表达，细胞氧化应激增强，与饮酒者的血液中单核细胞增高相一致。

本研究发现，与正常对照组相比，生理盐水+酒精组 CYP2E1 表达上升（$P<0.05$），说明酒精性肝纤维化进程中，氧化应激促进了肝纤维化进程；Gp96-sgRNA3+酒精组与生理盐水+酒精组相比，CYP2E1 表达量显著上升（$P<0.01$），说明抑制 Gp96 的表达可以促进 CYP2E1 上调表达，增强了肝细胞的氧化应激反应，加速了肝脏的损伤，促进了肝脏的纤维化进程；而 NF-κB 抑制剂+酒精组 CYP2E1 表达也明显上升（$P<0.05$），与 Gp96-sgRNA3+酒精组结果相似，提示抑制 NF-κB 信号通路下调了 Gp96 的表达，增加了 CYP2E1 的表达量，促进了氧化应激反应，肝纤维化程度加剧。结果表明：NF-κB 信号通路通过促进 Gp96 的表达，抑制了 CYP2E1 的表达，抑制了氧化应激，减轻了小鼠肝纤维化程度。如图 5-46 所示。

caspase-3 是细胞凋亡的执行者。caspase-3 参与肝细胞的凋亡，使肝细胞凋亡量增加，肝纤维化进程加剧。caspase-3 介导 P65 裂解，能抑制 NF-κB 介导的凋亡细胞的抗凋亡反应，使凋亡进行下去。NF-κB 转录量的减少与 P65 在凋亡过程中的失活有密切联系，此外，由 caspase-3 裂解产生的片段会干扰核糖体的产生，核糖体蛋白被确认为是 NF-κB 中不可缺少的一部分，可与胞质中的 P65 单位相互作用，选择性地抑制核易位，从而抑制抗凋亡基因的转录表达，核糖体蛋白的亚细胞定位受到精确调节，由信号通路的级联信号精准调控，特别重要的是核易位与核糖体发挥的功能。本研究发现，与正常对照组相比，生理盐水+酒精组 caspase-3 表达显著上升（$P<0.05$），说明酒精性肝纤维化进程中，caspase-3 的凋亡作用明显增强，加重了肝脏的纤维化进程；与生理盐水+酒精组相比，Gp96-sRNA3+酒精组 caspase-3 表达显著上升（$P<0.01$），说明抑制 Gp96 的表达，上调了 caspase-3 的表达，

促进了肝细胞凋亡，加速了肝损伤，促进了肝纤维化进程；而 NF-κB 抑制剂+酒精组与生理盐水+酒精组相比，caspase-3 表达也明显升高（$P<0.05$），与 Gp96-sgRNA3+酒精组趋势相似，提示抑制 NF-κB 信号通路下调了 Gp96 的表达，增强了 caspase-3 的表达量，促进了肝细胞凋亡反应，肝纤维化程度加剧。实验结果也说明：NF-κB 信号通路通过促进 Gp96 的表达，抑制了 caspase-3 的表达，减少了肝细胞凋亡，减轻了肝纤维化程度。如图 5-46 所示。

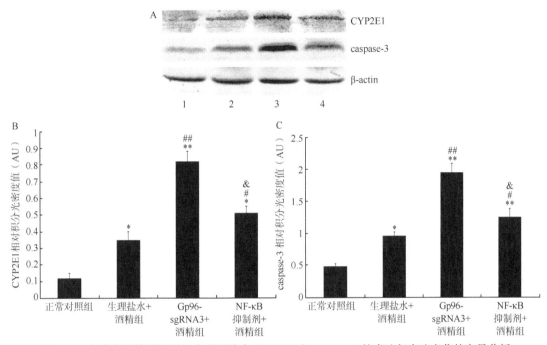

图 5-46　免疫印迹检测不同组小鼠肝脏中 CYP2E1 和 caspase-3 的表达与表达变化的定量分析

A：1. 正常对照组；2. 生理盐水+酒精组，3.Gp96-sgRNA3+酒精组，4.NF-κB 抑制剂+酒精组。B、C 分别为不同组小鼠免疫印迹 CYP2E1 和 caspase-3 的表达变化定量统计图。用 Gel-Pro Analyzer4.0 软件进行定量分析，AU 代表任意单位。**$P<0.01$ 或*$P<0.05$：与正常对照组相比较有显著性差异。##$P<0.01$，#$P<0.05$：与生理盐水+酒精组相比较有显著性差异。&$P<0.05$：与 GP96-sgRNA3+酒精相比有显著性差异。每次实验重复三次

（5）PCNA、VEGF、HSP70 和小鼠酒精性肝纤维化的关系：PCNA 是细胞增殖标志物，可以减轻肝细胞受损，促进细胞的增殖与修复。作者的研究结果发现，与正常对照组相比，生理盐水+酒精组 PCNA 表达显著增加（$P<0.01$），Gp96-sgRNA3+酒精组与生理盐水+酒精组相比，PCNA 表达量显著下降（$P<0.01$），说明抑制 Gp96 的表达可以使 PCNA 表达下调，抑制了肝细胞的增殖，促进了肝纤维化进程；而 NF-κB 抑制剂+酒精组与生理盐水+酒精组相比，PCNA 表达量也显著下降（$P<0.01$），这与 Gp96-sgRNA3+酒精组结果相似，提示抑制 NF-κB 信号通路通过下调 Gp96 的表达，抑制了 PCNA 表达，减弱了肝细胞的增殖，从而使肝纤维化进程加剧。实验结果也表明：NF-κB 信号通路通过促进 Gp96 的表达，上调了 PCNA 的表达，促进了肝细胞增殖，加速了肝损伤后的修复，减轻了肝纤维化程度。如图 5-47 所示。

VEGF 参与血管内皮的生成与修复，促进细胞增殖。本研究发现，与正常对照组相比，生理盐水+酒精组 VEGF 表达受到显著抑制（$P<0.01$），Gp96-sgRNA3+酒精组与生理盐水

+酒精组相比，VEGF 表达量显著下降（$P<0.05$），说明抑制 Gp96 的表达可以使 VEGF 表达下调，减缓血管内皮的生成与修复过程，促进了肝脏的纤维化进程；而 NF-κB 抑制剂+酒精组与生理盐水+酒精组相比，VEGF 表达量也显著下降（$P<0.05$），这与 Gp96-sgRNA3+酒精组结果相似，提示抑制 NF-κB 信号通路通过下调 Gp96 的表达，抑制了 VEGF 的表达，减弱了血管内皮细胞的增殖，从而使肝纤维化进程加剧。实验结果也说明：NF-κB 信号通路通过促进 Gp96 的表达，使 VEGF 的表达升高，从而促进血管增生，加速肝脏修复，肝纤维化程度减轻。如图 5-47 所示。

HSP70 与 Gp96 同属热休克蛋白家族成员，作为应激蛋白，是参与应激反应的重要分子，可减轻肝损伤。本研究发现，与正常对照组相比，生理盐水+酒精组 HSP70 表达量显著升高（$P<0.01$），Gp96-sgRNA3+酒精组与生理盐水+酒精组相比，HSP70 表达量显著降低（$P<0.01$），说明注射该质粒不仅有效抑制了 Gp96 的表达，HSP70 表达也受到抑制，应激蛋白的保护作用减弱，使肝纤维化程度显著加剧；而 NF-κB 抑制剂+酒精组与 Gp96-sgRNA3+酒精组具有相似的趋势，HSP70 表达量也显著降低（$P<0.01$），应激蛋白的保护作用减弱，从而加速了肝纤维化进程。如图 5-47 所示。

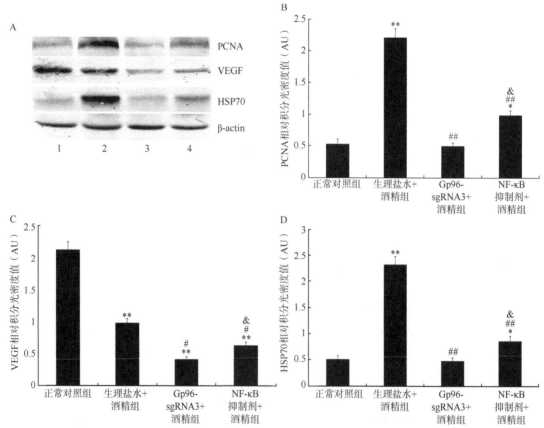

图 5-47 免疫印迹检测不同组小鼠肝脏中 PCNA、VEGF 和 HSP70 的表达与表达变化的定量分析

A、B、C、D. 分别为正常对照组、生理盐水+酒精组、Gp96-sgRNA3+酒精组、NF-κB 抑制剂+酒精组。B、C、D 分别为不同组小鼠免疫印迹 PCNA、VEGF、HSP70 的表达变化定量统计图。用 Gel-Pro Analyzer4.0 软件进行定量分析，AU 代表任意单位。**$P<0.01$ 或*$P<0.05$：与正常对照组相比较有显著性差异。##$P<0.01$，#$P<0.05$：与生理盐水+酒精组相比较有显著性差异。&$P<0.05$：与 Gp96-sgRNA3+酒精组相比有显著性差异。每次实验重复三次

综上，可以得出：在小鼠酒精性肝纤维化进程中，抑制 Gp96 表达可促进肝纤维化，Gp96 起到保护肝脏的作用；抑制 NF-κB 信号通路会下调 Gp96 的表达，加重肝纤维化进程。NF-κB 信号通路通过上调 Gp96 的表达，在肝纤维化进程中对肝脏起到一定的保护作用。

（三）ADAMTS-1 在小鼠酒精性肝纤维化中的作用及机制研究

ADAMTS-1 在酒精性肝纤维化中的作用及调控的分子机制，目前尚不明确。因此，本研究体内实验采用 CRISPR/Cas9 技术敲除小鼠的 *ADASMTS-1* 基因，导致该位点的突变，引起了 *ADAMTS-1* 基因的沉默，同时体外实验运用 miRNA-21（miR-21）模拟物和 miR-21 抑制剂调控 ADAMTS-1 上游的靶基因 miR-21 的表达，从而以体内、体外角度研究 ADAMTS-1 在酒精性肝纤维化中的作用和酒精性肝纤维化的发病机制，为探讨酒精性肝纤维化疾病具体的治疗方法提供相应的理论基础。

微小 RNA（microRNA，miRNA）是一类内源性非编码 RNA，长度为 19～25 个核苷酸，它可以通过与靶 mRNA 的 3′非编码区进行互补结合，而在转录后水平直接进行降解靶 mRNA 或者抑制蛋白质的翻译过程。miR-21 是一个靶基因为 *ADAMTS-1* 的、与纤维化疾病密切相关的 miRNA。研究发现，miR-21 在肺纤维化小鼠肺组织中的表达是上调的，并且 miR-21 的过表达可以通过直接靶向沉默 *ADAMTS-1* 的表达来促进肺成纤维细胞的增殖、转化及胶原蛋白的合成，提示 miR-21 可能是一种促肺纤维化的因子。然而，miR-21 在肝中是否具有相似的作用，至今未见报道。

1. ADAMTS-1 概述　Ⅰ型血小板结合蛋白基序的解聚蛋白样金属蛋白酶 ADAMTSs（a disintegrin and metalloproteinase with thrombospondin-like motifs）是一类依赖 Zn^{2+} 的包括 19 个家族成员的分泌型多结构域蛋白水解酶，ADAMTS-1 是这个家族中第一个被发现的成员，主要由成纤维细胞、血管内皮细胞、巨噬细胞合成和分泌，并且在释放后，可锚定在细胞外基质中。ADAMTS-1 具有蛋白水解功能，并在哺乳动物中广泛表达。此外，已有研究发现 ADAMTS-1 的失衡可以诱发多种疾病如动脉粥样硬化、心肌梗死及心室重塑、肺动脉高压、肺纤维化和乳腺癌等，反之，合理地调控 ADAMTS-1 的表达又可以为这些疾病的康复做出贡献。

（1）ADAMTS-1 的生物学结构：Kuno 等研究者在小鼠结肠 26 腺癌细胞中得到了一个新的 cDNA 克隆，由于其编码的蛋白质氨基酸序列与蛇毒金属蛋白酶和血小板反应素序列十分相似，所以将其命名为 ADAMTS-1。该研究进一步发现 ADAMTS-1 是位于小鼠 16 号染色体的 C3～C5 区，它的功能蛋白包括前金属蛋白酶、金属蛋白酶、含 TSP Ⅰ型基序的血小板反应蛋白（TSP）同源域、解聚素样结构域、间隔区及 COOH-终端 TSP 子主题，如图 5-48 所示。此外，ADAMTS-1 与家族其他蛋白一样，具有血小板反应素基序，能够与细胞外基质结合。

（2）ADAMTS-1 的相关研究：在分子方面，ADAMTS-1 是血管稳态的主要介体。增强的 ADAMTS-1 和 Kruppel 样因子 4（KLF4）在内皮细胞表面结合 VEGF 或 VEGFR2。结果，新血管生长的抑制导致病理性血管的减少，最终维持着血管的稳态。ADAMTS-1 也可以通过降解聚集蛋白聚糖和多功能蛋白聚糖在各种生理和病理过程中发挥作用。

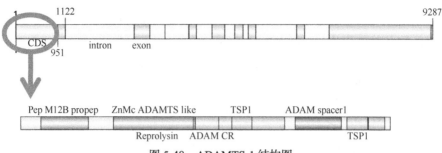

图 5-48 ADAMTS-1 结构图

所以，ADAMTS-1 可以直接通过降解心血管系统中的 Versican 而在动脉粥样硬化中发挥重要作用。但是，这可能导致血管平滑肌细胞（VSMC）的内部迁移，增殖的调控和其他细胞事件的调控。Vorkapic 等进行的一项研究，也证明了 ADAMTS-1 底物裂解与动脉粥样硬化发展之间的关联。此外，在急性主动脉夹层（AAD）的小鼠模型中，有人提出 ADAMTS-1 通过降解巨噬细胞和中性粒细胞中的 Versican 来促进 AAD 的进展。

在基因方面，研究表明，人内皮祖细胞中的 miR-142 可以抑制 ADAMTS-1 的表达，进而引起内皮中一氧化氮合酶表达的上调，从而在血管生成中起重要作用。Meiling Lia 等的研究结果发现，miR-362-3p 的表达上调抑制了 VSMC 的增殖和迁移，并阻碍了 G_1/S 细胞周期的转变。ADAMTS-1 是 miR-362-3p 的直接靶标。随后的实验表明，miR-362-3p 与 ADAMTS-1 的 3′-非翻译区（UTR）结合并降低其 mRNA 和蛋白表达水平。ADAMTS-1 的过表达部分恢复了 miR-362-3p 介导的 VSMC 增殖，细胞周期和迁移的抑制。此外，研究发现 miR-365b-3p 可以直接通过靶向 ADAMTS-1 抑制冠状动脉粥样硬化，从而达到抑制人冠状动脉平滑肌细胞的增殖和迁移的效果。在基因方面，另有 Hao Liu 等研究者通过双重萤光素酶报告基因测定，证实 miR-410 能够调节 ADAMTS-1 的表达。miR-410 的上调直接参与 TGF-β_1/ADAMTS-1 信号通路的激活，导致肺纤维化。

在信号通路方面，有研究表明，月桂酸可能通过 PI3K/JNK 途径干扰 ADAMTS-1 的表达，从而防止动脉粥样硬化中血栓的形成。刘理静等研究表明，大黄素能够抑制大鼠肺纤维化，其分子机制可能与抑制 TGF-β_1/ADAMTS-1 途径，从而增加肺组织 I 型胶原和Ⅲ型胶原的降解，最终减少肺间质内 ECM 沉积有关。

除了在以上方面的研究，ADAMTS-1 蛋白酶还是平衡免疫细胞库和肿瘤炎症反应所必需的；有研究发现缺乏 ADAMTS-1 会不同程度地影响淋巴细胞和骨髓人群。并且，Carlos Peris-Torres 等研究发现抑制细胞外蛋白酶 ADAMTS-1 在体外能够改变葡萄膜黑色素瘤细胞的内皮样特性，并在体内影响肿瘤脉管系统。另外，有研究表明 ADAMTS-1 和 BNC-1（锌指蛋白 basonuclin-1）的启动子甲基化可作为早期检测血液中胰腺癌的潜在生物标记。ADAMTS-1 的过表达还对纤维肉瘤具有抗肿瘤活性。更值得注意的是，LeMaire 等的研究表明，ADAMTS-1 mRNA 和蛋白表达在人慢性降主动脉夹层中明显更高，与 A 型急性主动脉夹层相比，ADAMTS-1 在主要位于外膜的巨噬细胞中表达。这些结果表明，ADAMTS-1 可能参与了胸主动脉瘤和主动脉夹层的发病机制。ADAMTS-1 可能是 TAAD 的新型治疗靶标。此外，ADAMTS-1 还可抑制肝癌和人乳腺肿瘤的迁移和侵袭。在正常氧和缺氧条件下的肝细胞中，ADAMTS-1 的表达受 SP1（特异性蛋白 1）和 USF1（上游刺激因子 1）之间的差异调节。Sun Ah Ham 等研究发现过氧化物酶体增殖物激活受体 δ（PPARδ）的激活通过上调 ADAMTS-1 表达从而下调血小板反应蛋白-1（TSP-1）的水平来抑制人乳腺癌 MDA-MB-231、ZR-75-1 和 MDA-MB-435 细胞的迁移和侵袭。PPARδ 配体（GW501516）对 ADAMTS-1 表达的影响介导了 PPARδ 的功能（如抗肿瘤活性）。

2. 研究方法

（1）质粒设计：CRISPR/Cas9 技术靶向突变小鼠 *ADAMTS-1* 基因三合一质粒：从 NCBI 中检索小鼠 *ADAMTS-1* 基因序列，在外显子中查找大鼠和小鼠相同的 CRISPR 设计位点，并且将靶向突变的目标序列（CRISPR）设计在外显子 9 上；设计出三个不同的 CRISPR 序列；设计对应的三对互补引物。

1）ADAMTS-1 基因的相关序列（图 5-49）。

[（TGCTTTGGAGACCCTGTA）ATTTTGATATACGATTTTGTAGGAC
TAAGGAAAAGTCACATTTAAAAGAATTGCCTATTTTTAAAGCAATGTGATTGATTAA
CTCATTGAAAGACATATACCTGTTTTCTTTGTCCACAGACCTGGGTATCATGACATT
GTCACAATTCCTGCTGGAGCCACCAACATTGAAGTGAAACATCGGAATCAAAGGG
GGTCCAGAAACAATGGCAGCTTTCTGGCTATTAGAGCCGCTGATGGTACCTATATTC
TGAATGCAAACTTCACTCTGTCCACACTAGAGCAAGACCTCACCTACAAAGGTAC
TGTCTTAAGGTACAGTGGTTCCTCGGCTGCGCTGGAAAGAATCCGCAGCTTTAGTC
CACTCAAAGAACCCTTAACCATCCAGGTTCTTATGGTAGGCCATGCTCTCCGACCC
AAAATTAAATTCACCTACTTTATGAAGAAGAAGACAGAGTCATT（CAACGCCATT
CCCACATT）]

图 5-49 ADAMTS-1 基因部分序列

[ ]标记为外显子 9，——标记的部分为 CRISPR 序列，〜〜 标记的部分为 NGG，是 PAM 序列。(   )标记的部分为设计引物选取的起始序列

引物为：

ADAMTS-1 外显子 9 正向引物：5′TGCTTTGGAGACCCTGTA 3′

ADAMTS-1 外显子 9 反向引物：5′AATGTGGGAATGGCGTTG 3′

2）YSY 线性化三合一 CRISPR/Cas9 质粒的构建（图 5-50、彩图 27）

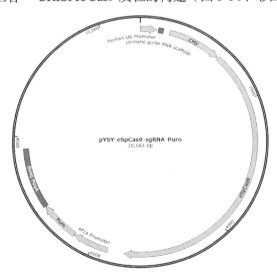

图 5-50 三合一质粒构建图谱

三合一质粒为 pYSY-CMV-Cas9-U6-sgRNA-EFla-puro

3) 转化子的 PCR 验证结果（图 5-51）。

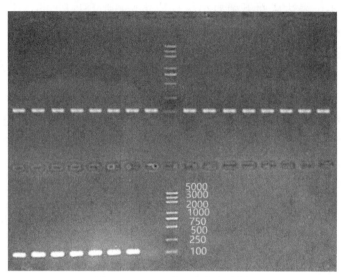

图 5-51　PCR 验证克隆电泳图

自左向右第 9 条泳道为 DNA 标记：从下向上的分子大小依次为 100bp、250bp、500bp、750bp、1000bp、2000bp、3000bp、5000bp

第一行泳道 1～8 为 pYSY-CMV-Cas9-U6-Adamts-1-sgRNA1-EFla-puro 克隆，第一行泳道 10～17 为 pYSY-CMV-Cas9-U6-Adamts-1-sgRNA2-EFla-puro 克隆，第二行泳道 1～8 为 pYSY-CMV-Cas9-U6-Adamts-1-sgRNA3-EFla-puro 克隆

PCR 结果显示约 100 bp 条带的为阳性克隆，这证明了构建的质粒 DNA 都成功地导入了细菌，转化成功。

4) 转化子的测序验证结果：引物测序比对的结果如图 5-52（彩图 28）所示。

pYSY-CMV-Cas9-U6-Adamts-1-sgRNA1-EFla-puro:

pYSY-CMV-Cas9-U6-Adamts-1-sgRNA2-EFla-puro:

pYSY-CMV-Cas9-U6-Adamts-1-sgRNA3-EFla-puro:

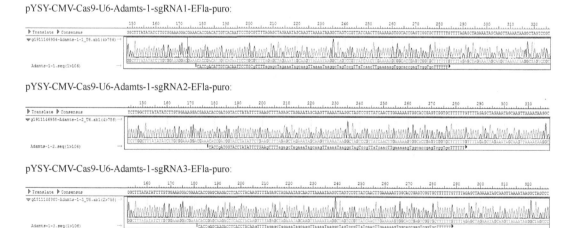

图 5-52　转化子的测序验证

通过以上序列的比对，可以确定目标质粒构建成功。

（2）实验设计（图 5-53、图 5-54）。

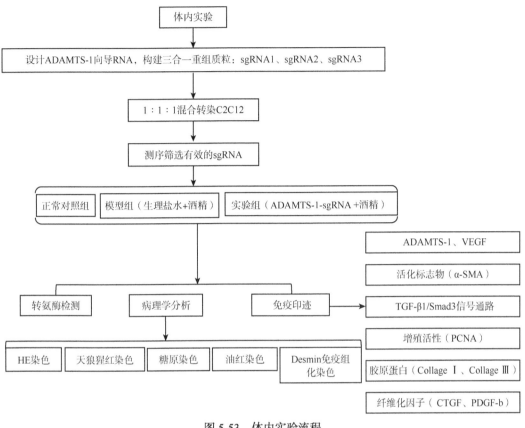

图 5-53　体内实验流程

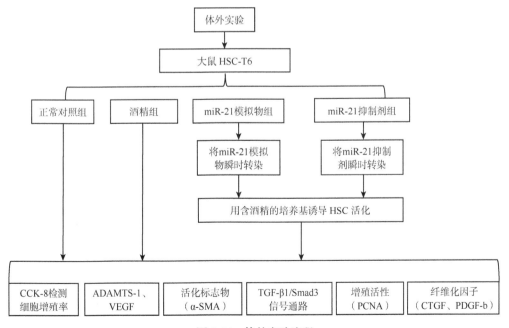

图 5-54　体外实验流程

（3）体内实验分组和模型制备：体内实验通过 CRISPR/Cas9 技术靶向敲除小鼠的 *ADAMTS-1* 基因，再从血清学、病理组织学和分子生物学等方面来探究 ADAMTS-1 在酒精性肝纤维化中的作用及分子机制。将健康清洁级的 60 只雄性 C57BL/6N 小鼠随机分为 3 组，每组含有小鼠 20 只；其中，A 组为正常对照组，用型号为 TP4030C 的 Lieber-DeCarli 对照液体饲料正常饲养 8 周。B 组为模型组，使用型号为 TP4030A 的 Lieber-DeCarli 酒精液体饲料喂养 8 周；C 组为实验组，使用型号为 TP4030A 的 Lieber-DeCarli 酒精液体饲料喂养 8 周，并对小鼠进行每周两次的尾静脉注射，每次注射 50μg 的 ADAMTS-1-sgRNA1 质粒。B 组和 C 组自造模的第 5 周开始联合 5% 四氯化碳橄榄油溶液以 2ml/kg 的量注射，每周注射两次。8 周后，统一将小鼠处死，开展以下实验：①眼球取血，检测 AST、ALT 的变化；②取出肝脏，一方面做石蜡切片，用于 HE 染色、苦味酸-天狼猩红染色、糖原染色（PAS 染色）、油红染色、Hoechst 33258 染色和 Desmin 免疫组化染色；另一方面做免疫印迹检测因子 ADAMTS-1、α-SMA、Ⅰ型胶原、Ⅲ型胶原、CTGF、PCNA、PDGF-b、Smad3、TGF-β、VEGF 和 β-actin 的表达变化。

（4）体外实验分组和模型制备：体外实验通过 miR-21 模拟物和 miR-21 抑制剂来调节 miR-21 的表达，而 miR-21 是 ADAMTS-1 的靶基因，即可通过干预 ADAMTS-1 靶基因的表达影响 ADAMTS-1 的表达量，进而探究 ADAMTS-1 对酒精性肝纤维化影响的分子机制。将大鼠 HSC-T6 分为 4 组。正常对照组：将细胞进行正常培养；酒精组：将正常细胞给予酒精刺激诱导活化；miR-21 模拟物组：将 miR-21 模拟物瞬时转染入细胞，然后加入酒精刺激诱导活化；miR-21 抑制剂组：将 miR-21 抑制剂瞬时转染入细胞，然后加入酒精刺激诱导活化。开展的实验包括：①对 TGF-β₁/Smad3 信号通路及相关因子进行免疫印迹检测，相关因子有 ADAMTS-1、PCNA、α-SMA、CTGF、PDGF-b、VEGF、β-actin；②CCK-8 细胞增殖率检测。

3. 研究结果

（1）细胞转染与有效向导 RNA 的确立

1）细胞转染的效率检测：用含有荧光标记的质粒来转染小鼠成肌细胞 C2C12，在荧光显微镜下观察检测转染的效率，如图 5-55（彩图 29）所示。

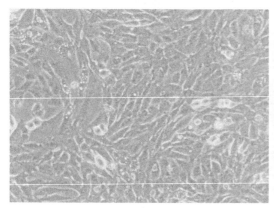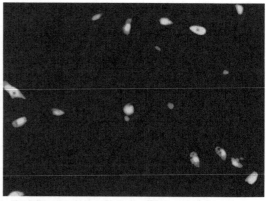

图 5-55　转染效率（200×）

2）测序筛选有效的向导 RNA 为 sgRNA1：将合成的三种质粒以 1∶1∶1 的比例进行混合转染于肝星状细胞，经嘌呤霉素筛选，提取转染成功细胞的 DNA 进行 PCR 扩增、琼脂糖凝胶电泳和目的条带的切胶之后，进行胶回收，最后进行测序。测序比对的结果如图 5-56 所示。

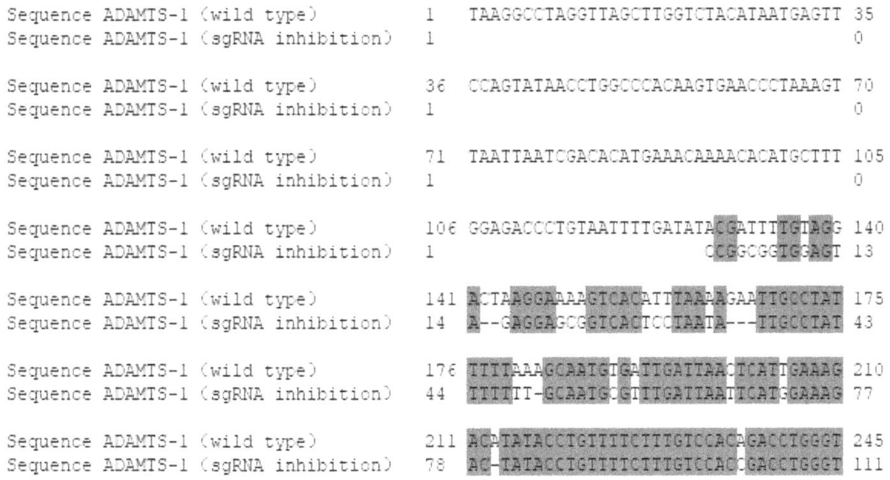

```
Sequence ADAMTS-1 (wild type)        1    TAAGGCCTAGGTTAGCTTGGTCTACATAATGAGTT 35
Sequence ADAMTS-1 (sgRNA inhibition) 1                                        0

Sequence ADAMTS-1 (wild type)        36   CCAGTATAACCTGGCCCACAAGTGAACCCTAAAGT 70
Sequence ADAMTS-1 (sgRNA inhibition) 1                                        0

Sequence ADAMTS-1 (wild type)        71   TAATTAATCGACACATGAAACAAAACACATGCTTT 105
Sequence ADAMTS-1 (sgRNA inhibition) 1                                        0

Sequence ADAMTS-1 (wild type)        106  GGAGACCCTGTAATTTTGATATACGATTTTGTAGG 140
Sequence ADAMTS-1 (sgRNA inhibition) 1                        CCGGCGGTGGAGT 13

Sequence ADAMTS-1 (wild type)        141  ACTAAGGAAAAGTCACATTTAAAAGAATTGCCTAT 175
Sequence ADAMTS-1 (sgRNA inhibition) 14   A--GAGGAGCGGTCACTCCTAATA---TTGCCTAT 43

Sequence ADAMTS-1 (wild type)        176  TTTTAAAGCAATGTGATTGATTAACTCATTGAAAG 210
Sequence ADAMTS-1 (sgRNA inhibition) 44   TTTTTT-GCAATGTGTTTGATTAATTCATGGAAAG 77

Sequence ADAMTS-1 (wild type)        211  ACATATACCTGTTTTCTTTGTCCACAGACCTGGGT 245
Sequence ADAMTS-1 (sgRNA inhibition) 78   AC-TATACCTGTTTTCTTTGTCCACGGACCTGGGT 111
```

图 5-56 DNA 测序比对的结果

测序结果显示：带有 sgRNA1 的质粒能够导致更多的突变位点，因此，确定 sgRNA1 为有效的向导 RNA。

（2）ADAMTS-1 与酒精诱导的 HSC 细胞增殖率：CCK-8（Cell Counting Kit-8）试剂盒是广泛应用于细胞增殖测定、药物筛选、肿瘤药敏试验和细胞毒性检测的一种快速、高灵敏度试剂盒。它经过反应后颜色的深浅与活细胞的数量成正比，通过测定 450nm 波长处的吸光度（OD）值来间接反映活细胞的数量。细胞增殖率的检测结果（表 5-1）显示：细胞经过处理 12 小时后，与正常对照组相比，酒精组的细胞增殖率明显升高（$P < 0.01$），说明酒精的加入诱导了 HSC 的激活，使 HSC 的增殖率提高。与酒精组相比，miR-21 模拟物组的细胞增殖率明显升高（$P < 0.05$），说明 miR-21 模拟物的加入进一步活化了 HSC；而与正常对照组相比，miR-21 抑制剂组的细胞增殖率明显减少（$P < 0.01$），这说明了 miR-21 抑制剂的加入抑制了 HSC 的活化。

表 5-1 各组细胞 12 小时增殖率

组别	12 小时增殖率
正常对照组	0.1699 ± 0.014
酒精组	0.2709 ± 0.013**
miR-21 模拟物组	0.4936 ± 0.034**#
miR-21 抑制剂组	0.1428 ± 0.012##△△

注：与正常对照组小鼠相比 **$P < 0.01$。与酒精组小鼠相比 #$P < 0.05$，##$P < 0.01$。与 miR-21 模拟物组相比 △△$P < 0.01$。

　　以上结果显示：miR-21 是 ADAMTS-1 的靶基因，能够反向调节 ADAMTS-1 的表达，也就是说，ADAMTS-1 的抑制能够加剧 HSC 的活化增殖，而 ADAMTS-1 的过表达能够抑制 HSC 的增殖。

　　（3）酒精性肝纤维化小鼠 ADAMTS-1 与转氨酶和组织损伤之间的关系：肝细胞线粒体和细胞质中含有较高浓度的 ALT 和 AST。当各种因素导致肝细胞损伤时，胞质渗漏会造成血清中 ALT 和 AST 的升高，所以 AST、ALT 的表达水平是能够反映肝细胞损伤程度的血清学指标。ALT 和 AST 的升高通常被认为是肝细胞渗漏和功能紊乱的象征。也就是说，血清中转氨酶 ALT 和 AST 的水平与肝细胞的受损程度是呈正相关的。如图 5-57 所示：模型组和实验组的 ALT 和 AST 水平均明显比正常对照组高（$P<0.01$），说明这两组小鼠经过饲养与处理 8 周后有了明显的肝损伤；其中，实验组的肝损伤比模型组的肝损伤更显著（$P<0.05$），表明 ADAMTS-1 表达的抑制加剧了肝损伤的程度。

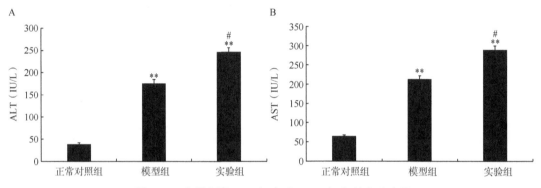

图 5-57　小鼠血清 AST（A）和 ALT（B）的表达水平

**$P<0.01$：与正常对照组相比，模型组或实验组存在显著性差异。\#$P<0.05$：实验组与模型组相比较有显著差异。每次实验均重复进行三次

　　如图 5-58（彩图 30）所示，正常对照组的肝组织中肝小叶的结构非常清晰，且肝索排列比较均匀，肝细胞的形态较为完整，没有损伤；模型组的肝索稍有紊乱，肝小叶结构比较模糊，有轻微的细胞水肿现象；实验组的肝小叶结构不清，肝索更为紊乱，有较为严重的细胞水肿现象，而且围绕着中央静脉周围出现了大量炎症细胞的浸润。模型组和实验组均有肝损伤，且实验组的肝损伤最为严重。小鼠经过饲养与处理 8 周后，与正常对照组相比，模型组小鼠和实验组的小鼠血清中 AST、ALT 水平显著升高（$P<0.01$）。实验组与模型组小鼠相比，实验组小鼠血清中 AST、ALT 水平显著高于模型组（$P<0.05$）。肝细胞坏死分数升高更为明显，差异显著（$P<0.01$）。

　　综上，血清转氨酶检测结果和病理形态学染色观察的结果可知，ADAMTS-1 表达的抑制能够加剧酒精性肝病的损害程度。

　　（4）小鼠酒精性肝病中 ADAMTS-1 表达的抑制加剧肝纤维化进展：天狼猩红染色液主要是用于组织病变时对胶原纤维异常或者增生的研究，在普通光学显微镜下可见病变组织呈现出红色的胶原纤维。天狼猩红染色结果（图 5-59）显示：正常对照组几乎无纤维化现

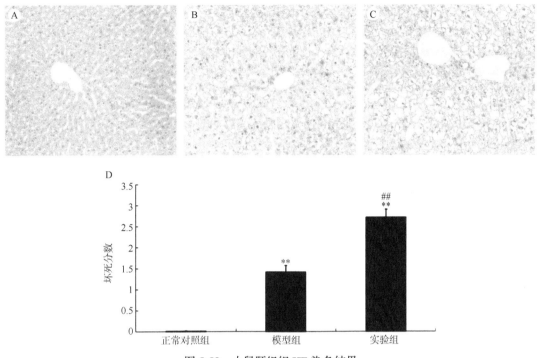

图 5-58　小鼠肝组织 HE 染色结果

A、B、C 分别为正常对照组、模型组和实验组。D. 肝细胞坏死率。通过使用 ImagePro Plus 6.0 软件实现对每只小鼠至少 12mm² 的肝脏切片组织进行测量分析，在显微镜的 200 倍视野下可以观察到组织坏死情况，其中未见坏死为 0 级；有 1～2 处坏死为 1 级；有 2 处以上坏死为 2 级；有大片坏死区域为 3 级。**$P < 0.01$：模型组和实验组与正常对照组相比较有显著性差异。##$P < 0.01$：实验组与模型组相比较有显著性差异。每次实验均重复进行三次（200×）

象的发生，显示出正常肝脏的生理结构；模型组和实验组均有明显红染的胶原纤维的产生，胶原纤维伸入到肝小叶内，突出显示在汇管区周围和窦周，表明此处的纤维化，并且这两组的纤维化程度不一致，*ADAMTS-1* 敲除小鼠的肝组织较模型组小鼠有更加明显的肝纤维化，表明 *ADAMTS-1* 的敲除加剧了肝纤维化的进展，也说明了 ADAMTS-1 可能是一个潜在的酒精性肝纤维化治疗的药物靶标，如图 5-59（彩图 31）所示。

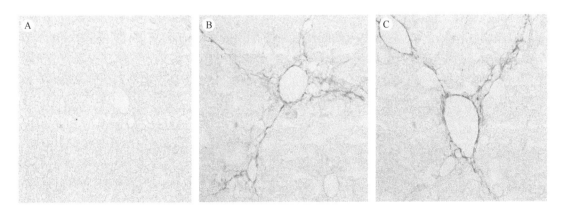

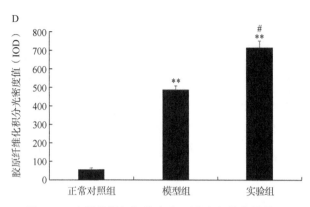

图 5-59 小鼠的肝组织苦味酸-天狼猩红染色结果

A、B、C 分别为正常对照组、模型组和实验组。D. 小鼠肝组织胶原纤维化积分光密度值。通过使用 ImagePro Plus 6.0 软件实现对每只小鼠至少 10mm² 的肝脏切片组织进行测量分析。**$P<0.01$：模型组和实验组与正常对照组相比较有显著性差异。#$P<0.05$：实验组与模型组相比较有显著差异。每次实验均重复进行三次（200×）

（5）小鼠酒精性肝纤维化中 ADAMTS-1 和糖原储备的关系：糖原合成和贮存的主要场所是肝脏，肝病患者应获得足量的糖类以确保蛋白质和热量的需要，从而促进肝细胞的修复与再生。肝脏内需要有充足的糖原贮存，以增强肝脏对细菌感染以及对毒素的抵抗力，从而保护肝脏免受进一步的损伤，促进肝功能的恢复，因此糖原含量对于肝脏来说，意义重大。笔者所在实验室通过 PAS 染色法对于各组小鼠的肝组织进行了糖原含量的检测，结果表明：经过 8 周的饲养和处理后，正常对照组中的糖原呈现中等量的紫红色颗粒分布于细胞质中，模型组的糖原含量明显比正常对照组的糖原含量少（$P<0.01$），而实验组与模型组相比，实验组的糖原含量进一步减少（$P<0.05$），说明了酒精性肝纤维化可以导致小鼠肝糖原的含量明显减少，并且抑制 ADAMTS-1 基因的表达可以导致小鼠肝糖原含量减少更加显著，表明了抑制 ADAMTS-1 基因的表达可能在酒精性肝纤维化的进展中起到增加肝糖原消耗的作用，也就是说，ADAMTS-1 可能是一个在酒精性肝纤维化进展中起到减少糖原消耗的一个作用靶点。如图 5-60（彩图 32）所示。

（6）小鼠酒精性肝纤维化中 ADAMTS-1 和脂滴含量的关系：油红染色是评价肝损伤后冷冻切片脂肪变性的最有效工具之一，从图 5-61（彩图 33）可以看出：正常对照组几乎没有脂滴，较为正常；而模型组的脂滴含量明显较多（$P<0.01$），说明了这 8 周的饲养与处理造成了肝细胞质内可见到大小不等的游离脂滴即脂肪变性。与模型组相比，实验组的脂滴的含量进一步显著增加（$P<0.01$），表明 ADAMTS-1 基因的抑制加剧了酒精性肝纤维化中脂肪的变性，推动了肝纤维化的进展。

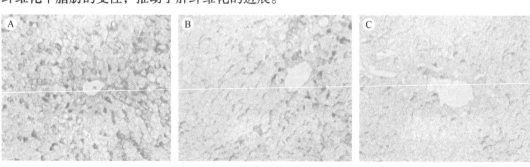

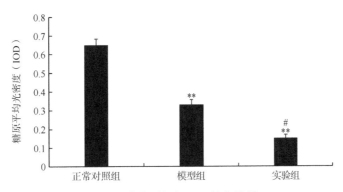

图 5-60　小鼠肝组织 PAS 染色结果

A、B、C 分别为正常对照组、模型组和实验组。D. 小鼠肝组织糖原的表达情况。通过使用 Motic Images Advanced 3.2 软件实现对每只小鼠至少 12mm² 的肝脏组织切片进行光密度分析。**$P<0.01$：模型组和实验组与正常对照组相比较有显著性差异。#$P<0.05$：实验组与模型组相比较有显著差异。每次实验均重复进行三次（200×）

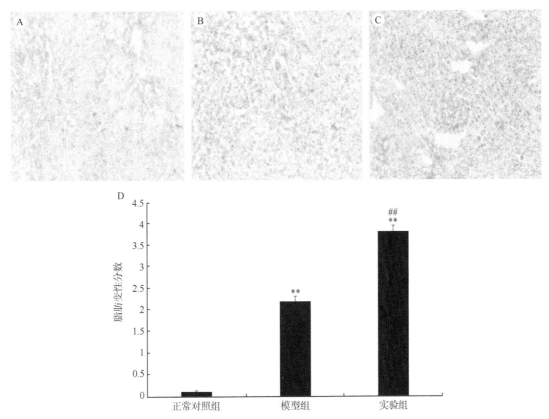

图 5-61　小鼠肝组织油红染色结果

A、B、C 分别为正常对照组、模型组和实验组油红染色结果。D. 各组小鼠的肝组织中脂滴含量的变化（即肝细胞含有脂肪的百分比）。按照照相软件统一参数进行拍照，脂质浸润程度分为 0～4 级：低倍镜下观察，视野内未见脂滴为 0 级；视野内不大于 25% 的细胞内出现脂滴为 1 级；视野内 26%～50% 的细胞内出现脂滴为 2 级；视野内 51%～75% 的细胞内出现脂滴为 3 级；视野内大于 75% 的细胞内出现脂滴为 4 级。每组分别随机选取十个视野，然后求平均值，做三次平行实验。**$P<0.01$：模型组和实验组与正常对照组相比较有显著性差异。#$P<0.05$：实验组与模型组相比较有明显的差异。每次实验均需要重复进行三次（200×）

（7）Desmin 免疫组化：Desmin 是 HSC 的标志，通过 Desmin 的免疫组化染色可以反映纤维化的肝脏中 HSC 的数目。Desmin 的免疫组化结果（图 5-62，彩图 34）显示：正常对照组中的 Desmin 阳性现象较少，几乎没有；模型组 HSC 的数目明显多于正常对照组（$P<0.01$），而实验组 HSC 的数目明显多于模型组（$P<0.01$），说明了这 8 周的饲养与处理造成了肝组织中的 HSC 数目的增多，而 ADAMTS-1 的有效抑制促进了 HSC 的形成，促进了纤维化的进展。

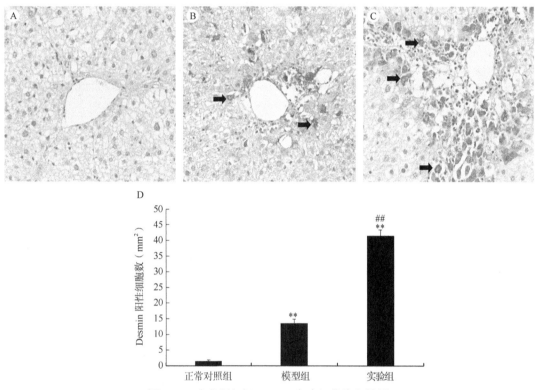

图 5-62　小鼠肝组织 Desmin 免疫组化染色结果

A、B、C 分别为正常对照组、模型组和实验组。D. 为各组小鼠的肝组织中 Desmin 阳性细胞在每 mm² 肝组织中的表达数量，每只小鼠至少统计 12mm² 的肝组织区域。**$P<0.01$：模型组和实验组与正常对照组相比较有显著性差异。##$P<0.01$：实验组与模型组相比较有显著性差异。每次实验均重复进行三次（200×）

（8）小鼠酒精性肝纤维化中 ADAMTS-1 的表达变化：在体外实验中，由图 5-63 可知：酒精刺激培养 48 小时后，与正常对照组相比，模型组的 ADAMTS-1 表达量明显降低（$P<0.05$），而 miR-21 模拟物组的 ADAMTS-1 表达量较正常对照组进一步减少（$P<0.01$），且 miR-21 模拟物组细胞的 ADAMTS-1 表达量较模型组 ADAMTS-1 的表达量也明显减少（$P<0.05$），这说明了酒精刺激培养 48 小时能够使细胞的 ADAMTS-1 表达量降低，而 miR-21 模拟物的运用进一步下调了 ADAMTS-1 的表达；与正常对照组相比，miR-21 抑制剂组细胞的 ADAMTS-1 表达量明显升高（$P<0.05$），且 miR-21 抑制剂组细胞的 ADAMTS-1 表达量较酒精组的 ADAMTS-1 的表达量也明显升高（$P<0.01$），说明了 miR-21 抑制剂的应用成功地上调了 ADAMTS-1 的表达。在体内实验中，由图 5-64 可知，实验组 ADAMTS-1

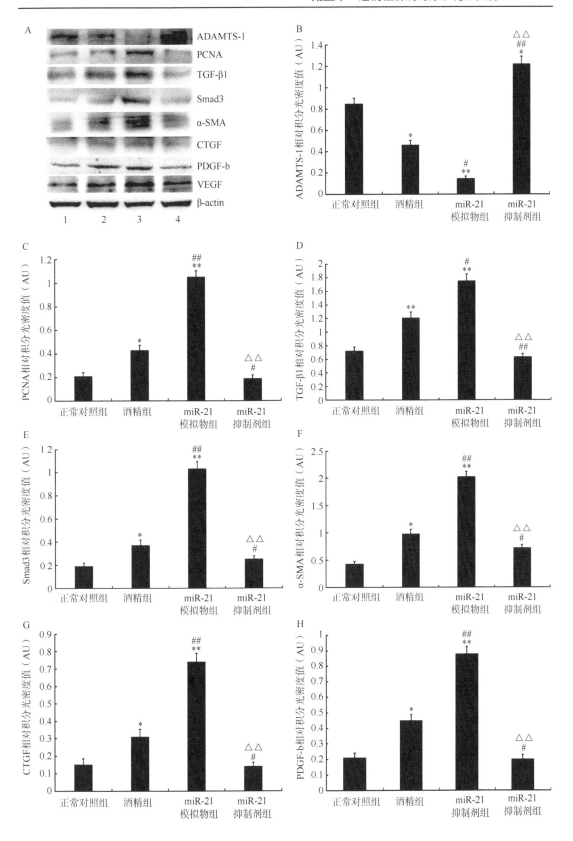

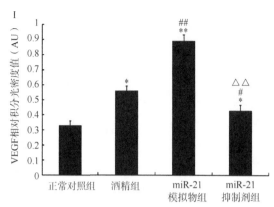

图 5-63　酒精处理 48 小时后，各组 ADAMTS-1、PCNA、TGF-β_1、Smad3、α-SMA、CTGF、PDGF-b、
VEGF 的表达

酒精刺激培养 48 小时后相关分子的表达（A）。对 ADAMTS-1（B）、PCNA（C）、TGF-β_1（D）、Smad3（E）、α-SMA（F）、
CTGF（G）、PDGF-b（H）、VEGF（I）用 Gel-Pro Analyzer 4.0 软件（Media Cybernetics Inc.）进行定量分析，并且将条带的强
度针对 β-actin 进行标准化。AU 代表任意单位。1：正常对照组；2：酒精组；3：miR-21 模拟物组；4：miR-21 抑制剂组。
*$P<0.05$，**$P<0.01$：与正常对照组小鼠相比差异显著。#$P<0.05$，##$P<0.01$：miR-21 模拟物组和 miR-21 抑制剂组与酒精组
比较有显著差异。△△$P<0.01$：miR-21 模拟物组与 miR-21 抑制剂组比较有显著差异

的表达量几乎没有，说明运用 CRISPR/Cas9 技术成功靶向敲除了小鼠的 *ADAMTS-1* 基因。模型
组和实验组的 ADAMTS-1 蛋白的表达量明显降低（$P<0.01$），其中实验组的 ADAMTS-1 蛋白
的表达量较模型组显著降低（$P<0.01$），说明了用酒精液体饲料喂养 8 周后，导致了 ADAMTS-1
的下调，也说明了 CRISPR/Cas9 技术运用的成功，导致了 *ADAMTS-1* 基因的有效抑制。

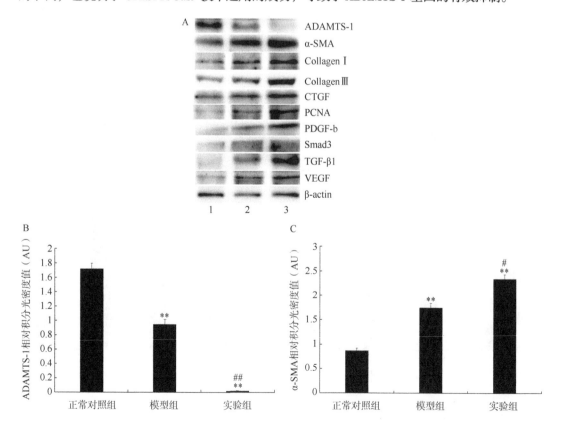

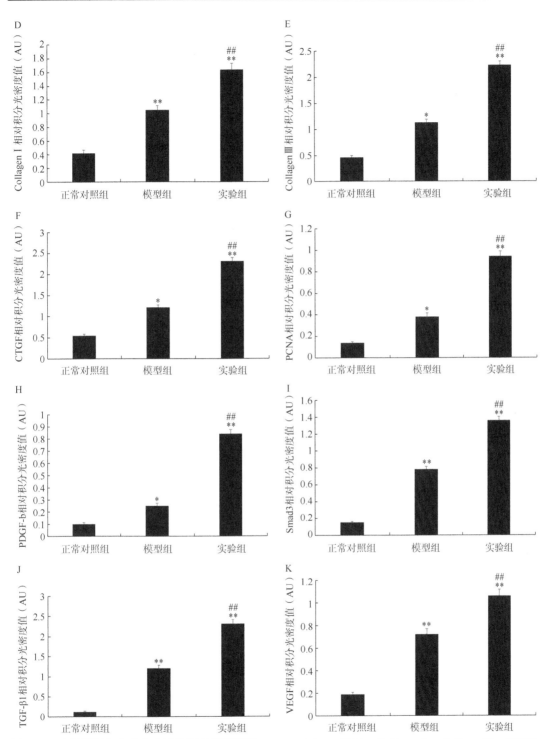

图 5-64　小鼠肝组织免疫印迹法检测各组肝组织 ADAMTS-1、α-SMA、Collagen Ⅰ、CollagenⅢ、CTGF、
　　　　　PCNA、PDGF-b、Smad3、TGF-β_1、VEGF 的表达

通过免疫印迹法检测相关分子的表达（A）。对 ADAMTS-1（B）、α-SMA（C）、Collagen Ⅰ（D）、CollagenⅢ（E）、CTGF（F）、
PCNA（G）、PDGF-b（H）、Smad3（I）、TGF-β_1（J）和 VEGF（K）用 Gel-Pro Analyzer 4.0 软件（Media Cybernetics Inc.）进行
定量分析，并且将条带的强度针对 β-actin 进行标准化。AU 代表任意单位。1：正常对照组；2：模型组；3：实验组。*P＜0.05 或
**P＜0.01：模型组和实验组与正常对照组小鼠相比，有显著的差异。##P＜0.01，#P＜0.05：实验组与模型组相比较有显著差异

（9）酒精性肝纤维化小鼠中 ADAMTS-1 对 HSC 活化因子 α-SMA 的影响：在肝纤维化的发展过程中，HSC 起着至关重要的作用。在损伤状态下，HSC 被激活、增殖，并有能力转分化为肌成纤维细胞样细胞，且产生大量的细胞外基质成分和胶原蛋白。α-SMA 是检测纤维化过程中活化 HSC 的良好标志物；因此，肝纤维化中 α-SMA 免疫反应细胞的数量和反应性增加。在体外实验中，酒精刺激培养 48 小时后，酒精组的 α-SMA 的表达量比正常对照组的 α-SMA 的表达量明显增多（$P<0.05$），说明酒精刺激培养 48 小时成功地激活了 HSC，miR-21 模拟物组较酒精组的 α-SMA 的表达量明显增多（$P<0.01$），而 miR-2 模拟物的运用使 ADAMTS-1 的表达下调，说明了 ADAMTS-1 的下调能够使肝纤维细胞 HSC 进一步活化，加重肝纤维化的进展；而 miR-21 抑制剂组的 α-SMA 的表达量明显比酒精组少（$P<0.05$），其中 miR-21 抑制剂的运用能够使 ADAMTS-1 的表达上调，说明了 ADAMTS-1 的上调能够使 α-SMA 的表达量明显减少，也就是抑制了肝纤维化细胞 HSC 的活化，抑制了肝纤维化的进展。结果表明酒精诱导 48 小时能够促进 α-SMA 的表达，导致 HSC 的活化，miR-21 模拟物的运用更加促进了 HSC 的活化；而 miR-21 抑制剂则显著地抑制了 HSC 的活化。

在体内实验中，经过适当的饲养与处理 8 周后，模型组小鼠肝组织 α-SMA 的表达量比正常对照组 α-SMA 的表达量明显增多（$P<0.01$），说明用酒精液体饲料喂养 8 周后，成功地诱导了小鼠酒精性肝纤维化；而实验组明显比正常对照组 α-SMA 的表达量增多（$P<0.01$），也明显比模型组的 α-SMA 的表达量多（$P<0.05$），这说明了经过 8 周的饲养和处理后，模型组的小鼠进入了肝纤维化的状态，而 ADAMTS-1 的下调则加快了肝纤维化的进程，即 *ADAMTS-1* 基因的有效抑制，有助于 α-SMA 在小鼠肝组织中表达量的升高，有助于推动酒精性肝纤维化的进程。

（10）小鼠酒精性肝纤维化中 ADAMTS-1 对肝细胞增殖的作用：对于小鼠酒精性肝纤维化中肝细胞增殖的研究，研究使用了一种抗增殖细胞核抗原（PCNA）的单克隆抗体，通过免疫印迹（Western blot）法来检测各组的 PCNA 的表达量，进而反映肝细胞的增殖情况。PCNA 是一种进化上高度保守的 36kDa 核多肽，被鉴定为 DNA 聚合酶 δ 的辅助蛋白。PCNA 在整个细胞周期中都有表达，在细胞周期的 S 期其浓度进一步增加。体外实验结果显示：酒精诱导培养 48 小时后，与正常对照组相比，酒精组细胞 PCNA 表达量显著升高（$P<0.05$）；与酒精组相比，miR-21 模拟物组细胞 PCNA 的表达量进一步升高（$P<0.01$），而 miR-21 抑制剂组与酒精组相比，miR-21 抑制剂组细胞 PCNA 的表达量显著降低（$P<0.05$）。说明了酒精诱导 48 小时之后，成功地刺激了 HSC 的增殖，而 miR-21 模拟物能够下调 ADAMTS-1 的表达，致使 miR-21 模拟物组 HSC 细胞的增殖较酒精组更为显著（$P<0.01$），而 ADAMTS-1 的上调即 miR-21 抑制剂的加入，致使 miR-21 抑制剂组的细胞增殖受到了抑制。表明了 ADAMTS-1 的上调能够抑制肝纤维细胞 HSC 的增殖，有望减缓酒精性肝纤维化的进程。在体内实验中，也发现了相似的情况：与正常对照组相比，模型组小鼠肝组织中 PCNA 的表达量明显升高（$P<0.05$），实验组小鼠肝组织中 PCNA 的表达量也明显升高（$P<0.01$）；而与模型组相比，实验组小鼠肝组织中的 PCNA 的表达量升高更为显著（$P<0.01$）。说明了酒精液体饲料喂养 8 周后，ADAMTS-1 的有效抑制促进了酒精性肝纤维化中小鼠肝星状细胞的增殖，加重了酒精性肝纤维化；反之，ADAMTS-1 的过表达

有望能够抑制酒精性肝纤维化的进展。

（11）酒精性肝纤维化小鼠中 ADAMTS-1 对肝组织胶原蛋白的影响：早期的研究结果表明，HSC 在肝纤维化的发生和加重中起着关键的作用。活化的 HSC 可增殖并产生多种纤维化细胞外基质成分，主要为 Ⅰ 型胶原（collagen Ⅰ）和 Ⅲ 型胶原（collagen Ⅲ）。在体内实验中，我们发现：经过适当的饲养与处理 8 周后，与正常对照组相比，模型组小鼠肝组织中 Collagen Ⅰ 和 Collagen Ⅲ 的表达量均明显升高（$P<0.05$ 或 $P<0.01$），说明酒精液体饲料喂养 8 周后，小鼠肝组织中生成了较多的 Ⅰ 型胶原纤维和 Ⅲ 型胶原纤维；实验组小鼠肝组织中 Collagen Ⅰ 和 Collagen Ⅲ 的表达量也显著升高（$P<0.01$）；而实验组小鼠肝组织中 Collagen Ⅰ 和 Collagen Ⅲ 的表达量明显比模型组高（$P<0.01$），说明酒精液体饲料喂养 8 周后，小鼠的肝组织中有大量的 Ⅰ 型和 Ⅲ 型胶原纤维产生，而 ADAMTS-1 基因的有效抑制加速了 Ⅰ 型和 Ⅲ 型胶原纤维的产生，加重了酒精性肝纤维化的发生与发展，暗示着 ADAMTS-1 有望成为潜在的酒精性肝纤维化治疗的药物靶标。

（12）酒精性肝纤维化小鼠中 ADAMTS-1 和信号通路 TGF-β_1/Smad3 的关系：TGF-β 是一种重要的纤维细胞因子，参与了免疫、炎症反应、细胞增殖和分化及凋亡等多个过程，对 HSC 的激活非常关键，其中，主要有肝巨噬细胞释放的 TGF-β_1，被认为是 HSC 的主要促纤维化效应因子。它通过刺激 Ⅰ 型或 Ⅱ 型胶原与纤维连接蛋白的合成和分泌，从而促进了细胞外基质的形成。Smad3 是 Smad 蛋白家族的成员之一，它是负责将 TGF-β 诱导的信号转导到细胞核的一组特征性粒子。TGF-β 激活后，Smad 蛋白作用于细胞核内的转录因子，导致相应基因的表达。有研究表明：通过调节 HSC 中的 TGF-β_1/Smad3 信号通路途径可以抑制肝纤维化。本实验也证实了这一点，在体外实验中，酒精诱导培养 48 小时后，与正常对照组相比，酒精组细胞的 TGF-β_1 和 Smad3 表达量均显著升高（$P<0.01$）；与酒精组相比，miR-21 模拟物组细胞 TGF-β_1 和 Smad3 的表达量均进一步升高（$P<0.05$ 或 $P<0.01$），而 miR-21 抑制剂组与酒精组相比，miR-21 抑制剂组细胞 TGF-β_1 和 Smad3 的表达量均显著降低（$P<0.05$ 或 $P<0.01$）。说明酒精诱导 48 小时激活了 TGF-β_1/Smad3 信号通路，miR-21 模拟物的运用使 TGF-β_1/Smad3 信号通路进一步激活，而 miR-21 模拟物能够使 ADAMTS-1 的表达下调，表明了 ADAMTS-1 的表达下调能够促进 TGF-β_1/Smad3 信号通路的激活，加重酒精性肝纤维化的进展。miR-21 抑制剂的运用（即 ADAMTS-1 的过表达）抑制了 TGF-β_1/Smad3 信号通路的激活，减缓了酒精性肝纤维化的进展。在体内实验中，经过适当的饲养与处理 8 周后，与正常对照组相比，模型组和实验组小鼠肝组织的 TGF-β_1 和 Smad3 的表达量均明显升高（$P<0.01$），说明了酒精液体饲料的喂养成功地激活了 TGF-β_1/Smad3 信号通路；而与模型组相比，实验组小鼠肝组织中 TGF-β_1 和 Smad3 的表达量升高均更为显著（$P<0.01$），这说明 ADAMTS-1 基因的有效抑制进一步促进了 TGF-β_1/Smad3 信号通路的激活，加快了酒精性肝纤维化的进程。因此，总的来说，ADAMTS-1 的有效抑制能够通过促进 TGF-β_1/Smad3 信号通路的激活加重酒精性肝纤维化的恶化。

（13）小鼠酒精性肝纤维化中 ADAMTS-1 和 VEGF 的关系：在实验研究中，肝纤维化发展过程中 VEGF 表达显著增加，并且在小鼠模型中，已经有研究表明 VEGF 参与肝纤维化的形成。VEGF 通常被认为通过促进血管生成来驱动纤维化，然而，其在纤维化中的作用尚不清楚。已经有研究表明 VEGF 的转录受 TGF-β_1 的调控，VEGF 是肝纤维化发展的关键因素，HSC 和肝纤维化小鼠体内 VEGF 水平的变化已经通过免疫印迹法得到了证实（图 5-63 和图 5-64）。在 HSC 中，与正常对照组相比，酒精组和 miR-21 模拟物组 VEGF 表达量均显著升高（$P < 0.05$ 或 $P < 0.01$）；与酒精组相比，miR-21 模拟物组细胞 VEGF 的表达量进一步升高（$P < 0.01$），而 miR-21 抑制剂组与酒精组相比，miR-21 抑制剂组细胞 VEGF 的表达量显著减少（$P < 0.05$），这说明酒精诱导 48 小时促进了 HSC 中 VEGF 的表达，而 miR-21 模拟物的应用进一步促进了 VEGF 的表达，促进血管生成相关因子表达，从而促进了 HSC 的增殖与活化；而 miR-21 抑制剂则抑制了 VEGF 的表达，抑制血管生成相关因子表达，从而抑制了 HSC 的增殖与活化。在体内实验中，经过适当的饲养与处理 8 周后，与正常对照组相比，模型组和实验组小鼠肝组织中 VEGF 的表达量明显升高（$P < 0.01$），而与模型组相比，实验组小鼠肝组织中 VEGF 的表达量显著升高（$P < 0.01$）。说明经过酒精液体饲料喂养与处理 8 周后，小鼠肝组织中的 VEGF 表达增加，而 ADAMTS-1 基因的有效抑制更加促进了 VEGF 的表达，促进了小鼠肝纤维化的进一步恶化。

（14）酒精性肝纤维化小鼠中 ADAMTS-1 和结缔组织生长因子（CTGF）的关系：CTGF 是一种富含半胱氨酸的多肽，属于 CCN 家族蛋白，在血管、骨和结缔组织的形成中起着重要作用。通过激活 CTGF 不仅可以影响 I 型胶原和基质蛋白的合成，还可以介导一些 TGF-β_1 反应，包括凋亡和纤维化。因此，CTGF 可以被称为一种促纤维化因子。在体外实验中，酒精诱导培养 48 小时后，与正常对照组相比，酒精组细胞 CTGF 表达量显著升高（$P < 0.05$）；与酒精组相比，miR-21 模拟物组细胞 CTGF 的表达量进一步升高（$P < 0.01$），而 miR-21 抑制剂组与酒精组相比，miR-21 抑制剂组细胞 CTGF 的表达量显著降低（$P < 0.05$）。说明了酒精诱导 48 小时之后，成功地刺激了促纤维化因子 CTGF 的增多，而 miR-21 模拟物能够下调 ADAMTS-1 的表达，致使 miR-21 模拟物组的 CTGF 的表达较酒精组的更为显著（$P < 0.05$），而 ADAMTS-1 的上调即 miR-21 抑制剂的加入，致使 miR-21 抑制剂组的 CTGF 的表达受到了抑制。表明了 ADAMTS-1 的上调能够抑制促纤维化因子 CTGF 的表达，有望减缓酒精性肝纤维化的进程。在体内实验中，经过适当的饲养与处理 8 周后，与正常对照组相比，模型组和实验组小鼠肝组织的 CTGF 的表达量明显升高（$P < 0.05$ 或者 $P < 0.01$），说明了酒精液体饲料喂养 8 周后，小鼠肝组织中生成了较多的促纤维化因子 CTGF；而实验组小鼠肝组织中 CTGF 的表达量明显比模型组的 CTGF 表达量高（$P < 0.01$），表明了 ADAMTS-1 基因的有效抑制增加了促纤维化因子 CTGF 的表达，促进了小鼠酒精性肝纤维化的加重。总之，ADAMTS-1 的上调有望能够减缓酒精性肝纤维化，ADAMTS-1 是一个潜在的酒精性肝纤维化治疗的药物靶标。

（15）酒精性肝纤维化小鼠中 ADAMTS-1 和 PDGF-b 的关系：血小板源性生长因子（PDGF）不仅是一种有效的有丝分裂原，而且是一种已知与 TGF-β 协同作用的纤维化生长因子。巨噬细胞通过释放 PDGF-b 和 TGF-β_1 等介导因子，刺激 HSC 增殖、趋化性和胶原生成，在肝纤维化的发生发展中发挥着重要的作用。在体外实验中，HSC 被酒精诱导培养 48 小时后，与正常对照组相比，酒精组细胞 PDGF-b 表达量显著升高（$P < 0.05$）；与酒精组相比，miR-21 模拟物组细胞 PDGF-b 的表达量进一步升高（$P < 0.01$），而 miR-21 抑制剂组与酒精组相比，miR-21 抑制剂组细胞 PDGF-b 的表达量显著降低（$P < 0.05$）。这说明了酒精诱导 48 小时促进了 PDGF-b 的表达，而 ADAMTS-1 的表达下调（即 miR-21 模拟物的

运用导致）进一步促进了 PDGF-b 的表达，促进了酒精性肝纤维化的恶化；反之，ADAMTS-1 的表达下调（即 miR-21 抑制剂的运用导致）抑制了促纤维化生长因子 PDGF-b 的表达，减缓了酒精性肝纤维化的发生与发展。在体内实验中，经过适当的饲养与处理 8 周后，与正常对照组相比，模型组和实验组小鼠肝组织中 PDGF-b 的表达量明显升高（$P<0.05$ 或者 $P<0.01$），而与模型组相比，实验组小鼠肝组织中 PDGF-b 的表达量升高更为显著（$P<0.01$）。说明了经过 8 周的酒精液体饲料的喂养，小鼠肝组织的损伤较为严重，PDGF-b 的表达增加，而有效抑制 *ADAMTS-1* 基因表达（即 *ADAMTS-1* 表达下调）的小鼠 PDGF-b 的表达量进一步增加，加快了小鼠酒精性肝纤维化的进程。总之，合理调控 ADAMTS-1 的表达能够减轻酒精性肝纤维化，ADAMTS-1 有望成为一个潜在的酒精性肝纤维化治疗的药物靶标。

　　总之，笔者所在实验室通过以上研究发现：①在小鼠酒精性肝纤维化的进展中，ADAMTS-1 起到抑制肝纤维化的作用；②在小鼠酒精性肝纤维化过程中，酒精通过诱导 miR-21 上调表达，抑制 ADAMTS-1 的表达，进而激活 TGF-β_1/Smad3 信号通路，从而促进肝纤维化的进展。如图 5-65 所示。

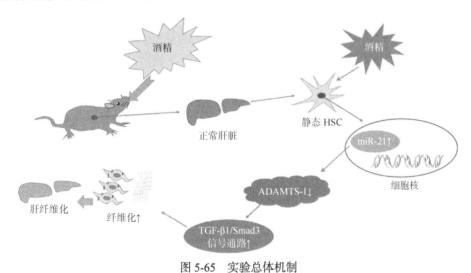

图 5-65　实验总体机制

（四）性激素与酒精性肝纤维化

　　近年来的研究数据表明，某些类型的慢性肝病发病率在男女性不同，一些慢性肝脏疾病（如肝纤维化或者肝硬化）的发病率，男性普遍高于女性。在正常肝细胞中存在高亲和力、低浓度的雌雄激素受体，发生肝病时，雌雄激素受体可发生质和量的变化，雌雄激素与肝脏间的作用是通过雌雄激素受体这条纽带维系的。许多文献已证明雌激素通过抑制肝星状细胞的激活进而抑制肝纤维化的发展，并且提示生理浓度的雌激素有潜在的抗纤维化作用，这也许是造成肝纤维化发生有性别差异的一个原因。雌激素对肝窦血流量有增加作用，同时对肝细胞的增殖也起到明显的增强作用，雌激素的抗纤维化作用也许与其促进肝细胞增殖，保护肝细胞也有关。在肝纤维化过程中，TGF-β_1/Smad3 信号通路发挥着重要作用，正常情况下，TGF-β_1 在慢性损伤刺激下促发炎症因子 TNF-α、IL-6 等的表达，使 TGF-β_1 在肝脏中表达上调，TGF-β_1 主要对下游蛋白 Smad3 起作用，使 Smad3 磷酸化为 p-STAT3

后，促进下游基因转录，刺激肝星状细胞激活进而造成 ECM 的大量沉积。一项研究表明，TGF-β_1/Smad3 信号通路对于维持正常的睾丸发育和精子发生至关重要，参与调节性别分化、胚胎发育和精子发生等众多进程，对于维持正常的睾丸功能和生殖细胞发育必不可少，TGF-β_1 负性调节睾丸细胞的增殖和发育。另一项研究表明，在小鼠卵巢颗粒细胞中，TGF-β_1 可以促进雌二醇的分泌和芳香酶基因 CYP19A1 的 mRNA 水平，并促进颗粒细胞的增殖。该研究还表明，在 TGF-β_1 的刺激下明显上调的 miR-224 可以促进颗粒细胞雌二醇的分泌和芳香酶基因的表达。NF-κB 是一种具有转录激活功能的蛋白质，而且在细胞胞质中存在 NF-κB 抑制物 IκB。NF-κB 与 IκB-α 相互结合后会以没有活性的形式存在细胞胞质中，在被各种因素刺激时，IκB 被蛋白激酶磷酸化后会被蛋白酶降解，从而激活 NF-κB，进入细胞核后与相应的靶基因结合，启动基因转录，从而发挥调节细胞功能的作用，诱发一系列的炎症反应。调节免疫反应及炎症的过程中，NF-κB 参与其中，从而促使 TNF-α、IL-6 等炎症因子的表达，这些因子也可使 NF-κB 被激活，从而放大炎症反应。之前的研究表明 NF-κB 促进肾成纤维细胞的增殖分化，参与肾间质纤维化病理改变的全程，具有显著致肾损伤作用。NF-κB 也使肺泡巨噬细胞和中性粒细胞激活释放大量 ROS，从而释放更多的炎症介质及细胞因子参与肺纤维化的形成。研究表明，NF-κB-P65 与炎症因子基因的启动子相互结合及转录活性会受到雌激素的抑制，从而影响 NF-κB-P65 从胞质到胞核的转位，这可能就是 NF-κB 信号通路在酒精性肝纤维化性别差异的作用，所以阻断 NF-κB 的生成，抑制 NF-κB 的活性，抑制其调控作用是对抗纤维化的关键途径之一。STAT3 信号通路的激活在肝纤维化过程中起到了重要作用，可以促进肝细胞的增殖，调节糖类及脂质代谢与激活肝保护性急性期蛋白表达。IL-6 细胞因子可以激活 STAT3 蛋白，而且在介导 IL-6 生物学功能中，STAT3 被认为是主要蛋白信号，IL-6 与其受体 IL-6R 相互结合，形成复合物 IL-6/IL-6R，酪氨酸激酶被激活，进而激活 STAT3 磷酸化，活化的 STAT3 二聚体化，调控相关基因的转录活性。研究表明，激素活化膜性雌激素受体（GPER）抑制 IL-6 的自分泌，从而细胞中下游 STAT3 炎症信号通路也会被抑制。

（五）NF-κB 信号通路在酒精性肝纤维化性别差异中的作用研究

1. 研究方法 实验动物分组和酒精性肝纤维化模型制备：选择 7～8 周龄 C57BL/6N 雄鼠 40 只、雌鼠 40 只，随机分为 4 组：雄性正常组 20 只，雄性模型组 20 只，雌性正常组 20 只，雌性模型组 20 只。其中，正常对照组用对照液体饲料（Lieber-DeCarli，TP4030C）喂养 8 周，模型组在 5%的酒精液体饲料（Lieber-Decarli，TP4030A）联合 31.5%酒精灌胃（每周两次，5g/kg）条件下喂养 8 周。

2. 实验结果

（1）小鼠血清 ALT、AST 酶活性检测结果：ALT 和 AST 是反映许多慢性肝脏疾病严重程度的生物标志物，当发生肝细胞损伤时，细胞膜的通透性大大增加，进而导致血清中两种酶活性急速升高，其异常升高可引起肝细胞损伤和坏死。通过 Lieber-DeCarli 酒精液体饲料联合 31.5%酒精灌胃造模后，第 8 周末，与雌雄对照组相比，雌雄模型组 ALT、AST 明显升高，与雌性模型组相比，雄性模型组的 ALT，AST 明显升高（$P < 0.05$ 或 $P < 0.01$）。结果表明：酒精性肝纤维化中雄鼠的 ALT、AST 酶活性高于雌鼠 CP。如图 5-66 所示。

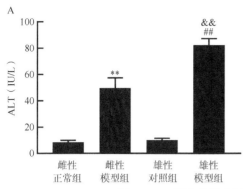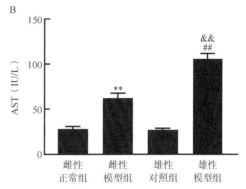

图 5-66　8 周末雌雄小鼠 ALT（A）、AST（B）活性的变化

**P<0.01：雌性模型组与雌性正常组小鼠比较差异显著。##P<0.01：雄性模型组与雄性正常组小鼠比较差异显著。&&P<0.01：
雄性模型组与雌性模型组小鼠比较差异显著。每次实验重复三次

（2）小鼠肝组织 HE 染色结果：镜下可见雌雄正常对照组小鼠肝组织的结构正常，未出现损伤，肝组织中肝小叶结构清晰，肝索排列十分均匀，肝细胞形态相对完整；雌性模型组小鼠肝小叶的结构不清晰，肝索排列出现紊乱，开始出现纤维组织和轻微的肝细胞肿大，肝细胞呈现轻微的气球样变；雄性模型组小鼠肝小叶结构破坏，纤维组织广泛增生，将肝小叶分割成大小不等的假小叶，假小叶内肝细胞排列紊乱，肝细胞肿胀变大，胞质疏松呈气球样变。与雌雄对照组相比，雌雄模型组小鼠 HE 染色坏死积分显著升高（P<0.05 或 P<0.01），与雌性模型组相比，雄性模型组 HE 染色坏死积分显著升高（P<0.05 或 P<0.01）。如图 5-67（彩图 35）所示。

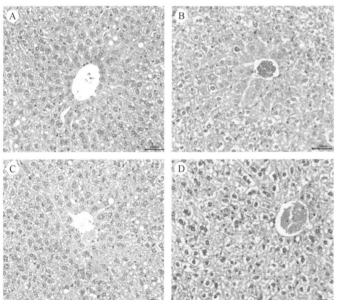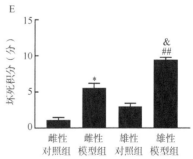

图 5-67　光学显微镜下各组小鼠肝脏组织 HE 染色结果与坏死积分比较

A. 雌性对照组；B. 雌性模型组；C. 雄性对照组；D. 雄性模型组；E. 坏死积分。用 ImagePro Plus 6.0 软件对每只小鼠至少 10mm² 的肝脏切片组织进行测量分析。*P<0.05：雌性模型组与雌性正常组小鼠比较差异显著，##P<0.01：雌性模型组与雄性正常组小鼠比较差异显著，&P<0.05：雄性模型组与雌性模型组小鼠比较差异显著。每次实验重复三次（200×）

（3）小鼠肝组织免疫组织化学染色结果（图 5-68～图 5-69，彩图 36～彩图 37）：雌雄正常组小鼠肝组织中的 NF-κB-P65 和 α-SMA 的阳性数几乎没有，而雌雄模型组中 NF-κB-P65 和 α-SMA 的阳性数要比正常组的多；与雌性模型组相比，雄性模型组中 NF-κB-P65 和 α-SMA 的阳性数更多，说明在酒精性纤维化模型中，雄性小鼠 NF-κB-P65 和 α-SMA 的表达比雌性小鼠的多（$P<0.05$ 或 $P<0.01$）。结果表明，使用酒精液体饲料联合 31.5%酒精灌胃后，雄性小鼠损伤更明显，并且进一步激活了 NF-κB 信号通路。如图 5-70～图 5-71。

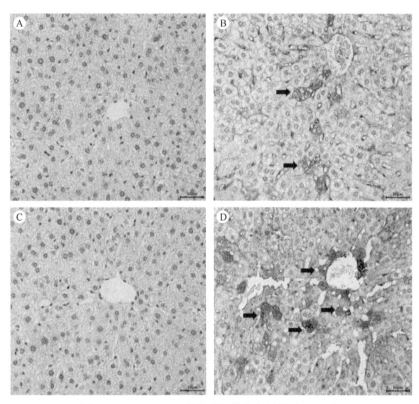

图 5-68　NF-κB-P65 的免疫组化染色结果（200×）
A. 雌性对照组；B. 雌性模型组；C. 雄性对照组；D. 雄性模型组

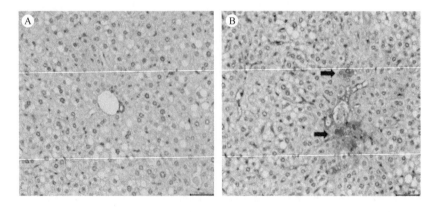

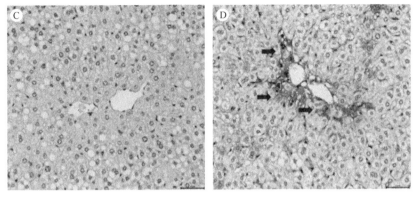

图 5-69　α-SMA 的免疫组化染色结果（200×）

A. 雌性对照组；B. 雌性模型组；C. 雄性对照组；D. 雄性模型组

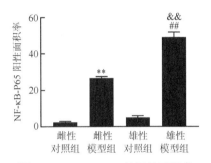

图 5-70　NF-κB-P65 的阳性面积率

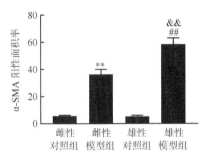

图 5-71　α-SMA 的阳性面积率

用 ImagePro Plus 6.0 软件对每只小鼠至少 $10mm^2$ 的肝脏切片组织进行测量分析。$**P < 0.01$：雌性正常组与雌性模型组小鼠比较差异显著。$^{\#\#}P < 0.01$：雄性正常组与雄性模型组小鼠比较差异显著。$^{\&\&}P < 0.01$：雌性模型组与雄性模型组小鼠比较差异显著。每次实验重复三次

（4）免疫印迹法检测肝组织蛋白表达结果。Collagen I 的表达：采用酒精液体饲料联合 31.5%酒精灌胃，与雌雄正常组相比，雌雄模型组 Collagen I 的表达明显增加，说明成功构建了酒精性肝纤维化模型；与雌性模型组相比，雄性小鼠 Collagen I 的表达明显升高（$P < 0.01$），说明雄性小鼠比雌性小鼠肝组织中产生更多的细胞外基质，肝纤维化程度更明显。如图 5-72 所示。

NF-κB 信号通路相关蛋白的表达：采用酒精液体饲料联合 31.5%酒精灌胃，与雌雄正常组相比，雌雄模型组 P-NF-κB-P65、P-IκBα 的表达升高，IκBα 的表达降低；与雌性模型组相比，雄性模型组 P-NF-κB-P65、P-IκBα 的表达升高，IκBα 的表达降低（$P < 0.05$ 或 $P < 0.01$）；说明使用酒精液体饲料联合 31.5%酒精灌胃后，雄性小鼠通过加强 IκBα 磷酸化释放 NF-κB，促使磷酸化 NF-κB-p65 增多，进一步激活 NF-κB 信号通路，使得雄性小鼠比雌性小鼠的肝纤维化程度更明显。如图 5-72 所示。

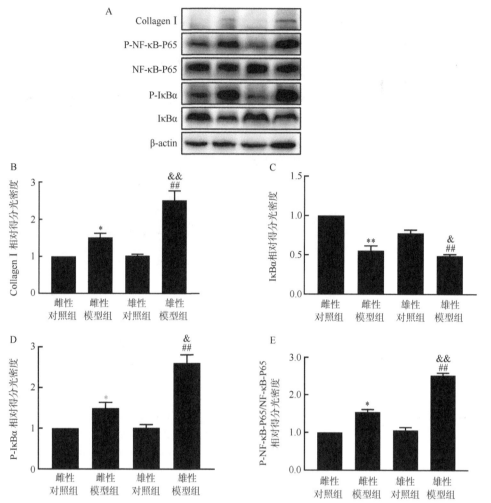

图 5-72　各组小鼠肝组织中 CollagenI、IκBα、P-IκBα、P-NF-κB-P65 的表达情况

*$P<0.05$，**$P<0.01$：雌性模型组与雌性正常组小鼠比较差异显著，##$P<0.01$：雄性模型组与雄性正常组小鼠比较差异显著，
&$P<0.05$，&&$P<0.01$ 代表雌性模型组与雄性模型组小鼠比较差异显著。每次实验重复三次

　　由以上实验可知，酒精性肝纤维化存在明显的性别差异，虽然肝脏并不是一个典型的性激素靶器官，但是肝脏中是存在雌雄激素受体的，所以，性激素在肝纤维化中可能起着一定的作用。雌激素可能抑制了 NF-κB 信号通路的某个节点的变化，这为临床治疗肝病，制定个性化的治疗方案提供了新思路。综上所述，酒精性肝纤维化有明显的性别差异，且 NF-κB 信号通路表达的变化及意义与其密切相关。

　　（六）酒精性肝纤维化中 TGF-β_1/smad3 通路和 IL-6/STAT3 通路表达的变化及意义

　　TGF-β_1 是最重要的致纤维化因子，与纤维化进程密切相关。在肝损伤时，TGF-β_1 主要由肝巨噬细胞和巨噬细胞释放，在肝纤维化时，主要是由 HSC 释放。TGF-β_1 以自分泌或旁分泌的形式参与细胞生长和分化的调节，参与哺乳动物的很多生理病理过程。TGF-β_1 发挥生物学的主要通路是 TGF-β_1/Smad 信号转导通路，通过细胞内 Smad 信号通道蛋白发挥促纤维化作用。Smad 蛋白是胞内的信号分子，是目前所知的最重要的受体胞内激酶的底物。Smad3 作为肝纤维化时细胞内主要信号传导介质，将信号由胞质传递到胞核内调控目的基因的表达，具有活化 HSC、促进胶原合成等效应，是肝纤维化发生发展的必然过程。Smad3 蛋白主要表达于肝组织 HSC 中，随着肝纤维化程度的增加，其表达程度也呈递增趋势，表明 TGF-β_1/Smad3 信号通路的激活在小鼠肝纤维化中可能起重要的作用，与肝纤维化的发生、发展密切相关。

近年来的研究表明，STAT3 信号通路的激活在肝损伤修复过程中发挥着重要作用，能够促进肝细胞增殖，调节糖类及脂质代谢和激活肝保护性急性期蛋白表达。研究表明，IL-6 细胞因子家族包含的所有细胞因子均能激活 STAT3 蛋白，而且 STAT3 被认为是介导 IL-6 生物学功能的主要蛋白信号，IL-6 与其受体 IL-6R 结合，形成 IL-6/IL-6R 复合物，激活酪氨酸激酶，从而使 STAT3 磷酸化激活，活化的 STAT3 二聚体化，调控相关基因的转录活性。

TGF-β_1/Smad3 信号通路和 IL-6R/STAT3 信号通路与多种疾病密切相关。笔者实验室研究了在酒精性肝纤维化进展过程中 TGF-β_1/smad3 通路和 IL-6/STAT3 通路表达的变化及意义。

1. 研究方法

实验动物分组和模型制备：将健康清洁级的 50 只雄性 C57BL/6N 小鼠随机分为 4 组，正常对照组 8 只，模型 2 周组、4 周组、8 周组各 14 只。用型号为 TP4030C 的 Lieber-DeCarli 对照液体饲料喂养，模型组使用型号为 TP4030A 的 Lieber-DeCarli 酒精液体饲料喂养，联合 31.5% 酒精灌胃（每周两次，5g/kg）喂养来建立酒精性肝纤维化小鼠模型。

2. 实验结果

（1）血清 AST 活性检测结果：AST 的数值能够反映肝细胞损伤程度，采用酒精液体饲料联合 31.5% 酒精灌胃后，与正常对照组相比，模型 2、4、8 周组小鼠血清学指标 AST 活性明显升高，其中 8 周组血清 AST 升高最明显（$P<0.01$），结果如图 5-73 所示。

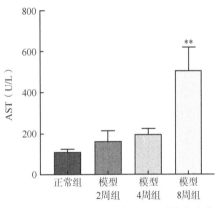

图 5-73　不同时间段小鼠 AST 活性的变化
**P$<$0.01：模型 8 周组与正常组小鼠比较差异显著

（2）免疫印迹结果

1）TGF-β_1 的表达：经过酒精液体饲料和 31.5% 的酒精灌胃后，与正常对照组相比，模型 2、4、8 周组小鼠肝组织的 TGF-β_1 的表达量明显升高，8 周组小鼠肝组织中的 TGF-β_1 的表达量升高更为显著（$P<0.001$）。说明酒精液体饲料喂养后，小鼠的肝组织损伤较为严重，TGF-β_1 的表达增加，激活了 TGF-β_1/Smad3 信号通路，促进了小鼠酒精性肝纤维化的加剧。如图 5-74A、B 所示。

2）Smad3 的表达：经过酒精液体饲料和 31.5% 酒精灌胃后，与正常对照组相比，模型 2、4、8 周组小鼠肝组织的 Smad3 的表达量明显升高，8 周组小鼠肝组织中的 Smad3 的表达量升高更为显著（$P<0.001$）。说明酒精液体饲料喂养后，刺激了小鼠肝组织中的 Smad3 的表达，Smad3 表达量的增加，加快了小鼠酒精性肝纤维化的进展。如图 5-74A、C 所示。

3）IL-6R 的表达：经过酒精液体饲料和 31.5% 酒精灌胃后，与正常对照组相比，模型

2、4、8 周组小鼠肝组织的 IL-6R 的表达量明显升高，8 周组小鼠肝组织中的 IL-6R 的表达量升高更为显著（$P<0.001$）。说明经过酒精液体饲料喂养后，炎症因子表达增加，炎症反应进一步加剧，加快了酒精性肝纤维化的进程。如图 5-74A、D 所示。

4）P-STAT3 的表达：经过酒精液体饲料和 31.5% 酒精灌胃后，与正常对照组相比，模型 2、4、8 周组小鼠肝组织的 P-STAT3 的表达量明显升高，8 周组小鼠肝组织中的 P-STAT3 的表达量升高更为显著（$P<0.01$）。说明经过酒精液体饲料喂养后，STAT3 磷酸化为 P-STAT3，激活了 IL-6R/STAT3 通路，促进了小鼠肝纤维化的进一步加剧。如图 5-74A、E 所示。

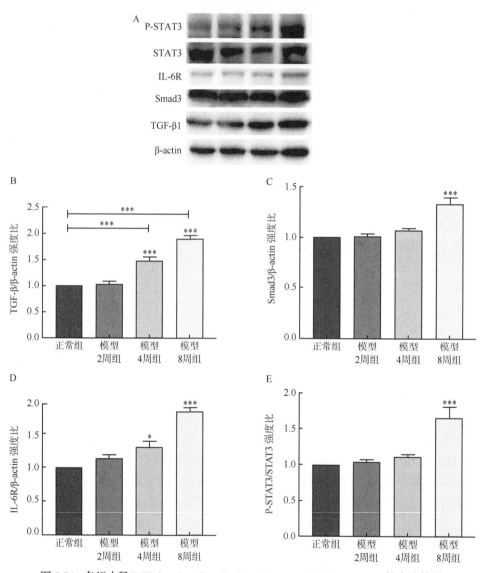

图 5-74　各组小鼠 TGF-β_1、Smad3、IL-6R、IκBα、STAT3、P-STAT3 的表达情况

*$P<0.05$，***$P<0.01$：与正常组小鼠比较差异显著

（3）小鼠肝脏 HE 染色结果：HE 染色结果显示，正常对照组肝组织中的肝小叶的结构是非常清晰的，且肝索排列比较均匀，肝细胞的形态较为完整，未出现损伤；与正常对照

组相比，2 周组的肝索有点紊乱，肝小叶结构比较模糊，有轻微的细胞水肿现象，出现了轻微的脂肪变性；4 周组肝细胞肿大，视野中充满大小不等的脂肪空泡，将肝细胞核推向一边，出现大量的脂肪变性；8 周组的肝小叶结构不清，肝索更为紊乱，有较为严重的细胞水肿现象，而且围绕着中央静脉周围出现了大量的炎症细胞浸润，出现了广泛增生的纤维组织，肝细胞肿胀变大，呈气球样变（图 5-75、彩图 38）。与正常组相比，模型 2、4、8 周组 HE 染色坏死积分显著升高（$P<0.05$ 或 $P<0.01$ 或 $P<0.001$）。如图 5-76 所示。

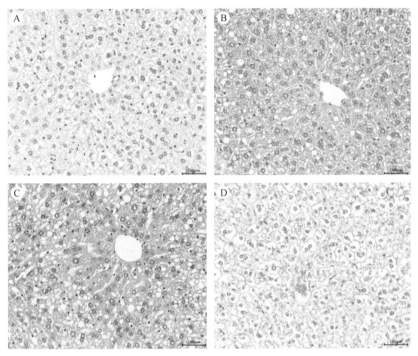

图 5-75　小鼠肝组织切片 HE 染色结果（200×）

A. 正常组，B. 模型 2 周组，C. 模型 4 周组，D. 模型 8 周组

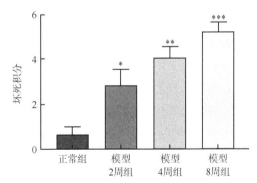

图 5-76　各组小鼠肝组织坏死积分比较

用 ImagePro Plus 6.0 软件对每只小鼠至少 $10mm^2$ 的肝脏切片组织进行测量分析。*$P<0.05$，**$P<0.01$，***$P<0.001$：与正常组相比差异显著

由以上实验可知，在小鼠酒精性肝纤维化进展过程中，TGF-β_1/Smad3 通路和 IL-6/STAT3 通路被激活，TGF-β_1、smad3、IL-6、P-STAT3 的表达升高，与肝纤维化的进程密切相关。

第四节 酒精性肝硬化的分子调控机制

酒精是终末期肝病的最常见原因之一，50%的肝硬化相关死亡率直接或间接归因于酒精。在全球范围内，酒精性肝病（ALD）本身占死亡率的 4%和失能调整生命年（disability-adjusted life year，DALY）的 5%，欧洲受影响最严重。2010 年，近 50 万人死于酒精相关性肝硬化。1/10 的酒精导致的死亡是由于酒精性肝硬化，几乎 50%的酒精导致死亡是由于肝病，这相当于每年损失 2200 万 DALY。美国普通人群中 ALD 的患病率约为2%，2010 年估计死亡率为 5.5/10 万。在欧盟，41%的肝脏相关死亡率归因于酒精。在印度，酒精是导致肝硬化的最常见原因（34.3%），几乎 20%的肝病患者（无论病因如何）是酒精消费者。因此，酒精性肝病在全世界肝病负担中占了很大一部分。

ALD 是长期过量饮酒导致的一类肝脏疾病，包括酒精性脂肪肝、酒精性肝炎及酒精性肝硬化（AC），AC 是 ALD 的终末阶段，表现为肝脏内的慢性炎症及进行性肝组织纤维化，是长期酗酒患者死亡的主要原因。肝硬化患者典型的临床症状包括男性乳房发育症、蜘蛛痣、肝掌等。一些 ALD 患者还会出现双侧腮腺肥大、消瘦、营养不良和周围神经病变的征兆。

一、酒精性肝硬化相关机制

（一）肝细胞酒精代谢障碍

饮酒是酒精性肝硬化发病的始动因素，肝细胞是酒精代谢的主要场所，酒精在肝细胞中代谢产生乙醛。乙醛高度活化氧自由基，二者相互作用，在肝细胞内与多种蛋白质结合形成加合物，不仅改变原蛋白质及复合分子物质原有的结构，影响正常肝细胞功能，而且会有可能作为抗原物质，诱发病理免疫反应，促使机体释放炎性因子，导致肝细胞炎症、坏死、纤维化及肝硬化等。乙醛一旦出现代谢障碍，在肝细胞内积聚，就会促进星状细胞的活化，进而促进纤维化的发生，最终导致出现肝硬化。此外，长期大量摄入酒精会增加肠道黏膜的通透性，从而导致大量革兰氏阴性菌内毒素[如脂多糖（LPS）等]由此入血，进一步由门静脉进入肝脏，始动肝脏内固有免疫，并通过与肝巨噬细胞之间的交互作用促进氧化应激及炎症反应的进程，导致肝纤维化的发生，进一步发生肝硬化。最后，过量酒精摄入一方面会影响机体对维生素 A 的摄入，另一方面还会影响体内维生素 A 前体物质转化酶的活性，从而导致体内及肝脏维生素 A 缺乏，肝脏维生素 A 缺乏会诱导肝星状细胞的活化，推动肝纤维化、肝硬化的进展。

（二）氧化应激

正常人体的肝细胞内存在着抗氧化物质和促氧化物质，两者一起维持肝细胞内氧化反应处于一种平衡的状态，而酒精性肝硬化患者的肝细胞中，这种平衡被破坏，细胞内促氧化物质增加而抗氧化物质减少，进而加剧氧化应激，促使患者肝细胞纤维化和坏死。

（三）内毒素与免疫反应

LPS 是革兰氏阴性细菌细胞壁成分，在正常情况下仅以微量透过肠道。由于长期过量服用酒精，导致肠道内环境的改变，肠黏膜通透性增加，肠道细菌产生的 LPS 通过肠道黏膜被吸收进入血液循环。机体的免疫系统将内毒素识别为异物，进而引发免疫反应。此时可诱发肝细胞内的炎性因子释放，降低抗纤维化因子的作用，进而会促进肝细胞纤维化的发生和发展。酒精性肝硬化患者的免疫反应一般都存在异常情况。

（四）内毒素与肝巨噬细胞

对于 ALD 患者，酒精可促进肠道菌群中的细菌释放 LPS 和肽聚糖，通过受损的肠道屏障进入循环系统中并抵达肝脏组织，LPS 首先和脂多糖结合蛋白（LBP）结合，而后 LBP-LPS 复合体和肽聚糖分别与肝巨噬细胞上的病原识别受体 TLR4/CD14 复合物和 TLR2 结合，激活 TLR4，诱导 TNF-α、IL 等炎症细胞因子的大量合成和释放，诱发炎症及氧化应激引起肝损伤，并且会升高血清中趋化因子的水平，促进 ALD 的发展。

（五）细胞因子

细胞因子代谢失常是酒精性肝病的主要特点之一。肝细胞因子在介导肝组织炎症和纤维化的过程中起重要作用。ALD 患者血清中的细胞因子和趋化因子含量明显升高，通过各种途径造成肝组织的炎症反应、凋亡、坏死和纤维化。TGF-β_1 亚型是启动并促进酒精性肝纤维化的关键细胞因子。一方面，它激活 HSC 并使其转变为成纤维细胞，产生大量胶原纤维；另一方面，它上调 TIMP 的表达，抑制 MMP 降解肝组织基质的能力，使大量基质沉积于肝脏内，最终导致肝硬化。研究发现，酒精能快速诱导肝组织中 PAI-1 的表达，而 PAI-1 可抑制纤溶酶原激活系统，从而导致各种基质成分的聚积。动物实验证实，*PAI-1* 基因敲除小鼠肝纤维化程度较野生型明显减轻。

IL-10 是一种多功能细胞因子，IL-10 不仅在调节肝组织中 TNF-α 水平方面扮演重要角色，还有抗炎和抗纤维化的作用。McClain 等发现 ALD 患者的单核细胞和肝巨噬细胞产生的抗炎因子 IL-10 比正常人明显减少；*IL-10* 基因敲除大鼠对酒精造成的肝脏毒性更敏感，更易进展为 AC。

LPS 通过肠道黏膜进入血液，到肝组织后通过激活 MAPK 信号通路导致 TNF-α 等细胞因子的产生。已有大量研究证实，酒精暴露能够促进 LPS 诱导肝巨噬细胞 MAPK 的激活和 TNF-α 产生。

（六）ALD 相关基因多态性与酒精性肝硬化

肝组织中参与酒精解毒的酶及细胞因子的转录启动子存在多态性。ALD 的发病风险是由众多基因相互作用决定的，ALD 的发病概率与大量饮酒的时间和剂量成正比。参与酒精代谢的 ADH、ALDH、CYP2E1 以及细胞因子的基因多态性在 ALD 的遗传倾向中起着重要作用。

（七）遗传因素与酒精性肝硬化

对于酗酒者，约有 95% 的人发生脂肪肝，但进展为肝硬化者仅占 35%，因此，遗传因素在酒精性肝硬化的发病中发挥着一定作用。有研究指出，一些细胞因子基因的遗传多态性可能会影响肝巨噬细胞相关的细胞因子基因表达，该研究证实，IL-10 启动因子单体型与台湾地区人群酒精性肝硬化的发病相关。此外，Khan 等研究发现，细胞色素 P4502E1 基因多态性与其他易感基因（如谷胱甘肽转移酶 M1）相互作用会增加酗酒患者发生肝硬化的风险。另有研究显示，PNPLA3/adiponutrin（脂肪营养蛋白）基因多态性是酒精性肝病中发生肝损伤、肝硬化的高危因素，其中 rs738409 变异型是白种人患酒精性肝病、肝损伤及肝硬化的高危基因型。

（八）机体免疫机制

机体免疫在酒精性肝硬化的发病中发挥着不可替代的作用。肝巨噬细胞在肝脏固有免疫中发挥着主要作用，能够通过模式识别受体 TLR-4 及其受体 CD14、MD-2 及 LBP 识别内毒素。研究显示，将小鼠中 LBP、CD14 受体或者 TLR-4 受体敲除后，能够防止小鼠发生酒精相关肝损伤。LPS/TLR-4 信号转导通路能够活化 NF-κB、活化蛋白 1（AP1），从而诱导肝巨噬细胞释放一系列的前炎症因子：TNF-α 及 IL-1β，TNF-α 在酒精性肝病患者血清中的含量明显高于健康对照者，并与病死率正相关，TNF-α 和 IL-1β 能够增加一些前炎症细胞因子如 IL-6、IL-8 的产生，进一步活化其他免疫细胞如中性粒细胞、巨噬细胞和淋巴细胞等，这些炎症细胞的活化都会激活肝脏内的星状细胞，肝星状细胞活化后能够产生大量的胶原纤维，成为肝纤维化的基础，进一步导致肝硬化。

二、几种重要分子与肝硬化的关系

（一）气体信号分子硫化氢对肝硬化失代偿的影响

肝硬化后肝功能减退（失代偿）是肝硬化发展的两大后果之一。表现为乏力、体重下降、水肿、食欲减退、腹胀、出血倾向、黄疸等。在肝硬化形成过程中，随着病情加重，内源性 H_2S 含量明显下降。H_2S 水平的变化与肝硬化肝功能的改变密切相关，肝硬化患者血清中 H_2S 水平可反映肝功能损害的程度，H_2S 对肝硬化病情和预后判断具有一定的临床意义。HSC 活化时，胱硫醚-γ-裂解酶（cystathionine-γ-lyase，CSE）的 mRNA 表达下调，CSE 含量降低，H_2S 的合成减少。由于 H_2S 能够抑制 I、III 型前胶原的合成，H_2S 减少对 I、III 型胶原的抑制也降低，导致肝纤维化程度加重，形成肝纤维化→肝功能减退（失代偿）、门脉高压症→HSC 活化→H_2S 水平下降的恶性循环。

（二）VEGF 在肝硬化发病机制中的作用

血管生成和纤维化是疾病的发生、发展、伤口愈合及再生的重要组成部分，同时存在于诸多疾病发展过程中，而新生血管形成被认为是这些病理级联反应的始动环节，如类风湿关节炎，其基本的病理改变是滑膜炎，有新生血管和大量被激活的成纤维细胞及随后形成的纤维组织。肝硬化发生与上述疾病发生过程有相似之处，也是因为肝细胞缺氧、损伤及肝细胞再生，反复不断的损伤修复而形成。业已证实，VEGF 是强有力的血管生成因子。

其生物学活性主要由两种酪氨酸激酶受体 VEGFR-1 和 VEGFR-2 介导，它们在血管生成和信号转导途径中发挥不同的作用。而 VEGFR-2 不管是在体内还是在体外均起到更加重要的作用。所以，用抗 VEGFR-2 治疗肝硬化，更能起到抗纤维化的作用。Yoshiji 等用 VEGF 受体 1 单克隆抗体（VEGF receptor-1monoclonal antibody，VEGFRl mAb）和 VEGF 受体 2 单克隆抗体（VEGF receptor-2 monoclonal antibody，VEGFR2 mAb）治疗四氯化碳诱导形成的小鼠肝硬化模型，结果发现用 VEGFRl mAb 和 VEGFR2 mAb 治疗后均可以显著抑制与肝新生血管形成有关的肝硬化的进展，肝脏羟基脯氨酸和血清中肝硬化标志物含量均显著减少，尤其是 VEGFR2 mAb 比 VEGFRl mAb 更有效。VEGFRl mAb 和 VEGFR2 mAb 联合治疗几乎可以完全阻止肝硬化的发展。这也表明，VEGF 与其受体相互作用在肝硬化的发展中起着十分重要的调节作用。到目前为止，VEGFRl mAb 和 VEGFR2 mAb 的作用位点仍未完全阐明，有待于今后进一步研究。

HSC 是肝纤维化发生的关键因素，在肝细胞损伤后，HSC 增殖并被活化为肌成纤维细胞表型，此即为激活或转化的 HSC。激活的 HSC 的生物合成功能发生了很大的改变，使细胞外基质（尤其是 I 型和 III 型胶原纤维）的合成大大增加，最终导致肝纤维化的发生。VEGF 在体外不同的培养条件下对活化的 HSC 有着不同的生物影响，HSC 活化又可以诱导 VEGFR-1 和 VEGFR-2 表达，如在缺氧状态和给予 CCl_4 干预的不同培养条件下，这种上调模式不同，但尚未有文献报道其具体差异。新近研究表明 VEGF 及其受体只在活化的 HSC 上表达，HSC 主要增加 α-SMA 表达。同时，HSC 是能够产生 VEGF 的氧敏感细胞，它诱导 VEGF 产生是遵循剂量和时间依赖的，缺氧刺激 VEGF mRNA 产生与在条件培养基缺氧的 HSC-T6 细胞 VEGF 蛋白分泌有关。在缺氧的 HSC-T6 细胞，VEGF 受体 Flt-1 和 Flk-1 有不同的表达。缺氧时可有选择性地刺激 Flt-1 mRNA 表达，而 Flk-1 mRNA 保持不变。缺氧诱导 VEGF 产生被一氧化氮模仿，且可能在肝细胞损伤愈合和肝癌形成机制中发挥重要的作用，确切机制还有待进一步研究。

资料表明，VEGFR-1 可能在丙型病毒性肝炎肝硬化组织新生血管形成中起着十分重要的作用。另一方面，VEGF 有强烈的微血管通透性，较组胺强 5000 倍，从而引起血浆蛋白外渗，导致细胞外基质增加。当 VEGF 与其受体结合，多重信号级联被激活，包括磷脂酶 C、γ 酪氨酸磷酸化和内皮细胞增殖的细胞外信号调节激酶（γMAPK/ERK）。VEGF 同时也是血管生成因子，而且可以调节结缔组织生长因子（CTGF）的表达，CTGF 是 CCN（CYR6l、CTGF 和 NOV）超家族成员，是有效且普遍表达的生长因子，已发现其在成纤维细胞增殖、细胞黏附及细胞外基质的产生中起独特的作用。Brodsky 等通过免疫组化及计算机图像分析研究发现在肝硬化患者小叶间纤维组织中血管密度显著高于正常肝组织，但假小叶内血管密度明显低于正常肝组织，组织中 VEGF 表达与血管数目成正相关。因此，他们认为 VEGF 可能是血管形成的主要刺激因子，可能在肝硬化发病机制中起着一定的促进作用。由于有强烈的微血管通透性，VEGF 可以促进肝组织急性炎症改变。

由上所述，VEGF 在肝硬化的形成与发展中似乎起到了促进作用。但是，也有学者发现 VEGF 可抑制活化的 HSC 收缩及通过上调 Flt 酪氨酸激酶受体家族 Flt-1 而减弱 α-SMA 表达，从而抑制肝纤维化的形成，这在一定程度上为 VEGF 治疗肝硬化提供了理论依据。

（三）载脂蛋白 A1、B100 与肝硬化的关系

在临床上，肝硬化早期是没有明显症状的，因此很多患者都错过了最佳治疗时间，而后期出现肝硬化则主要表现为肝功能损害与门脉高压，并累及周围脏器，晚期肝硬化常常伴随上消化道出血、癌变、继发感染等并发症。肝脏是脂质和脂蛋白代谢的重要器官，多种原因引起的肝脏功能损伤都伴有脂蛋白合成及代谢异常。载脂蛋白主要分为：ApoA1、ApoB100、ApoC、ApoD 及 ApoE5 种。ApoA1 主要是在肝脏内及肠内合成，是高密度脂蛋白的主要组成部分，主要功能是将机体内过多的胆固醇运回肝内降解，活化卵磷脂胆固醇酰基转移酶，使胆固醇转化为胆固醇脂。*ApoA1* 基因定位于第一号染色体长臂 2 区，基因长 1863bp，含有 3 个内含子，4 个外显子。ApoB100 主要由肝脏合成，肝脏发生病变时，合成减少，血清中 ApoB100 水平明显降低。*ApoB100* 基因定位于 2 号染色体 p23→pter 区，是由非翻译区、编码区、TAA 终止密码子和一个 3′端的非翻译区组成。ApoA1 及 ApoB100 与肝硬化的关系：

（1）肝硬化患者肝细胞肿胀、变性、坏死，细胞器受损可致肝脏合成 ApoA1、ApoB100 的能力下降。

（2）肝脏功能受到损害时，ApoA1 的前体发生转化作用，减少 ApoA1 转移酶的生成并降低其活性，所以，血清 ApoA1 水平明显下降。

（3）载脂蛋白的转运功能发生障碍导致肝硬化，同时减少肝黏蛋白的合成量，进而减少 ApoA1 的结合，导致 ApoA1 的转运发生障碍。

（4）肠道的合成功能发生障碍也会造成肝硬化，门静脉压力升高导致肠癖，降低了肠道中 ApoA1 及 ApoB100 的合成能力。

（5）肝硬化发生时损伤细胞膜上的脂蛋白受体的功能，造成 ApoB100 降解的减少，血清中 ApoB100 的降低较少与此有着密切的关系。

（6）体内激素的水平发生变化，如胰岛素、胰高血糖素及甲状腺素的变化，降低了血脂和载脂蛋白合成，增加了其降解；降低了甲状腺激素的水平。甲状腺激素能够对肝脏产生刺激作用从而合成 ApoA1 和 ApoB100，肝硬化后甲状腺激素的水平降低，说明肝硬化与体内激素水平有关。

（7）其他因素，如机体营养不良、贫血及低蛋白血症等都是降低载脂蛋白合成的关键因素。

（四）肝巨噬细胞与肝硬化

肝巨噬细胞通过释放促纤维化细胞因子（肿瘤生长因子 β 和血小板衍生生长因子），也在 HSC 中非吞噬型 NADPH 氧化酶的激活中发挥重要作用。作为响应，HSC 将产生更多的局部 ROS，增加局部炎症、组织损伤和纤维化愈合。一些研究表明，作为肝巨噬细胞和 HSC 活性的一部分产生的 ROS 可以通过 JNK 和 NF-κB 途径激活几种与纤维化相关的肝基因，从而加重肝纤维化。最重要的基因是金属蛋白酶抑制剂-1 基因、单核细胞趋化蛋白-1 基因和 I 型前胶原基因。

第五节　酒精性肝癌的分子调控机制

肝硬化是一种癌前状态，增加了原发性肝癌的风险，最常见的是肝细胞癌（HCC）。在全球范围内，约 30%的 HCC 是由酒精引起的。酒精被国际癌症研究机构（International Agency for Research on Cancer）将列为第 1 类致癌物，在 HCC 中通过 ROS 诱导的损伤、炎症机制及其反应性代谢产物乙醛在其发展中发挥特定作用。因为它与人类其他癌症一样会诱发肝细胞癌。在世界范围内，肝癌是男性癌症相关死亡的第二大原因，女性癌症相关死亡第六大原因。肝癌在低收入和中等收入国家比发达国家更常见。根据美国国家癌症研究所的数据，2017 年美国新确诊约 40 700 例肝癌，约 29 000 名患者死于肝癌。此外，据报道肝癌的发病率每年增加 3%～4%。事实上，肝癌是一个主要的公共卫生问题。HCC 是最常见的原发性肝癌类型，占病例的 70%～90%。在发达国家，尤其是美国和欧洲，饮酒水平较高，是发达国家肝癌的常见原因之一。酒精滥用与 HCC 所有病因的比例因国家和地区而异；据报道，酒精滥用导致 15%～30%的 HCC，了解酒精性 HCC 的临床特征和发病机制对于预防和检测早期 HCC 及开发 HCC 治疗至关重要。此外，酒精的免疫抑制作用有助于 ALD 患者向 HCC 发展。最近，有关 ALD 表观遗传学调控的有趣数据已经发表。酒精引起的表观遗传学改变包括组蛋白修饰，如乙酰化、磷酸化、DNA 低甲基化的改变，以及不同 miRNA 的改变。在非病毒性 HCC 亚型中发现了 miRNA 生物发生的下调，酒精氧化影响 miR-217、miR-155 和 miR-212 的表达。这些修饰可以由氧化应激诱导，从而导致转录机制的募集改变和基因表达异常。表观遗传机制在癌症的发生发展中起着广泛的作用，有助于正常肝细胞转化为祖细胞和干细胞。

酒精性肝硬化的存在被认为是 HCC 发展的重要危险因素。导致肝硬化患者 HCC 发展的机制是复杂的，包括端粒缩短、促进肿瘤细胞存活的途径激活、增殖、细胞周期检查点丢失和癌基因激活。据报道，10%～20%的重度饮酒者会发展成肝硬化。先前的几项研究评估了酒精性肝硬化患者的 HCC 年发病率，结果表明其发病率为 1.9%～2.6%，因此，对酒精性肝硬化的患者进行 HCC 监测可能是合适的。然而，即使进行了基于指南的监测，肝硬化患者中几乎有 20%～30%的 HCC 是在非早期阶段诊断，因此需要进一步了解酒精性肝癌的分子调控机制以减轻酒精相关性肝硬化和肝癌的负担。本节内容首先总结一下肝癌发生分子机制的几条重要信号通路，然后结合国内外研究进展作一综述。

一、与肝细胞癌发生密切相关的 4 条重要信号转导通路

（一）Ras/MAPK 传导通路

生长因子是一类在细胞增殖中起关键作用的信号分子，主要包括 EGF、肝细胞生长因子（HGF）、血小板衍生内皮细胞生长因子（PD-ECGF）和血管内皮生长因子（VEGF）等。这些生长因子（可称为配体）与受体结合后，通过激活受体的酪氨酸激酶活性活化 Ras/MAPK 信号通路，最终诱导 c-fos 和 c-Jun 等基因的转录，影响细胞的生长、分化和增殖。

Ras/MAPK 信号通路在 HCC 的发生、发展中发挥着重要作用。在 HCC 中，Ras/MAPK 信号通路的活化可能是由其上游信号通路异常（如 EGFR、IGF 等）或抑癌基因（如 *NOREIA*）异常甲基化后失活造成的，而并非 *ras* 或 *raf* 基因突变所致，因为人 HCC 中 *ras* 或 *raf* 基因突变并不多见。目前，Ras/MAPK 通路的某些抑制剂在临床上已经广泛应用于治疗 HCC，如索拉菲尼（sorafenib）可以通过抑制 Raf 激酶的活性而阻断 Ras/MAPK 通路，达到抑制肝癌细胞生长的治疗效果。此外，研究结果表明，该通路的另一种抑制剂 Spred 蛋白（sprout-related protein）的表达与 HCC 关系密切，在 HCC 中，Spred 蛋白的表达水平常常处于失控状态。增加该蛋白的表达可以在体内和体外抑制该通路的下游蛋白 ERK 的活化，从而减少肿瘤细胞的增殖和 MMP2 和 MMP9 的分泌。该研究结果提示 Spred 蛋白可以作为 HCC 的潜在治疗靶点。

（二）PI3K/Akt/mTOR 传导通路

PI3K/Akt/mTOR 在肿瘤发生中发挥着至关重要的作用。PI3K 是由调节亚基 p85 和催化亚基 p110 组成的异源二聚体，静息状态下普遍存在于胞质中，当接受来自酪氨酸激酶受体和 G 蛋白偶联受体的信号后被激活，并聚集到细胞膜，将底物 4，5-二磷酸酯酰肌醇（PIP_2）转化为 3，4，5-三磷酸酯酰肌醇（PIP_3）。PIP_3 通过与蛋白激酶 B（PKB，又称为 Akt）的 PH 结构域的相互作用导致 Akt 转位至浆膜。在磷酸肌醇依赖性激酶 1（phosphoinositide-dependent protein kinase 1，PDK1）作用下，Akt 发生磷酸化而被激活。

已知 Akt 的活化途径有多种，除上述通过酪氨酸激酶受体和 PI3K 的活化被激活外，肿瘤抑制基因 *PTEN* 的功能丧失（基因沉默或突变所致）也可以导致 Akt 的活化。活化的 Akt 蛋白通过对一系列底物的磷酸化，达到对细胞生存和抗凋亡的调控。尽管 Akt 活化在 HCC 中的作用需要进一步探讨，但最近的研究结果表明，HCC 患者肿瘤中 Akt 若处于活化状态，则提示该患者预后差，说明 Akt 活化在 HCC 发生和发展的过程中扮演着重要角色。

mTOR 是 PI3K/Akt 通路的下游分子，Akt 对 mTOR 的激活主要通过以下两种方式：一种是磷酸化 mTOR 而直接激活，另一种是激活的 Akt 磷酸化结节性硬化复合体 2（tuberous sclerosis complex 2，TSC2），以减弱其对 mTOR 活化的抑制作用。mTOR 可以通过调节细胞周期而控制细胞的生长和增殖，在过度激活的情况下，往往出现细胞周期调节失控，最终引起细胞转化和肿瘤恶化。研究结果表明，mTOR 通路在 HCC 中经常被活化。

（三）Wnt/β-Catenin 传导通路

Wnt 信号通路是保守信号通路，存在于从线虫到人类的各种动物体内，在胚胎正常发育、细胞增殖与分化等过程中起着重要作用。在 HCC 和结肠癌等许多肿瘤中，Wnt 信号通路都会出现失调。该通路参与由 HBV/HCV 感染和酒精性肝硬化所致 HCC 的发生和发展过程。

在 1/3 的 HCC 患者中，Wnt 通路处于活化状态，尤其是 HCV 感染的患者。β-catenin 突变能激活 Wnt/β-catenin 信号通路。研究结果表明，在 HCC 中，约有 40% 的患者发生 β-catenin 突变，该突变常出现在 HCV 感染和黄曲霉素 B1 暴露较高的 HCC 患者中。β-catenin 突变在 HCC 中的作用是独立的，它不依赖于其他的肿瘤相关基因，如 *p53* 基因。除突变外，

HCC 患者中也经常可见 β-catenin 的核内表达增加。有些报道表明，β-catenin 过度表达和 β-catenin 突变主要参与 HCC 发生的早期阶段，而另有报道表明它们与 HCC 的恶化密切相关。

除 β-catenin 突变外，抑癌基因 *APC*（adenomatous polyposis coli）和 E-cadherin 的异常甲基化或 Wnt 配体的分泌增加也能激活该通路。此外，在 HCC 发生中也可见 Axin1 和 Axin2 的突变，它们对 Wnt/β-catenin 信号通路起着负调节的作用。总之，Wnt/β-catenin 信号通路在 HCC 中发挥重要的作用，针对该通路的新的靶向药物正在研发中。

（四）JAK/STAT 传导通路

JAK 是一类非受体型酪氨酸激酶，STAT 是一类转录因子，它们都是由多个成员构成的一个家族。JAK/STAT 通路可以被 40 多个细胞因子和生长因子激活。当细胞因子、激素和生长因子与其受体结合后，诱导受体二聚化，在胞质内形成 JAK 结合位点，结合并活化 JAK，活化的 JAK 进一步活化 STAT，由 STAT 转入细胞核内启动相应基因的转录，从而参与细胞增殖、迁移、分化和凋亡的过程。研究结果表明，活化的 STAT 能促进细胞因子信号传导抑制因子（suppressors of cytokine signaling，SOCS）基因家族的转录。SOCS 家族由 8 个蛋白构成，即 SOCS1～SOCS7 和 CIS（cytokine-inducible SH2-protein）。其中，SOCS1～SOCS3 和 CIS 在细胞因子的刺激下会迅速经诱导生成，而产生的 SOCS 蛋白反过来与活化的 JAK 及其受体结合以阻断该通路的传导。因此，SOCS 家族参与了 JAK/STAT 的负反馈调控过程。据文献报道，JAK/STAT 信号传导途径的另外两个抑制剂是 SHP（the SH2-containing phosphatases）和 SSI-1（STAT-induced stat inhibitor-1）。在生理状况下，JAK/STAT 通路受到这些抑制剂的调控，细胞不会过度增殖、活化及恶变，一旦抑制剂表达失调，可以导致包括肿瘤在内的许多疾病的发生。Niwa 等在 18 个 HCC 组织标本的检测中发现 SOCS3 出现异常甲基化的有 6 个，随后的体外实验证实了 SOCS3 可以通过抑制 HCC 细胞中 JAK/STAT 通路而对细胞生长和运动起负向调节作用，这与 Calvisi 等的研究结果相一致。Calvisi 等认为 SOCS3 启动子异常甲基化仅发生在预后差的 HCC 患者中，提示 SOCS3 可能参与 HCC 发展恶化的过程。Calvisi 等还发现，HCC 患者的肿瘤组织与癌旁或正常肝组织相比，JAK/STAT 通路的活化明显增加，同时发现所有被检测的 80 例 HCC 组织中都至少有两个抑制剂表达下调，提示 JAK/STAT 通路的活化在 HCC 的发生中发挥重要作用。

二、酒精性肝癌的相关因素

（一）酒精的肝毒性与肝癌的关系

酒精在肝细胞内被乙醇脱氢酶（ADH）氧化为乙醛。乙醛进入线粒体，在线粒体中被线粒体乙醛脱氢酶（ALDH）氧化为乙酸盐。乙醛是一种高度反应性和直接致突变的化合物，它形成各种蛋白质和 DNA 加合物，促进 DNA 修复失败、脂质过氧化和线粒体损伤，并最终有利于致癌。在患有遗传变异的人中发现乙醛水平升高，导致 ADH 和 ALDH 活性改变，这与重度饮酒者患 HCC 的风险较高有关。酒精代谢的另一个主要途径包括其在微粒体中被 CYP2E1 酶氧化，这一步骤需要烟酰胺腺嘌呤二核苷酸磷酸，而不是烟酰胺腺嘌呤四核苷酸，如 ADH。同时，ROS 是通过 CYP2E1 酶对酒精的代谢和线粒体中 NADH 的再氧化形成的。调节致癌乙醛产生量的酒精代谢酶的遗传变异已被广泛探索为酒精诱导癌症的潜在遗传标志物，包括肝脏的遗传标志物。特别是，ADH1C*1 等位基因纯合的 ALD 患者（被认为具有较高的酶活性）似乎更容易发生肝癌。研究发现，在过度饮酒的人群中，弱活性 ALDH2*2 等位基因与肝癌相关。

（二）酒精消耗量与肝癌发病率的关系

研究揭示，酒精消耗量与肝细胞癌（HCC）发病率呈正相关。Amin 等对 HBV 携带率低（＜2%）的 18 个国家每日酒精消耗量与 HCC 死亡率进行了相关性研究，HCC 死亡率与酒精消耗量呈正相关，相关系数为 0.40（$P<0.05$）。显示了 HBV 低发国家 60%~90%HCC 患者与酒精和肝硬化有关。有人搜集了 25 个国家的 HBV 携带率和每年酒精消耗量，发现酒精消耗量与 HCC 死亡率呈正相关（$P=0.0066$），调整 HBV 携带率后仍有意义（$P=0.0150$）。Mohamed 等采用前瞻性方法对医院患者进行病例对照研究，包括 110 例 HCC 患者和 101 例对照患者，平均年龄为（53.7 ± 1.85）岁，男女之比为 3.2∶1，结果显示居住在城市里每天习惯饮酒超过 80g 酒精且 40 岁以上的男性发生 HCC 危险性增加。在酒精偏好大鼠模型中，重度酒精摄入会放大与年龄相关的肝癌发生，但不会引起明显的肝脏炎症或纤维化。在这些动物中，酒精暴露激活 Hedgehog 通路，并诱导相关的致癌原过程，如失调的祖细胞扩张和上皮细胞-间充质转化。体内和体外酒精暴露诱导染色体畸变和有丝分裂靶点，如细胞周期蛋白 B、极光激酶 A 和 γ-微管蛋白的磷酸化。

肝癌高发区启东的一些资料也显示与上述结果相符，陈建国等报道启东地区两个毗邻的高、低肝癌高发乡，1972~1998 年肝癌死亡率分别为 51.19/10 万与 20.44/10 万（$P<0.01$），两乡居民饮酒率分别为 22.65% 与 16.18%（$P<0.01$）。倪志权等观察到启东肝癌研究所的 202 例肝癌住院患者，饮酒与不饮酒者发病年龄分别为（42.17 ± 10.32）岁和（60.69 ± 12.71）岁（$P<0.01$），揭示肝癌的发病年龄大小与酒精消耗量有一定的剂量效应关系。

从临床角度来看，酒精与其他因素相互作用，如年龄、性别、病毒性肝炎、肥胖和糖尿病，也会导致肝癌风险增加。

（三）年龄与肝癌发病率的关系

年龄是许多恶性肿瘤的最重要危险因素之一，包括 ALD 患者的 HCC。饮酒与几种恶性肿瘤的风险增加有关，这种风险从低至每日 10g/单位的剂量开始。它是 HCC 发展的独立风险因素，与不饮酒者相比，重度饮酒者的相对风险为 2.07，偶尔饮酒者的相关风险也略有增加，而在非纤维化肝脏 F0/F1 等级的情况下，调整吸烟习惯和代谢综合征后，大量饮酒不再与 HCC 风险相关。

（四）性别与肝癌发病率的关系

酒精摄入量可能存在性别差异，这会增加酒精引起肝损伤和 HCC 发展的风险。据报道，男性在 10 年内每天饮酒 60~80g，女性在 10 年中每天饮酒 20g，患肝硬化的风险会增加。

此外，与男性（35 岁）相比，女性（20 岁）发展为肝硬化的速度更快。在每天饮酒超过 80g 的人中，女性患 HCC 的风险几乎是男性的 5 倍。然而，与男性相比，女性 HCC 的总体患病率很低。研究表明，女性对酒精更敏感的原因有多种。口服酒精后，女性表现出较少的首次酒精代谢，这是指口服酒精的量与全身血液中的量之间的差异，因为女性的胃 ADH 活性较低，导致酒精的血清浓度较高。因此，即使消耗相同量的酒精，女性肝脏也可能暴露于更多的酒精。此外，雌激素可能在酒精引起的肝损伤中发挥重要作用。研究已经表明，雌激素增加了肝巨噬细胞对 LPS 的敏感性，这会导致更严重的肝损伤，先前的研究表明，女性患者的肝脏和脂肪组织中出现了与 TLR4 信号相关的更严重的炎症反应。

（五）肝炎病毒与肝癌发病率的关系

在 ALD 患者中，肝炎病毒的共存已被证明会加速疾病进程。在高酒精摄入量（>60g/d～125g/d）的患者中，HCV 的共存已表明会增加酒精相关性肝硬化的风险。此外，大量饮酒也会增加患肝癌的风险。合并 HBV 感染的患者发生纤维化和肝癌的风险增加。HBV 感染可能是酒精性肝硬化患者发生 HCC 的危险因素。

（六）其他因素

酒精与肝癌的其他危险因素（如糖尿病和病毒性肝炎）协同作用。在饮酒过量（定义为每天超过 80 克）的患者中，糖尿病患者的 HCC 风险从 2.4 上升到 9.9，HCV 感染患者的 HCC 风险从 19.1 上升到 53.9。肥胖也具有协同效应。

（七）戒酒

戒酒与 HCC 风险相关，戒酒可使 HCC 发生风险每年降低 6%～7%，但酒精的有害影响可能会持续几十年，要达到与非饮酒者相同的 HCC 发病率，需要约 23 年的清除期。

三、酒精性肝癌的发病机制

酒精可以通过几种可能的机制诱导肝癌发生，包括乙醛毒性的诱变效应，蛋白质和 DNA 加合物的形成，肝脏内铁的过度沉积而产生的活性氧物质，脂质过氧化和代谢的变化，炎症和免疫反应受损，以及异常的 DNA 甲基化修饰。此外，据报道，酒精通过包括肠-肝轴在内的几种信号通路加速肝癌的发生，具体介绍如下。

（一）生化机制

酒精进入人体血液中，除很少部分随同呼吸的气体内由肺排出外，肝脏几乎是酒精代谢、降解的唯一场所。酒精对肝脏有直接的毒害作用，其损伤由酒精在肝细胞内代谢而引起。进入肝细胞的酒精，在乙醇脱氢酶（ADH）和微粒体乙醇氧化系统（MEOS）的作用下转变为乙醛，导致活性氧（ROS）形成，活性氧激活肝星状细胞，并与乙酸盐一起导致纤维化。乙醛引发炎症，形成 DNA 加合物，导致 DNA 甲基化水平降低，从而导致肝癌。

乙醛转化为乙酸的反应使辅酶Ⅰ（NAD）转变为还原型辅酶Ⅰ（NADH），因而 NADH 与 NAD 比值增高。

1. NADH 与 NAD 比值增高　NADH 与 NAD 比值增高可抑制线粒体三羧酸循环，肝内脂肪酸代谢发生障碍，氧化减弱，使中性脂肪堆积于肝细胞中。NADH 增多可促进脂肪酸的合成，可与脂肪酸在肝细胞中堆积而引发脂肪变性，严重的脂肪变性可导致肝细胞坏死、肝内纤维组织增生，甚至癌变。

2. 乙醛的生化反应和毒性作用　在酒精代谢过程中产生的乙醛具有强烈的生化反应和毒性作用：①它与体内磷脂、5-羟色胺、多巴胺等物质结合通过解聚蛋白和改变表面抗原性等而影响肝细胞质膜的性状；②酒精能抑制肝细胞新合成的糖蛋白的分泌排出；③乙醛与 DNA 发生反应，引起肝细胞坏死与再生，出现 DNA 变异率增加，从而导致癌变。

3. 脂质代谢的调节　酒精滥用的特点是脂肪（主要是三酰甘油、磷脂和胆固醇酯）在肝细胞中积聚。最初由全基因组关联研究揭示，一些单核苷酸多态性（SNP）可能与肝癌发生有关。脂肪营养素/帕他汀样磷脂酶结构域蛋白 3（PNPLA3）蛋白序列中的 SNP（rs738409 C>G for I148M）已迅速成为与 ALD 患者脂肪变性和纤维化相关的公认遗传因素。这种遗传变异被认为是一种功能缺失突变，促进肝细胞内三酰甘油的积累和脂肪毒性。在大型病例对照和前瞻性研究以及随后的 Meta 分析中，许多欧洲研究小组强调 rs738409（G）等位基因是酒精性肝硬化患者肝癌发展的主要遗传驱动因素，还提出了影响脂质代谢相关基因的其他多态性。

4. 肠-肝轴与肝癌发生　近年来出现的确凿证据表明，酒精不仅改变了微生物组的数量和质量组成，还可导致上皮肠屏障的改变，从而释放细菌和细菌产物，促进肝脏的炎症反应。已经证明，酒精暴露后，会导致微生物失调并改变肠道通透性从而使脂多糖（LPS）和肠道细菌向肝脏移位。LPS 和其他细菌产物释放到循环中后可与肝脏驻留巨噬细胞（肝巨噬细胞）细胞膜上的 TLR 家族成员结合，从而触发这些细胞产生促炎性细胞因子和趋化因子，促进纤维化和致癌因子 IL-6 信号转导与转录激活因子 3（STAT）和 TNF-NF-κB 通路的激活。使用益生元进行粪便微生物群移植和粪便微生物群操纵可能是治疗酒精性肝病和脂肪变性的有效方法。最近的开创性工作已将肠-肝轴和微生物组确定为 ALD 发展的重要组成部分。

（二）遗传学机制

研究发现，酒精的氧化代谢产物乙醛可诱发组织培养细胞姐妹染色体交换，并呈剂量-效应关系；观察到酒精中毒者外周血淋巴细胞的染色体畸变率明显增加。Lieber 等用酒精饲喂大鼠后，发现体内 O^6-甲基鸟嘌呤转移酶活力明显下降，此酶是烃基转移酶，可将鸟嘌呤 O^6 位上的甲基或乙基转移到半胱氨酸残基上，而鸟嘌呤 O^6 位上的甲基或乙基等烃基与突变和癌变有关。有人推测 a_1-抗糜蛋白酶（a_1-AT）基因是酒精性肝损害的易感位点。a_1-AT 是血清中蛋白酶的主要抑制物，是一种糖蛋白，由位于 14 号染色体上的单个位点编码遗传，主要在肝脏生成。$α_1$-AT 有 30 种表型，其中 Piz 纯合子个体发生肝癌的危险性增高。

（三）细胞生物学机制

1. 酒精对细胞酶体系的影响　酒精是异物代谢的诱导剂。嗜酒可引起肝脏滑面内质网增生，细胞色素 P450、细胞色素 c 还原酶和许多微粒体酶的活性升高，因此嗜酒可使致癌物代谢活化加强。胞质中的醇脱氢酶是酒精代谢的最主要酶。有些致癌物代谢途径与酒精相似，通过醇脱氢酶进行代谢，两者联合作用时，竞争同一酶系，导致竞争性抑制，出现增毒现象。

2. 酒精破坏肝细胞结构与功能　酒精在微粒体氧化过程中能产生自由基，攻击肝细胞大分子，引起细胞结构与功能的破坏。肝细胞内谷胱甘肽（GSH）能消除自由基，有效地防止脂质过氧化，而酒精的代谢物乙醛能与 GSH 和 GSH 的成分半胱氨酸的 SH 基迅速结合形成复合物，降低了细胞内 GSH 的浓度。此外，由于嗜酒降低了饮食中抗氧化物，如维生素 C、维生素 E、硒、β 胡萝卜素等摄入，导致自由基和脂质过氧化物增加，损伤肝细胞膜，攻击 DNA，产生致肝癌作用。

乙醇在胞质中被乙醇脱氢酶氧化为乙醛。随后乙醛进入线粒体，被线粒体乙醛脱氢酶（ALDH）氧化为乙酸盐。乙醛是一种高度反应性和直接致突变的化合物，它形成各种蛋白质和 DNA 加合物，促进 DNA 修复失败、脂质过氧化和线粒体损伤，最终有利于致癌。

3. 细胞色素 P4501E1 作用　细胞色素 P4501E1 是细胞色素 P450 的酒精诱导形式，在非乙醇脱氢酶氧化途径中起着重要的作用。乙醛是致酒精性肝病的主要原因，而经非乙醇脱氢酶途径产生的乙醛尤为重要，同时 1E1 对外界毒物如 N-亚硝基二甲胺（N-nitrosodimethylamine，NDMA）的代谢也起着积极的作用，NDMA 是一种前致癌原，酒精可诱导 1E1 的活性，加速 NDMA 代谢成致癌物，这在肝癌的发生中起着一定的作用。有动物实验表明，非常少量的 NDMA 和酒精同时喂养小白鼠可加速 NDMA 的致肝癌作用，可能是由于酒精诱导了 IE1 的活性。Tsusumi 等发现长期大量饮入酒精可加速 NDMA 诱导的大鼠肝癌发生，这种增强效应与酒精诱导的 P4501E1 有关。

1E1 存在着基因多型性，至少可分为三个基因型，即 A 型（C1 基因纯合子）、B 型（C1/C2 基因杂合子）及 C 型（C2 基因纯合子）。对肝癌研究的结果表明，与酒精有关的肝癌中以 B 型为主，而与酒精无关的肝癌中则以 A 型为主，提示 2E1 的 C2 基因与肝癌的发生有关。

4. 诱导肝细胞凋亡　酒精诱导肝细胞凋亡的机制十分复杂，至今尚未完全阐明。酒精诱导的细胞色素 P4501E1 活性增加，花生四烯酸刺激 HepG2 细胞色素 P4501E1 的表达，以及肝内铁含量增加，均可通过促进脂质过氧化，诱导肝细胞凋亡，从而促使一系列肝细胞恶变机制。ROS 通过 CYP2E1 对酒精的代谢和线粒体中 NADH 的再氧化形成，调节致癌乙醛产生量的酒精代谢酶的遗传变异已被广泛探索为酒精诱发癌症（包括肝脏癌症）的潜在遗传标记。特别是，ADH1C*1 等位基因纯合的 ALD 患者（被认为具有较高的酶活性）似乎更容易发生 HCC。同样，已发现弱活性 ALDH2*2-融合等位基因与过量饮酒人群的肝癌相关。

5. 酒精诱导的氧化应激与铁代谢　与酒精相关的肝癌发生有关的一个关键机制是氧化应激，氧化应激是酒精代谢、炎症和铁储存增加产生的 ROS 的次要因素。事实上，ROS

通过形成脂质过氧化物（如 4-羟基壬烯醛），促进细胞大分子的损伤，并参与肝癌的进展。ROS 的积累导致 DNA 的结构和功能改变，影响基因功能，如复制和转录，并在癌症的发生和发展中发挥主要作用。ROS 积累还诱导各种细胞因子的产生、免疫细胞的激活、血管生成和转移过程的上调。

ROS 包括羟乙基、超氧阴离子、羟基自由基和许多自由基，这些自由基在亲酶和抗氧化酶的连续作用下积累，而抗氧化防御能力因酒精消耗而受损，影响 ROS 产生和解毒的酶的基因变体已被证明可调节 ALD 的结果。特别是髓过氧化物酶（MPO），能催化 H_2O_2 和 Cl^- 之间的反应，形成高度反应性的次氯酸（HClO）和阴离子。此外，锰超氧化物歧化酶（SOD）2 在线粒体内产生 H_2O_2，导致高活性 HClO 的形成。基因二态性在 SOD2 的线粒体靶向序列中替代丙氨酸（Ala）或缬氨酸，并导致 Ala-SOD2 变体的线粒体活性更高。大量酒精性肝硬化患者的前瞻性队列研究表明，携带 2 个 G-MPO 等位基因和（或）单独拥有至少一个 Ala-SOD2 等位基因是 HCC 发病的独立危险因素。这些变体还与肝脏铁超载相关，可能是通过线粒体过氧化氢生成增强。据报道，这种情况与这些患者的 HCC 风险以及常见的 *HFE* 基因突变相关。

6. 先天免疫、细胞因子和趋化因子系统的激活　酒精与免疫系统相互作用并影响肿瘤免疫监测，这两种机制可能与肿瘤的发生和进展有关。先天免疫反应旨在识别癌性克隆，以灭活转化细胞。这种反应由各种免疫细胞产生的炎症介质（趋化因子和细胞因子）促进。酒精摄入增加了肠道通透性和细菌源性脂多糖（LPS）从肠道向肝脏的移位，在肝巨噬细胞中，LPS 与 TLR4 相互作用，从而导致产生促炎性细胞因子，如 IL-6 和 TNF-α，这些分子是参与肝癌发生的主要途径。尽管促炎性细胞因子促进肝癌发展的确切机制尚未完全了解，但其信号通过 STAT3 和 NF-κB 转录因子调节基因表达。NF-κB 是炎症反应的主要转录调节因子之一，在 ALD 期间被激活，并增加各种促炎介质的产生，包括 TNF-α、IL-1、IL-6、EGF 和 TLR，促进 ROS 积累并激活 STAT3，从而参与癌症发展。在 ALD 患者中，高效的细胞因子 IL-6-174G 等位基因与 HCC 相关，EGF 促进癌症生长和侵袭性，并受 *EGF* 基因 50 个非翻译区 A 到 G 交换的功能多态性影响，导致较高转录水平的 G 等位基因与受酒精或 HCV 相关肝病影响的高加索人群中 HCC 的存在相关，最近的 Meta 分析进一步证实了这一发现。

（四）理化特性机制

（1）酒精饮料中含有自然产生或污染的致癌物，已知的有杂醇油、多环芳香烯和亚硝胺等，还可能有其他未知的致癌物。

（2）酒精是一种良好的溶剂，酗酒可加速致癌物的吸收和运转，如促进烟草相关的致癌物进入黏膜等。

对于酒精性肝癌发生的机制，越来越多的证据表明，许多因素都参与其中。酒精代谢产物和加合物已被证明可诱导氧化应激、直接诱变、肝细胞上 DNA 或蛋白质的异常甲基化，免疫系统可能与 HCC 的发生和进展有关。通过以上研究有助于我们进一步了解酒精性肝硬化来降低 HCC 发生的风险。

参 考 文 献

曹家豪，彭越，段佳琪，等，2021. 酒精性脂肪肝的线粒体作用机制研究进展. 癌变畸变突变，33（6）：475-481.

程真顺，2002. NF-κB 在肺间质纤维化中的作用. 国外医学（呼吸系统分册），（6）：302-303.

黄时顺，刘洋，张冰，等，2017. 聚腺苷二磷酸核糖聚合酶在酒精性脂肪肝中的研究进展. 中国医药导报，14（22）：51-54.

黄英，2004. 乙型肝炎后肝硬化的发生与性别的关系. 现代医药卫生，20（20）：2088-2089.

李三强，卢华杰，王萍，等，2017. 酒精性肝损伤小鼠在损伤过程中细胞凋亡时间点研究. 中国临床药理学杂志，33（21）：2154-2157.

罗清，刘萌，廖俊城，2019. NF-kB 信号通路影响慢性阻塞性肺疾病进展的研究. 世界最新医学信息文摘，19（6）：124-126.

马萍，彭颖，杨静玉，等，2017. PPARα、固醇调节元件结合蛋白和腺苷酸活化蛋白激酶在酒精性脂肪肝发病中作用的研究进展. 中国药理学与毒理学杂志，31（9）：900-906.

沈鼎明，2000. 肝纤维化的发生机制. 中华肝脏病杂志，8（4）：241.

王宝恩，2000. 肝星状细胞与肝纤维化. 中华肝脏病杂志，8（4）：197-199

王文杰，解达伟，黄通，等，2020. 核因子-κB 信号通路在胆汁淤积性肝损伤中的作用及其机制. 中华实验外科杂志，37（10）：1819-1822.

魏庆钢，杨非，范轶欧，等，2021. 水飞蓟灵芝复合物对乙醇诱导小鼠急性肝损伤的保护作用. 预防医学论坛，27（1）：69-71.

伍振辉，孟娴，胡佳伟，等，2017. TLR4-MyD88-NF-kB 信号通路与肝炎-肝纤维化-肝癌轴相关性研究进展. 国际药学研究杂志，44（5）：396-401.

肖默，曾涛，2017. MAPK 信号通路在酒精性肝病发病中作用研究进展. 毒理学杂志，31（6）：478-482.

谢佛添，王冬梅，吕翼，2020. AMPK 信号通路在酒精性脂肪肝中的研究进展. 中国细胞生物学学报，42（7）：1221-1228.

谢湘媚，刘志伟，林少宾，等，2007. 四氯化碳致小鼠急性肝损伤的性别差异及其与雄激素受体表达的关系. 解剖学研究，29（6）：417-419，428.

杨开明，蒋文娟，成家茂，2017. 细胞信号通路影响肝纤维化的研究进展. 大理大学学报，2（2）：46-50.

杨柱，田维毅，王文佳，等，2010. 葛根散等 3 首解酒方对乙醇致小鼠急性肝损伤的保护作用. 辽宁中医药大学学报，12（4）：7-9.

中华肝脏病学会肝纤维化学组，2002. 肝纤维化诊断及疗效评估共识. 中华肝脏病杂志，10（5）：327-328.

周玉燕，孙玉，李萍，等，2018. 莫诺苷通过抗氧化应激保护雷公藤甲素所致肝细胞凋亡. J South Med Univ，38（8）：949-955.

Bou Khalil M, Sundaram M, Zhang H Y, et al, 2009. The level and compartmentalization of phosphatidate phosphatase-1（lipin-1）control the assembly and secretion of hepatic VLDL. J Lipid Res, 50（1）: 47-58.

Chen Z J, Gropler M C, Norris J, et al, 2008. Alterations in hepatic metabolism in fld mice reveal a role for lipin 1 in regulating VLDL-triacylglyceride secretion. Arterioscler Thromb Vasc Biol, 28（10）: 1738-1744.

Finck B N, Gropler M C, Chen Z J, et al, 2006. Lipin 1 is an inducible amplifier of the hepatic PGC-1α/PPARα regulatory pathway. Cell Metabolism, 4（3）: 199-210.

Gao B, Seki E, Brenner D A, et al, 2011. Innate immunity in alcoholic liver disease. Am J Physiol Gastrointest Liver Physiol, 300（4）: 516-525.

García-Villafranca J, Guillén A, Castro J, 2008. Ethanol consumption impairs regulation of fatty acid metabolism by decreasing the activity of AMP-activated protein kinase in rat liver. Biochimie, 90（3）: 460-466.

Han G S, Carman G M, 2010. Characterization of the human LPIN1-encoded phosphatidate phosphatase isoforms. J Biol Chem, 285（19）: 14628-14638.

Hardie D G, 2008. AMPK: a key regulator of energy balance in the single cell and the whole organism. Int J Obes, 32（4）: S7-S12.

Hardie D G, Ross F A, Hawley S A, 2012. AMPK: a nutrient and energy sensor that maintains energy homeostasis. Nat Rev Mol Cell Biol, 13（4）: 251-262.

Harris T E, Finck B N, 2011. Dual function lipin proteins and glycerolipid metabolism. Trends Endocrinol Metab, 22（6）: 226-233.

Hu M, Wang F M, Li X, et al, 2012. Regulation of hepatic lipin-1 by ethanol: role of AMP-activated protein kinase/sterol regulatory element-binding protein 1 signaling in mice. Hepatology, 55（2）: 437-446.

Khan A J, Ruwali M, Choudhuri G, et al, 2009. Polymorphism in cytochrome P450 2E1 and interaction with other genetic risk factors and susceptibility to alcoholic liver cirrhosis. Mutat Res, 2009, 664（1-2）: 55-63.

Leo M A, Lieber C S, 1999. Alcohol, vitamin A, and β-carotene: adverse interactions, including hepatotoxicity and carcinogenicity. Am J Clin Nutr, 69（6）: 1071-1085.

Li Y M, Fan J G, Cheng M L, et al, 2019. Guidelines of prevention and treatment for alcoholic liver disease （2018, China）. J Dig Dis, 20（4）: 174-180.

Liang Z X, Li T A, Jiang S A, et al, 2017. AMPK: a novel target for treating hepatic fibrosis. Oncotarget, 8（37）: 62780-62792.

McVicker B L, Rasineni K, Tuma D J, et al. Lipid droplet accumulation and impaired fat efflux in polarized hepatic cells: consequences of ethanol metabolism. Int J Hepatol, 2012: 978136.

Osna N A, Donohue T M Jr, Kharbanda K K, 2017. Alcoholic liver disease: pathogenesis and current management. Alcohol Research: Current Reviews, 38（2）: 147-161.

Park J G, So J S, Xu X, et al, 2013. Transcriptional control of hepatic lipid metabolism by SREBP and ChREBP. Semin Liver Dis, 33（4）: 301-311.

Peterson T R, Sengupta S S, Harris T E, et al, 2011. mTOR complex 1 regulates lipin 1 localization to control the SREBP pathway. Cell, 146（3）: 408-420.

Pihlajamäki J, Lerin C, Itkonen P, et al, 2011. Expression of the splicing factor gene SFRS10 is reduced in human obesity and contributes to enhanced lipogenesis. Cell Metab, 2011, 14（2）: 208-218.

Purohit V, Gao B, Song B J, 2009. Molecular mechanisms of alcoholic fatty liver. Alcohol Clin Exp Res, 33（2）: 191-205.

Rabe K, Lehrke M, Parhofer K G, et al, 2008. Adipokines and insulin resistance. Mol Med, 14（11/12）: 741-751.

Ross F A, MacKintosh C, Hardie D G, 2016. AMP-activated protein kinase: a cellular energy sensor that comes in 12 flavours. EBS J, 283（16）: 2987-3001.

Simpson K J, Venkatesan S, Martin A, et al, 1995. Activity and subcellular distribution of phosphatidate phosphohydrolase（EC 3.1.3.4）in alcoholic liver disease. Alcohol Alcohol, 30（1）: 31-36.

Trépo E, Gustot T, Degré D, et al, 2011. Common polymorphism in the PNPLA3/adiponutrin gene confers higher risk of cirrhosis and liver damage in alcoholic liver disease. J Hepatol, 55（4）: 906-912.

Tuma D J, Casey C A, 2003. Dangerous byproducts of alcohol breakdown: focus on adducts. Alcohol Res Health, 27（4）: 285-290.

Voican C S，Perlemuter G，Naveau S，2011. Mechanisms of the inflammatory reaction implicated in alcoholic hepatitis: 2011 update. Clin Res Hepatol Gastroenterol，35（6-7）: 465-474.

Wang Y，Lam K，Yau M H，et al，2008. Post-translational modifications of adiponectin: mechanisms and functional implications. Biochem J，409（3）: 623-633.

Willows R，Navaratnam N，Lima A N，et al，2017. Effect of different γ-subunit isoforms on the regulation of AMPK. Biochemical Journal，474（10）: 1741-1754.

World Health Organization，2018. Global status report on alcohol and health 2018 [EB/OL]. https: //www.who.int/ substance_abuse/publications/global_alcohol_report/gsr_2018/en/.

Yang A M，Wen L L，Yang C S，et al，2014. Interleukin 10 promoter haplotype is associated with alcoholic liver cirrhosis in Taiwanese patients. Kaohsiung J Med Sci，30（6）: 291-298.

Yin H Q，Hu M，Liang X M，et al，2014. Deletion of SIRT1 from hepatocytes in mice disrupts lipin-1 signaling and aggravates alcoholic fatty liver. Gastroenterology，146（3）: 801-811.

Yin H Q，Hu M，Zhang R，et al，2012. microRNA-217 promotes ethanol-induced fat accumulation in hepatocytes by down-regulating SIRT1. J Biol Chem，287（13）: 9817-9826.

You M，Jogasuria A，Lee K，et al，2017. Signal transduction mechanisms of alcoholic fatty liver disease: emerging role of lipin-1. Curr Mol Pharmacol，10（3）: 226-236.

You M，Matsumoto M，Pacold C M，et al，2004. The role of AMP-activated protein kinase in the action of ethanol in the liver. Gastroenterology，127（6）: 1798-1808.

You M，Rogers C Q，2009. Adiponectin: a key adipokine in alcoholic fatty liver. Exp Biol Med（Maywood），234（8）: 850-859.

Zhang C S，Hawley S A，Zong Y，et al，2017. Fructose-1，6-bisphosphate and aldolase mediate glucose sensing by AMPK. Nature，548（7665）: 112-116.

第六章　酒精性肝病防治的药物研究

酒作为人类饮料已有上千年的历史，随着世界范围内酒类饮料消费量的不断增加，酗酒已经成为威胁发展中国家人群健康的头号危险行为，而在发达国家中则是第三位的危险行为。目前在全球范围内每年约有 250 万人因酒精中毒死亡，占总死亡率的 4%。肝脏是人体内主要的酒精代谢器官，同时也是酒精毒性的重要靶器官，大量饮酒可诱发酒精性肝病（ALD）。流行病学调查显示，无论是发达国家还是发展中国家，ALD 及其并发症已经成为严重危害人类健康的重要疾病。据估计，在美国约 23%的成年人有饮酒习惯，每年大约有 1.5 万～2 万人死于 ALD。欧盟国家中 ALD 是导致肝移植的第二常见原因，ALD 所致的死亡人数占所有死亡人数的 6.5%，与西欧国家相比，东欧国家情形更加严重。日本人群的 ALD 患病率虽然相对于其他西方国家比较低，但也是逐年提高，ALD 已经成为除肝炎之外诱发肝硬化和肝癌的重要病因。随着我国居民生活水平的不断提高，酒类饮料的消费量迅速增加，ALD 亦已成为严重影响我国居民健康的公共卫生问题。据统计 2000 年至 2021 年关于亚洲人群总体 ALD 患病率为 4.81%。其中，男性 7.8%，高于女性 0.88%。在肝硬化病例中，ALD 占比达 12.57%；在肝细胞癌病例中，ALD 病因占比达 8.30%。上述资料均提示 ALD 在我国的发病情况已经不容忽视。

（一）流行病学

ALD 目前仍然是全球都在面对的健康问题，越来越多的人因长期饮酒而患有肝硬化，酒精性肝硬化的年发病率在以人口为基础的研究中为 1%，在不同地域中占 HCC 的 15%～30%，酒精性肝硬化患者 HCC 的年发病率高达 2.9%。2016 年，全球因饮酒导致的肝癌占肝癌总数的 14.7%，2008 年至 2018 年根据美国 UCOD 和 MCOD 数据显示，酒精性肝病每个年龄组都出现增加趋势。

（二）发病机制

1. 酒精及其代谢物损伤肝脏　酒精在人体代谢的每一步都会产生有害的活性氧（ROS），ROS 会抑制肝细胞的抗氧化能力，从而降低歧化酶、谷胱甘肽的含量或增加脂质过氧化物的形成。酒精及其代谢产物导致肝细胞大量凋亡，通过激活 TLR4 信号通路进而激活肝巨噬细胞产生内毒素，同时增加 TNF-α、ROS、IL-1、IL-6、IL-8、IL-10 等炎性因子的产生，这些因子可影响三酰甘油的转运而最终导致脂肪堆积。TGF-β 可以促进细胞外基质的累积，酒精性肝纤维化便由此形成。最终，在被长期饮酒诱导的细胞缺氧期间所产生的缺氧诱导因子（HIF）激活，导致脂肪变性。

2. 氧化应激及脂质过氧化　近年有学者提出"二次打击"理论，当酒精作为初次打击，可使肠道内细菌过度生长，释放出大量脂多糖，通过氧化应激作用促使反应性氧化物增加，促使肝脏脂肪聚集，从而导致 ALD 的发生。在氧化应激相关的脂质过氧化及炎性细胞因子的作用下，脂肪变的肝细胞受到第 2 次打击，导致炎症、坏死和纤维化。

3. 免疫反应　细胞焦亡是近年来发现并证实的一种新的程序性细胞死亡方式，酒精可通过增加硫氧还蛋白相互作用蛋白在肝脏中的表达来促进 caspase-1 介导的细胞焦亡通路，加重肝脏的损伤。有研究发现核苷酸结合寡聚化结构域样受体蛋白（NLRP3 炎症小体）参与酒精诱导的肝细胞死亡，而一些能够活化 NLRP3 炎症小体的尿酸、ATP 等物质介导了肝脏内肝细胞和免疫细胞之间的相互作用，加快了病程的恶化。这些研究都表明 NLRP3 炎症小体的活化促进了 ALD 的进展。

4. 内毒素与细胞因子　慢性酒精中毒可诱导低水平肠源性内毒素血症，增加了小肠的通透性，致使革兰氏阴性菌脂多糖进入肝门循环，加重酒精性肝损害。内毒素血症刺激 IL-12 产生，Laso 等研究表明，无论有无酒精性肝病，IL-12 在诱导慢性酒精中毒患者的体内免疫紊乱中起重要作用。另外，各种细胞因子参与了肝硬化的发生发展，包括 TNF-α、血小板衍生生长因子（PDGF）、TGF-β、FGF19 等。

5. 其他因素　ALD 往往出现家族聚集倾向，表现出家族易感性，由于参与酒精代谢酶的编码基因呈现多态性，有些患者酒精氧化功能出现障碍，很容易发生 ALD，并遗传给下一代。韦远欢等研究表明铁过载是导致 ALD 病理损伤的重要因素之一，ALD 患者肝铁含量升高可能与肝脏铁调素表达下调，进而抑制小肠铁吸收导致体内铁蓄积过多有关。microRNA（miRNA）是一类由内源基因编码的长度为 20～25nt 的小分子非编码单链 RNA 分子。贾音提取了小鼠酒精性肝损害的肝脏组织，检测其组织中的 miR-122，发现 miR-122 与肝脏组织损伤也呈正相关。丝裂原活化蛋白激酶（MAPK）信号通路是将刺激从细胞膜传递至细胞核、诱导基因转录做出应答的一条经典路径，是细胞内重要的信号转导系统。MAPK 在 ALD 早期阶段活性显著降低，导致脂肪合成和分解代谢异常；在重度 ALD 阶段，MAPK 活性大大提高，通过其调控作用可能参与了肝细胞的凋亡、坏死等过程。

虽然人们认识到酒精具有肝脏毒性并进行 ALD 的防治研究已有近 60 年的历史，但至今尚未找出能够有效防治 ALD（特别是重度 ALD）的措施。目前治疗 ALD 的原则是戒酒、对症治疗及支持性治疗。戒酒仍然是目前治疗 ALD 的基石，但戒酒并不能完全阻断 ALD 的进展，且部分病人难以克服酒精依赖性。现有的药物存在着效果不确定、副作用太大等问题（如糖皮质激素类药物可导致股骨头坏死）。营养支持治疗只能在一定程度上改善症状，并不能根治 ALD。肝脏移植，患者不仅要符合移植指征，还需要长期服用抗排异药物，承受着巨大的经济压力。鉴于现有的治疗手段存在着或多或少的问题，因此进一步研发能够有效防治 ALD 的药物仍然是一项亟待解决的医学难题。

在酒精性肝病的治疗方面，其基石主要还是戒酒、营养支持、药物治疗，以及抗氧化和抗感染治疗，从而阻断酒精性肝病的进展。

（1）戒断治疗：早期应以预防为主，一旦发现患有酒精性肝病，应立刻戒酒。对于较轻的肝损伤，戒断治疗可以阻止疾病进一步进展，表现为在戒酒一段时间后，临床症状、生化检查、影像学检查等指标有所改善。

（2）支持治疗：调整饮食，减少脂质的摄入。例如：少吃或不吃过于肥腻的肉类，劳逸结合，注意休息，尽量不要熬夜，养成规律作息习惯；多食水果、绿叶蔬菜。

（3）药物治疗：①降脂药：如洛伐他汀，改善肝功能及血脂的代谢异常。②保肝药物：常用的药物有护肝片、联苯双酯、益肝灵、甘草酸苷制剂等。

（4）营养支持：①适量摄取含糖分与无机盐的饮料、果汁，可以补给水分，也能较快地为人体补充能量，减轻酒精对肝脏的损害。②适量摄入西红柿、苹果、香蕉、酸奶，保证营养均衡。③适量摄取能提高免疫力的食物。

（5）肝衰竭治疗：一般支持治疗，卧床休息；祛除病因加激素疗法；病情必要时，进行人工肝支持疗法或肝脏移植方案。

（6）酒精性肝病的预防与预后：戒酒配合药物治疗，酒精性肝病患者有较好的预后。戒酒在一方面可阻断疾病的进一步发展；另一方面，给予了肝脏自我修复的时间。

第一节　酒精性肝病的治疗方案

ALD 的治疗方法取决于患者的临床病理类型，主要原则包括：①减少饮酒或戒酒以减轻 ALD 的严重程度；②改善已存在的营养不良；③对症治疗肝炎、肝硬化及其并发症；④戒酒半年后的终末期肝病患者可考虑肝移植治疗。单纯性脂肪肝通常只需戒酒和调整膳食结构，营养不良者需营养支持，内脏性肥胖者则节制饮食，存在肝脏炎症坏死（酒精性肝炎伴或不伴肝硬化）者需加用保肝抗感染药物。糖皮质激素或己酮可可碱主要用于重症酒精性肝炎患者；肝硬化患者需通过相关措施防治门静脉高压并发症；并存其他肝病及合并饮酒相关的其他器官损伤者亦需给予相应处理。

一、一 般 治 疗

（一）戒酒

戒酒是治疗 ALD 最重要的措施，戒酒可改善不同阶段的 ALD 患者的生活质量和远期预后。66%的戒酒患者在 3 个月后症状即有明显的改善；戒酒 4～6 周后轻症 ALD 和大部分单纯性脂肪肝患者肝酶异常和肝组织学损伤基本可以恢复正常，但仍有 5%～15%的患者可能会继续饮酒，可导致门静脉高压性出血，以及短期和长期生存率的降低，尤其先前有出血史的患者。戒酒可以解决酒精性脂肪肝疾病，还可显著改善酒精性肝炎患者的肝损伤，并降低门静脉压力和延缓肝硬化进展，由此可以提高肝硬化或失代偿性肝衰竭患者的生存率。因此，促使患者戒酒并给予适当的治疗是主要步骤。

然而，预防此类患者的复发一直是一个巨大的挑战。部分酗酒患者停止饮酒后可出现戒断症状，表现为四肢发抖、出汗、失眠、兴奋、躁动等，目前苯二氮䓬仍是治疗酒精戒断首选的一线药物。同时应注意回访患者的戒酒状况和身体状态。对一些依赖酒精并对酒精上瘾的患者可以通过药物治疗帮助其清醒或减少酒精摄入。例如：纳曲酮和无草甘膦等药物有助于减少重度饮酒者的酒精摄入；托吡酯已被发现能有效降低酗酒者的渴求和戒断症状；二硫仑，一种被广泛应用的乙醛脱氢酶抑制剂，会导致血清乙醛的积累，从而产生恶心、呕吐、腹痛和头晕等不愉快的感觉，这种感觉会阻止患者饮酒；巴氯芬是一种 γ-氨基丁酸激动剂，也被发现能有效促进戒酒。

（二）运动疗法和心理疗法

适当增加运动，促进体内脂肪消耗，增加肌肉含量。患者往往有精神心理障碍，家人应给予足够的关心和支持，鼓励患者多参加户外运动和社交活动，提高生活质量。对于心理状态差的患者也可试用 S-腺苷甲硫氨酸改善患者的抑郁状态。

（三）营养支持

大多数 ALD 患者营养不良，其疾病严重程度通常与营养不良程度相关。长期酗酒的患者，酒精取代了食物所提供的热量，故蛋白质和维生素摄入不足而引起营养不良。所以，ALD 患者需要优良的营养支持，在戒酒的基础上应给予高热量、高蛋白、低脂饮食，并补充多种维生素。刘婉姝等研究表明个体化营养指导干预结合肠内营养粉剂对重症 ALD 患者营养风险的降低、部分肝功能的恢复、并发症（肝性脑病、食管胃底静脉曲张破裂出血、肝肾综合征、腹水）及病死率改善均有显著效果，提高了患者生存质量。另外，肖敏等研究表明饮食补锌，可促进肝细胞的再生，提高 SOD 的活力，并且上调了 HNF-4α 的转录与表达，最终减轻了 ALD 的病理损伤。近年来研究显示，甜菜碱可以作为新型营养支持治疗，它可降低细胞 S-腺苷同型半胱氨酸，维持正常 S-腺苷甲硫氨酸和 S-腺苷同型半胱氨酸比例来对抗酒精对肝脏的损伤。

（四）微量元素补充

酒精相关肝病患者缺乏微量元素，包括锌和硒。这两种微量元素对细胞和免疫功能都至关重要，它们的缺乏与更晚期的疾病和酒精性肝炎的死亡率有关。补充剂可以通过调节免疫功能来改善临床结果，但现有的研究规模太小且异质性太强，无法证明生存率有所提高。一项正在进行的在酒精相关肝硬化患者中补充锌的试验，在一项中期分析中证明了肝脏炎症的改善。

酒精相关肝病患者常见维生素缺乏，尤其是维生素 C 和维生素 D 缺乏。补充维生素可以调节肠道微生物组，减少微生态失调，从而降低肠道通透性和减轻肝脏炎症；对健康个体的研究表明，维生素 C 和维生素 D 在微生物属中产生了有益的变化。尽管对严重酒精性肝炎患者补充抗氧化剂和维生素的研究没有证明存在短期生存益处，而且缺乏对酒精相关肝病急性发作较轻的患者长期补充维生素的试验。

（五）非特异性抗炎治疗

糖皮质激素（glucocorticoid，GC）可改善重症酒精性肝炎的临床症状，有促进肝内糖原异生、增加糖原储备等作用。GC 的主要作用在于抑制多种转录因子的活性，降低循环中促炎因子的水平，从而阻断炎症反应。然而 GC 潜在的严重不良反应，包括抑制合成代谢、肌肉萎缩（蛋白质分解）、免疫抑制、诱发感染、消化道出血等，使其治疗的合理性长期以来备受争论，故使用时需慎重。

（六）免疫激活

酒精相关肝病患者同时存在免疫激活和免疫衰竭。在严重的酒精相关肝病伴酒精性肝炎中，人们已经研究了皮质类固醇或特异性促炎细胞因子广泛靶向炎症的干预措施。然而，感染并发症导致的死亡率的增加，表明这些患者的免疫反应处于微妙的平衡状态。针对免疫衰竭的策略可以促进肝脏修复机制，同时保持对病原体的防御。免疫检查点抑制剂，如抗 PD-1 单克隆抗体，可以改善宿主的免疫反应，并已被许可用于治疗癌症。这种治疗可以减少 PAMP 诱导的 CD8$^+$ T 细胞耗竭，并改善酒精相关肝病的预后。

（七）自由基清除剂

肝细胞膜的脂质过氧化是包括 CCl$_4$、胆汁淤积和酒精性肝细胞损伤在内等众多毒素介导的肝细胞损伤的主要作用机制。因此，有效地清除自由基，保护肝细胞膜的生物功能就成为抗肝细胞损伤的研究热点。

1. 维生素 E　维生素 E 是临床上使用较早的抗氧化剂，脂溶性维生素 E 可以在细胞膜上积聚，结合并清除自由基，减轻肝细胞膜及线粒体膜的脂质过氧化。研究发现维生素 E 能明显减轻胆汁淤积时疏水性胆汁酸所引起的肝细胞膜脂质过氧化，从而减轻肝细胞损伤。

2. 熊去氧胆酸　自由基的作用是酒精性肝细胞损伤的主要机制，酒精在肝细胞内的代谢过程中产生大量的自由基，造成肝细胞氧化酶复合体中的细胞色素 P450 的损伤，使谷胱甘肽不能维持其还原状态，导致肝细胞膜过氧化性损伤。还原型的谷胱甘肽是肝细胞膜抗氧化性损伤的主要成分，因此，细胞膜还原型谷胱甘肽的减少将导致肝细胞膜的氧化性损伤。研究证实，熊去氧胆酸能减少肠道疏水性胆汁酸的吸收，增加肝细胞膜还原型谷胱甘肽的含量，同时抑制 TNF-α 等致肝细胞损伤的细胞因子的分泌，因而具有良好的肝细胞保护作用。

3. 乙酰半胱氨酸　还原型谷胱甘肽是肝细胞膜抗氧化的主要因素，其缺乏将导致严重的肝细胞损伤。研究发现，还原型谷胱甘肽的前体物质乙酰半胱氨酸能明显增加肝细胞膜还原型谷胱甘肽的含量，从而减轻肝细胞损伤，但乙酰半胱氨酸本身并不能直接清除肝细胞或肝窦内的氧自由基，提示其抗肝细胞损伤的作用可能是通过促进细胞膜还原型谷胱甘肽的合成来实现的。另外，乙酰半胱氨酸的肝细胞保护作用可能还与其作为内源性血管松弛因子有关。

（八）益生菌和抗生素

健康的肠道菌群对我们的健康起着至关重要的作用，酒精引起的肠道菌群变化在酒精性肝炎的发病机制中起着重要作用。在肝脏疾病进展中，同样重要的是酒精诱导的肠道通透性增加，使肠腔抗原，包括内毒素/LPS（革兰氏阴性菌细胞壁的成分），能够到达肝脏，并促进几种炎症细胞因子的合成和分泌。多项研究提出使用益生菌来恢复 ALD 患者的正常肠道菌群。在对 ALD 患者进行的一项研究中，酒精对微生物组的影响是高度异质的，多个属上调或下调，这使得单一的益生菌治疗很难确定。益生菌略微改善了肝病患者的肝功能测试，但很少有研究对酒精相关肝病患者进行试验，使用益生菌（双歧杆菌或乳杆菌）4周可增强中性粒细胞吞噬能力并使其正常化，还有助于减少内毒素驱动的细胞因子水平的升高。一项类似的研究显示，服用益生菌（双歧杆菌或乳酸杆菌）5 天的 ALD 患者其 AST、ALT 和 γ-谷氨酰转移酶水平显著改善。在一项临床试验中，治疗肝性脑病的药物利福霉素的生化衍生物利福昔明给药 28 天，可降低全身内毒素水平。事实上，血液 LPS 水平有助于预测酒精性肝炎患者对类固醇的反应和死亡率。因此，通过益生菌和抗生素改变肠道微生物群可能是 ALD 的一种潜在治疗方法，目前正在积极探索。

粪便微生物群移植最近已作为酒精使用障碍患者的一种治疗方法进行了试验。通过鼻胃注射进行的健康供体粪便移植与细菌多样性的部分改善和微生态失调的逆转、肠道 SCFA 产生菌的改善以及酒精使用障碍的严重程度降低有关。尽管这种疗法并不是为了治疗或预防肝硬化而设计的，但可能对这一患者群体有益。

（九）S-腺苷甲硫氨酸和甜菜碱的作用

S-腺苷甲硫氨酸（SAM）是一种关键的甲基供体，参与许多对正常肝功能至关重要的甲基化反应。SAM 还通过激活谷胱甘肽合成途径发挥抗氧化剂的作用。据报道，ALD 患者的 SAM 水平降低，因此提高 SAM 水平可能是一种潜在的治疗方法。各种动物研究表明，通过防止 SAM 水平下降，可以逆转肝损伤。此外，SAM 给药可降低氧化应激和肝星状细胞活化。一项在酒精性肝硬化患者中使用 SAM 或安慰剂 2 年的随机对照试验发现，安慰剂组的死亡率和肝移植率高于 SAM 组（29% vs 12%）。因此，未来需要进行长期、高质量的试验，以确定其有效性。

与 SAM 相同，甜菜碱治疗在改善各种动物模型的肝损伤方面非常有效。通过对同型半胱氨酸进行再甲基化以产生甲硫氨酸，甜菜碱不仅去除了毒性代谢产物同型半胱氨酸和 S-腺苷同型半胱氨酸，还产生了 SAM 并使甲基化潜力正常化。甜菜碱具有肝脏保护作用，可防止酒精诱导的脂肪变性、氧化应激、细胞凋亡和异常蛋白质积累，以及含硫氨基酸的分解。未来应进行使用甜菜碱的临床试验。

（十）各种靶向趋化因子和白细胞介素的作用

趋化因子在酒精性肝炎的发病机制中起着关键作用。研究表明，与正常对照肝脏相比，酒精性脂肪性肝炎（ASH）患者肝脏中的各种趋化因子及其亚家族成员，包括 CXCL5、CXCL6、CXCL10 和 CCL$_{20}$ 水平明显较高，且其较高水平与较差的预后和结果相关。其中，CCL$_{20}$ 是 ASH 肝脏中含量最高的趋化因子，可吸引淋巴细胞、单核细胞、Th17（辅助 T17）细胞和树突状细胞。随之而来的更多趋化因子和炎症介质的产生最终会导致严重的中性粒细胞浸润和肝损伤。未来还需要更多的研究来确定靶向 CCL$_{20}$ 和其他趋化因子是否可以成为 ALD 患者有效和安全的治疗方法。IL-8 是中性粒细胞最重要的化学引诱剂之一，可进一步导致肝脏浸润和门静脉压力升高。酒精性肝炎患者的 IL-8 水平越高，预后越差。可考虑对抗 IL-8 水平的治疗方法，因为降低 IL-8 水平将减少中性粒细胞对肝脏的浸润，并防止进行性肝损伤。IL-22 在细菌感染和组织修复中起着至关重要的作用，它是 IL-10 家族的一部分，可减少各种促炎细胞因子的产生。IL-22 已被发现具有抗细胞凋亡、抗菌、抗氧化和抗脂肪变性的作用，因此可作为 ALD 患者的治疗选择。研究发现，产生 IL-22 的 T 辅助细胞水平与酒精性肝炎患者的病情改善相关。重组 IL-22 给药显示，在酒精喂养的小鼠和急性肝炎动物模型中，肝损伤得到改善，同时阻断 IL-22 受体可导致疾病恶化。因此，上调 IL-22 水平可能是治疗 ALD 的一种潜在方法。IL-17 可增加中性粒细胞和各种其他趋化因子的趋化性，其水平在酒精性肝炎中增加。苏金单抗（secukinumab）是一种抗 IL-17 单克隆抗体，在类风湿性关节炎、银屑病和葡萄膜炎的临床试验中显示出良好的结果。到目前为止，还没有对使用这种单克隆抗体的肝病患者进行研究，这可能是一种潜在的治疗方法。

（十一）短链脂肪酸的作用

短链脂肪酸（SCFA）是细菌消化膳食纤维的产物，对维持肠道上皮完整性至关重要。增加肠道 SCFA 的策略可以降低肠道通透性和减少肝脏暴露于肠道来源的毒素，从而防止肝病的发展。SCFA 治疗酒精相关肝病的研究尚未进行。通过灌肠递送 SCFA 丁酸盐可减少炎症性肠病患者的肠道氧化应激和炎症。增加 SCFA 的间接方法，如通过粪便微生物群移植或用特定的益生菌（如丁酸梭菌）增加产生 SCFA 的细菌，也可能是有益的。在一项随机试验中，丁酸梭菌与婴儿双歧杆菌联合治疗可减轻乙型肝炎肝硬化患者的轻微肝性脑病症状以及肠道通透性。然而，补充其他益生菌（双歧杆菌属、乳酸杆菌属和乳球菌属）并不能改善肠道屏障功能，这表明靶向 SCFA 产生物种的重要性。

（十二）内源性大麻素的作用

通过大麻素受体 CB1 和 CB2 发出的内源性大麻素信号与 ALD 的发病机制有关。使用酒精性肝病动物模型的研究表明，*CB1* 缺陷小鼠具有抵抗力，而 *CB2* 缺陷小鼠更容易受到脂肪肝损伤。这些发现表明，靶向 CB1 和 CB2 受体的治疗可作为 ALD 治疗的替代方案。

（十三）骨桥蛋白的作用

有大量证据表明骨桥蛋白（OPN）在许多器官损伤后的伤口愈合中发挥着显著作用。它是一种具有促纤维化作用的细胞外基质蛋白，在酒精性肝炎患者中高度表达。一项研究表明，在缺乏 OPN 的小鼠中，酒精介导的肝病可以减轻。可进行更多的研究，评估 OPN 作为 ALD 治疗的潜在靶点。

（十四）现有疗法的重新利用

二甲双胍、吡格列酮和他汀类药物等常用药物的临床试验表明，这些药物对非酒精性脂肪性肝炎患者的肝脏生物化学或组织学变化有益。其益处主要是通过降低胰岛素抵抗来介导的，胰岛素抵抗是导致酒精相关肝病的主要原因。然而，这些药物也会改变肠道微生物组。例如，二甲双胍可增加 SCFA 产生菌的丰度。需要对这些药物进行进一步的试验，以评估它们在酒精相关肝病中的益处。

（十五）干细胞治疗

造血干细胞移植是一个不断发展的领域，尽管目前在这一领域进行的研究有限，但它可能是未来一种很有前途的治疗方法。最近的研究表明，干细胞移植可以减轻肝硬化患者的肝脏炎症并改善纤维化。间充质干细胞（MSC）直接抑制肝星状细胞的活化，也可能诱导肝星状细胞凋亡。据报道，它们还可以刺激内源性肝细胞的增殖。一项针对 12 名 ALD 患者进行的初步研究显示，通过肝动脉输注骨髓来源的 MSC 后，组织学分级有所改善，

TGF-β、Ⅰ型胶原和平滑肌肌动蛋白总体下降。在另一项针对 9 名肝硬化患者的类似研究中，通过门静脉给予骨髓来源的干细胞后，Child-Pugh 评分和白蛋白水平显著改善。据报道，肝硬化患者接受干细胞治疗后，肝功能也有所改善。这些研究的结果令人鼓舞，干细胞治疗可能成为 ALD 的一种潜在突破性治疗方法。

（十六）肝移植

对于严重 ALD 用各种内科方法无法控制，出现终末期肝病表现，无法避免死亡的患者，肝移植治疗是最好的选择，但需戒酒 6 个月以上。对于准备接受肝移植的患者，需做好术前评估。患者有以下情况一般不宜做肝移植：肝外存在难以根治的恶性肿瘤；有难以控制的感染（包括细菌、真菌、病毒感染者），难以戒除的酗酒或药物依赖者；患有严重心、肾、脑等重要脏器器质性病变；有难以控制的心理障碍或神经病等。年龄在 65 岁以上、门静脉或肠系膜上静脉有血栓的患者需慎重考虑。Neuberger 等报道 ALC 患者肝移植术后的 5 年和 10 年生存率和因为其他因素接受肝移植者的生存率差不多。

（十七）其他疗法

邓谷霖报道卡托普利能减轻大鼠酒精性肝炎及肝细胞脂肪变性，通过降低 NF-κb、TNF-α 来减轻炎症反应；降低丙二醛（MDA）、CYP2E1 的蛋白水平及增加 GSH-Px 产生抗氧化应激作用，从而对 ALD 有一定的治疗作用，但仍需更多临床数据支持。抗肿瘤坏死因子治疗：慢性酗酒者的肠道通透性增加，促进肠腔抗原（尤其是内毒素）转运到达肝脏，并增强 TNF-α 的产生。已发现 TNF-α 与严重酒精性肝炎患者的疾病严重程度相关，在各种酒精性肝病动物模型中，TNF-α 在酒精诱导的肝损伤中也起着至关重要的作用。此外，当给予酒精时，TNF 受体 1 缺乏的小鼠不会发生肝损伤。最近研究表明干细胞治疗可以减少肝脏炎症，进而改善纤维化，这可能是肝硬化患者的具有前景的一种治疗措施；N6-（1-亚氨乙基）赖氨酸是 iNOS 选择性抑制剂，能够明显降低 ALD 模型中肝细胞 NO 水平，减轻肝损伤。COX-2 抑制剂塞莱昔布能够减少 TXA2 的生成以减轻肝损伤。研究表明，有氧健身也会影响微生物组和对饮食脂肪或酒精的反应。一项动物研究发现，喂食高脂肪饮食的高需氧量大鼠可以免受脂肪变性的影响。相反，低需氧量大鼠减少了 SCFA 产生菌，并改变了碳水化合物和能量的微生物组代谢，导致肝脏脂肪变性。

（十八）并发症处理

重症酒精性肝病的患者虽然已戒酒，但肝肿大持续存在，同时可能并发肝性脑病、急性肾衰竭、消化道出血、内毒素血症等，应对其进行预防和治疗，以提高 ALD 的生存率。合并感染者，要用敏感的抗生素；对于发生肝腹水的患者，饮食中应该限制盐的摄入，同时应用利尿剂，以减轻症状；应注意预防肝性脑病的发生，饮食中严格限制蛋白质的摄入，给予优质蛋白和足够的热量，减少组织蛋白的分解，减轻氮负荷，口服乳果糖、清除肠道致病菌的抗生素来降低血氨；进食松软易消化食物，防止消化道大出血。此外，还需注意预防水、电解质和酸碱平衡失调，密切观察患者血糖变化。对酒精性心肌病、酒精性肠炎、胰腺炎、周围神经病等也应及时防治。

（十九）预后

ALD 预后一般良好，戒酒后可部分恢复。酒精性肝炎如能及时治疗和戒酒，大多可以恢复。若不戒酒，ALD 可直接或经酒精性肝炎阶段发展为酒精性肝硬化。另外，研究表明 25 羟基维生素 D 与 ALD 患者预后存在很大关系，在 ALD 患者中增加维生素 D 补给是十分有必要的。BMI、饮酒年限、每日饮酒量、入院时肝功能情况、肝吸虫病史及病毒性肝炎病史均是影响 ALD 患者预后的重要因素。因此，保持良好的生活方式对 ALD 患者的预后起到重要作用。

二、药 物 治 疗

（一）对抗和改善酒精代谢药物

美他多辛是由焦谷氨酸和维生素 B$_6$ 组成的离子对化合物，为乙醛脱氢酶的激活剂，可以加快酒精在肝脏内的代谢，在 ALD 的治疗中有重要作用，有保肝护肝的效果，可预防肝细胞氧化失调，减少脂质过氧化对肝脏的损害。姜国生将 80 名患者随机分为对照组和治疗组，实验结果显示，运用美他多辛的治疗组，ALD 患者临床症状明显改善。此外，美他多辛还具有明显的抗焦虑作用，可预防戒断综合征的发生，改善酒精中毒症状和行为异常，总有效率达到了 95%。

（二）抗氧化剂

氧化应激在酒精导致的肝损害中是一个关键机制，抗氧化治疗有其治疗价值。临床上常用的抗氧化剂有维生素 E、GSH 等。维生素 E 和 GSH 在人体内广泛存在，能激活多种酶如巯基（—SH）酶，从而促进糖、脂肪及蛋白质代谢，与酒精及其代谢产物乙醛相结合，加速自由基的排泄，能防止肝细胞变性，加强解毒功能，保护肝脏的生物合成、解毒、激素灭活等，促进胆酸的代谢，防止胆汁淤积，促进损伤肝细胞修复、再生，促进黄疸消退。

（三）保肝抗纤维化药物

（1）多烯磷脂酰胆碱：是从大豆中提取的活性物质，其主要成分为二亚油酰磷脂酰胆碱和乙酰卵磷脂。补充内源性卵磷脂，可修复损伤的肝细胞膜，维持膜稳定性，加快胆固醇的代谢，减轻肝细胞的脂肪变性和坏死，促进再生和修复。此外，它还能使中性脂肪和胆固醇转换成容易代谢的物质，形成可溶性质粒，抑制脂肪堆积。多烯磷脂酰胆碱中的不饱和胆碱成分，能显著增加膜蛋白质生物活性和抑制线粒体酶生物活性下降，抑制肝细胞的纤维化和变性。研究显示，应用多烯磷脂酰胆碱治疗 ALD 患者，患者肝细胞脂肪变、纤维化及炎症程度均有改善，在临床应用中无严重不良反应，安全性较高。

（2）硫普罗宁：是含游离巯基的甘氨酸类药物，可加快酒精的代谢，防止三酰甘油的堆积；提升肝细胞线粒体的形态和功能，提高肝细胞内 ATP 含量；参与肝内物质的代谢，稳定肝细胞膜，明显缩短 ALD 患者恢复时间。临床试验结果显示，硫普罗宁治疗组总有效率是 90.3%，显著高于对照组。其主要通过降低肝线粒体 ATP 酶活性、抑制酒精性肝纤维化、清除过多的氧自由基、维持肝细胞内谷胱甘肽的浓度，促进损伤肝细胞结构的再生和功能的修复，从而达到保肝护肝的效果。

（3）甘草酸类制剂：是从甘草中提取制成的复合制剂（包括甘利欣、复方甘草酸苷、异甘草酸镁等），具有防止酒精氧化、抑制炎症反应、调节免疫、预防纤维化和糖皮质激素样作用，可保护肝细胞膜、细胞器，使乙醛灭活，加速氧自由基的降解，保护肝细胞，在ALD的治疗中有一定的疗效。但是在临床应用中，少数患者会出现皮肤瘙痒等不良反应。

（四）中医药治疗

中医药文化博大精深，其用于防治肝病历史悠久，孙思邈在《备急千金要方》中提到补肝汤主治肝气不足，两胁下满；茵陈蒿汤出自《伤寒论》，具有清热、利湿、退黄之功效，是临床上治疗肝胆病的有效方剂；始载于《神农本草经》的夏枯草具有清肝明目、消肿散结之功效。中药凭借其供应稳定、长期疗效和毒副作用小等优点，近年来受到了公众的更多关注，越来越多的中药产品（包括药用草药和植物化学药品）已用于治疗慢性肝病。中药具有多成分、多靶点、多环节综合作用的特点，可以通过多种机制调节保护肝脏，目前中药已被研究作为ALD的补充和替代疗法。近年来，随着对中药研究的深入，中药越来越多的功效被挖掘出来，中草药在保肝调理方面有很好的效果，特别是中药复方具有多靶点的优势，在降脂、抗炎、抗氧化应激、抗肝纤维化、调节免疫等方面均能发挥很好的作用。田书霞等的 Meta 分析结果显示，中药在改善 ALD 患者的丙氨酸氨基转移酶（ALT）、谷氨酸氨基转移酶（AST）、谷氨酰转移酶（GGT）指标方面及临床疗效明显优于西药对照组。中医治疗 ALD 的优势在于从整体观念出发，辨证论治，因人而异，往往能取得良好疗效，不仅可缓解临床症状，生化指标也有所改善，且中医的"治未病"思想和养生之道也在预后调理方面发挥显著成效。邓翠丽认为中医养生学说应用于 ALD 患者管理是有效的手段，包括合理膳食、适当运动、精神内守、顺应四时、起居有常等。因此，临床上应更好地发挥中医优势，以期取得更优的疗效。

1. 中医辨证施治

（1）病因病机：在中医病证中，ALD 可归属于"酒癖""酒疸""积聚""胁痛"酒臌"等范畴。《圣济总录·卷七十三》论曰："胃弱之人，因饮酒过度……谓之酒癖"，《金匮要略》言："心中懊侬而热，不能食，时欲吐，名曰酒疸"。酒癖与酒疸为平素嗜酒，湿热困遏脾胃，阻碍气机，脾运化功能失司，土壅木郁，肝疏泄失常，气机郁滞，引起纳呆、腹胀、胁痛等症状，而酒臌为长期饮酒过度，肝、脾、肾功能失调，水饮痰瘀停滞不化，积于腹部，久病伤肾，肝肾亏损，即形成本虚标实之证，出现乏力、消瘦、腹部胀满等症状。舒发明等从伏邪学说论治 ALD，把病因病机归纳总结为"三纲六要"，定位以肝、脾（胃）、肾为纲，定性以热（酒）毒、气滞、湿聚、水饮、痰凝、血瘀为要。其中"六要"即伏邪，既是病理产物，又为继发病理环节，其贯穿病程的始终，并相互转化互为因果，最终致使肝、脾（胃）、肾功能失调，形成本虚标实，虚实夹杂之证。《医学正传》云："有脾湿太甚，不能运化精微，致清痰留饮郁滞于中上二焦，时时恶心吐清水者"。《医宗必读》言胁痛谓"右痛多痰气"。应之临床，陈永灿先生认为痰浊留结是本病的病机关键，酒湿久蕴积痰，痰浊留结，气机不畅，胃失和降，而致呕恶纳呆、胁肋胀痛。

（2）辨证论治：钟赣生等将 ALD 大致分为三期：初期为酒伤肝脾，聚湿生痰，多属实属热，以气滞血瘀湿阻为主，治宜理气活血、解毒化湿；中期酒湿浊毒之邪留滞中焦，蕴而不化，致气血、痰浊、湿热相互搏结，凝集成块，积于胁下，治宜理气化痰、活血消瘀；后期脾胃受损，气血匮乏，病及于肾，肝脾肾同病，气滞、血瘀、水停，正虚交织错杂于腹，治宜扶正祛邪、攻补兼施。

梁卫等将 ALD 常见证型及治法归纳如下：①肝胆湿热证，治宜清利肝胆湿热，方选龙胆泻肝汤或茵陈蒿汤加减，常用药如龙胆、茵陈、黄芩、栀子、垂盆草、虎杖、泽泻等；②肝郁脾虚证，治以抑肝扶脾、疏肝健脾，方选丹栀逍遥散加减，药用柴胡、郁金、牡丹皮、栀子、茯苓、白术、薏苡仁等；③脾虚湿蕴证，治以健脾化湿，方选参苓白术散合二陈汤加减，药选太子参、茯苓、白术、法半夏、陈皮、炙甘草等；④肝肾阴虚证，治以滋补肝肾，方选一贯煎加减，药用生地黄、麦冬、五味子、山萸肉、女贞子、墨旱莲等；⑤痰瘀互结证，治以化痰祛瘀、软坚散结，方选膈下逐瘀汤或鳖甲煎丸加减，药用桃仁、当归、赤芍、牡丹皮、丹参、莪术、牡蛎、鳖甲、龟甲、白芥子、制天南星、法半夏等。各证型也可兼夹出现，根据临床单用或多法合用，还须灵活对待。其次，脾胃虚弱、肝肾亏虚也是 ALD 发生发展的重要因素，治疗要兼顾脾、胃、肾。

陈永灿认为治疗的着力处是化痰导浊，同时不忘疏肝理气、健脾益胃、清化酒湿。化痰导浊主要用导痰汤、温胆汤、二陈汤加减；疏肝理气则选柴胡疏肝散，健脾益胃用四君子汤、参苓白术散之类加减；清化酒湿喜选田基黄、鸡骨草、葛花、叶下珠、垂盆草、鬼针草、枳椇子、虎杖等药组方，功效颇佳。

2. 临床应用

尽管许多研究已经证明中药对酒精诱导的肝损伤具有一定的防治作用，尤其在抗氧化、抗炎等方面效果显著，为保肝药物的未来研究奠定了基础。但中药化学成分复杂，有效成分尚不清楚，且中药复方中的中药并非独立作用，可能源于其加和或协同作用。这些提取物未能广泛应用的主要问题是缺乏详细的临床前研究及评估其长期不良反应的临床试验。因此，未来应在中西医结合治疗的背景下强调基础研究、转化研究和临床研究的共同发力。了解酒精性肝病的分子机制，明确中药肝脏保护机制，预计将会发现更多安全性高和功效显著的药用植物和化学成分以用于慢性肝病的治疗。

（1）单味药：在临床上中医药治疗 ALD 应用广泛，多种中药药理显示对酒精性肝病有保护作用，如清热药大黄、黄芩、连翘等，有明显的护肝、抗炎、增强免疫力的作用；而化湿药中如泽泻、虎杖等也有较好的降血脂、防治脂肪肝的作用。另外，葛根、五味子、鸡血藤、鳖甲等药在 ALD 造模实验中，均可不同程度地减轻肝损伤的作用。水飞蓟宾是从植物水飞蓟果实中提取分离的一种黄酮类化合物，能清除自由基代谢产物、抑制脂质过氧化反应、抗氧化，以对抗大鼠酒精性脂肪肝疾病的进展。另外，部分植物提取物在 ALD 造模动物的实验中取得较好成果，如甲基阿魏酸（MFA）是从蝉翼藤中提取的一种单体，MFA 对大鼠 ALD 有治疗效果，且高剂量效果更优，其机制可能为减轻 ALD 发病关键环节的氧化应激及细胞凋亡程度。红景天的主要成分红景天苷能够减轻大鼠 ALD 的病理变化和肝组织的炎症反应，增强抗氧化酶的活性，降低脂质过氧化，该作用可能与调节 NF-κB 介导的炎症反应有关，但仍需大量临床数据支持才能广泛应用。当归多糖可能通过以下途径减轻酒精诱导的急性肝损伤：①减少 Bax 并增加 Bcl-2 的表达，下调 Bax/Bcl-2 值，抑制酒精诱导的线粒体凋亡信号通路；同时抑制 caspase 家族级联信号通路激活，减少 caspase-3 的活化，阻断肝细胞核小体间的 DNA 裂解和细胞程序性死亡，从而减轻肝细胞的损伤及坏死。②通过调节 TLR4 的过度激活而抑制 NF-κB 信号通路，阻止 IκBα 被磷酸化而停留在静息状态，与 NF-κB P65/p50 亚单位以失活状态存在于细胞质中，阻碍 NF-κB 解聚活化后进入细胞核内，从而抑制 NF-κB 依赖的炎症细胞因子相关基因转录，减少细胞因子的释放及肝脏细胞的损伤坏死。③抑制酒精诱导的 CYP2E1 异常升高，减少其催化的代谢产物 ROS 的大量产生，下调体内氧化应激水平而减轻肝损伤及坏死。单味中药大多具有一种以上的功效，不少已超出其原有的传统用药范畴。现代中医多以复方制剂治疗疾病，但对于一些常见病，只要选药准确合理，运用单味中药亦能获取良效。枳椇子、夏枯草等防治肝病历史悠久，现代实验研究证明其防治 ALD 效果显著。葛根、枳椇子、甘草、五味子和丹参等对 ALD 的保护作用已得到广泛研究。

1）枳椇子：研究报道，枳椇子具有多种生物活性，包括抗疲劳、抗糖尿病、神经保护和保肝作用。Choi 等对慢性酒精喂养的大鼠进行了枳椇子提取物抗脂肪变性和抗炎作用研究，结果表明枳椇子水提物和醇提物可明显上调 PPAR-α、肉碱棕榈酰转移酶 1（carnitine acyl transferase 1，CPT1）、长链脂酰 CoA 合成酶 1（long-chain acyl-CoA synthetase 1，ACSL1）刺激脂肪酸氧化，下调髓样分化因子 88（myeloid differentiation protein 88，MyD88）、TNF-α 和 C 反应蛋白（C-reactive protein，CRP）基因表达以减轻肝脏炎症。Park 等研究发现枳椇子醇提物可抑制 NF-κB 磷酸化和 NF-κB 的核转运来发挥其抗炎作用。此外，枳椇子的标准提取物能减轻炎症反应中 IL-10 的稳态调节，抑制促炎细胞因子 IL-6 的产生，从而减轻杂合性 ALDH2 在健康受试者中酒精引起的宿醉。Qiu 等研究表明枳椇子能有效缓解肝脂质沉积，上调紧密连接相关蛋白-1（zonula occluden-1，ZO-1）和闭合蛋白在肠中的表达，调节酒精性肝病肠-肝轴紊乱，抑制 TLR4 有关炎症介质激活，对 ALD 有治疗作用。

2）夏枯草：夏枯草是一种药食同源的中草药，在抗炎、抗氧化、保肝等方面有广泛的应用。邓静等研究发现夏枯草能显著降低血清中炎性因子（TNF-α、IL-6、IL-1β）和肝功能标志酶（ALT、AST、ALP）的水平，主要通过苯基丙氨酸、酪氨酸和色氨酸生物合成通路来调节酒精诱导的肝损伤的代谢紊乱。夏枯草能通过抗炎、抗凋亡改善小鼠自身免疫性肝炎症状，降低血清 ALT、AST 水平，肝组织坏死灶及炎细胞浸润减少，促炎因子 IFN-γ、IL-17A 表达下降，TGF-β 表达升高，Bax、caspase-3 表达降低，且均呈剂量相关性。

3）虎杖：虎杖一直被中医用来治疗与氧化应激、炎症和脂质堆积相关的肝病。据报道，虎杖可显著减轻白酒造成的酒精性脂肪肝大鼠的肝脏脂质堆积，与模型组相比，虎杖组能显著降低大鼠血清 γ-谷氨酰转肽酶（γ-glutamyl transpeptidase，γ-GT），升高 PPARγ；升高肝组织中 GSH 含有量，显著降低 TNF-α、层粘连蛋白水平。Park 等研究了虎杖水提物在培养的人类肝癌细胞 HepG2 中对脂质生物合成的药理作用。数据证实，虎杖水提物以剂量相关的方式明显抑制酰基辅酶 A-胆固醇酰基转移酶（acyl coenzyme A-cholesterol acyltransferase，ACAT）的活性，抑制人体内胆固醇酯的形成。

4）当归：研究显示，当归中含有多种具有抗氧化和抗炎作用的生物活性成分，是一种细胞保护剂，可有效抑制慢性酒精中毒诱导的肝毒性，作用机制可能是减少 MDA 的生成，提高超氧化物歧化酶（superoxide dismutase，SOD）活性，抑制氧自由基的产生，间接保护肝脏免受氧化应激。同时，给予当归提取物还能明显改善酗酒者的肝功能。

（2）中药活性成分：中药活性成分是中药的重要组成部分，其中含有的抗炎、抗氧化活性成分可调节酒精诱导的氧化应激及炎症等，在 ALD 辅助治疗中具有明显的治疗作用，已成为抗 ALD 领域的研究热点。如水飞蓟素、甘草酸制剂等已作为保肝药物应用于临床。

1）水飞蓟素：水飞蓟素是药用植物水飞蓟种子中的一种提取物，可通过抗氧化、抗纤维化、抗炎、抗毒素和肝脏再生机制发挥其肝脏保护作用，作为 ALD 的有效治疗药物在临床上被广泛应用。在对肝硬化患者的实验汇总分析中，水飞蓟素治疗能使肝相关的死亡显著减少。水飞蓟素作为天然中药提取物具有很好的耐受性，不良事件的发生率低，临床试验中并未报告与治疗有关的严重不良事件或死亡。

2）葛根中活性成分：葛根是豆科植物野葛的干燥根，用于治疗 ALD 已有数千年的历史。其主要药理活性成分是异黄酮，可通过抗氧化应激、调节脂质代谢、抑制 LPS 肠渗漏减轻肝损伤。Liu 等将斑马鱼幼虫暴露在 2%酒精溶液中 32 小时建立酒精性脂肪肝疾病模型，随后给斑马鱼施用葛根黄酮和葛根素。结果表明，葛根黄酮和葛根素显著降低了斑马鱼幼虫的脂质蓄积以及总胆固醇（TC）和三酰甘油（TG）的水平。Chen 等研究发现葛根素改善代谢功能，有利于酒精诱导的肝损伤细胞的保护，保护机制是通过抑制 COX-2 途径和 5-脂氧合酶途径以减轻炎症反应并调节保护因子 PPARγ 的表达。此外，葛根素可通过抑制 LPS 肠渗漏、肝巨噬细胞活化和 LPS 受体表达减轻大鼠慢性 ALD。

3）五味子中活性成分：五味子主要用作保肝药，已有相关处方用于各种肝病的治疗。五味子中的酸性多糖可减轻酒精诱导的氧化应激损伤，Yuan 等研究显示五味子酸性多糖可降低 CYP2E1 蛋白的表达，进而发挥肝保护作用。五味子中的三萜类化合物可增加 HO-1 的表达水平，同时抑制肝脏微粒体中的 CYP2E1 表达，减轻酒精引起的包括肝脏在内的多个器官的氧化应激。五味子酯甲是五味子中含量最丰富的活性成分之一，据报道可以保护肝脏。Li 等发现五味子酯甲能通过抑制酒精诱导肝脏中 CYP2E1 和 CYP1A2 的表达上调及 NF-κB 途径的激活预防 ALD。

4）甘草中活性成分：甘草是一种被广泛用于治疗各种疾病的中草药，包括肝脏疾病。甘草酸是甘草的主要活性成分，其中包括 18α-甘草酸和 18β-甘草酸，被认为是预防肝病的有效成分。然而，关于 ALD 防治的 18α-甘草酸和 18β-甘草酸最佳配伍比例及其潜在机制尚不明确。Huo 等对此进行研究，结果表明 18α-甘草酸和 18β-甘草酸对抗 ALD 的最佳比例为 4：6，其机制与氧化应激和脂质代谢的调节有关。研究报道，甘草总黄酮能降低肝损伤小鼠血清的 ALT、AST 和 ALP 水平，以及肝脏 MDA、TG、TC 和羟脯氨酸（hydroxyproline，HYP）水平，提高肝脏 SOD、GSH 水平，减少肝氧化应激来缓解及修复肝组织。甘草中具有代表性的香豆素已被鉴定为甘草保肝的新型活性成分。

5）其他中药活性成分：如黄酮、皂苷、氨基酸、酚类和多糖等在保肝作用方面也发挥了很大的作用。

（3）中药复方：中药复方作为中国传统医学的特色之一，凝聚了世代医者的智慧和临床经验，是中医药宝库的精华部分。目前，多种中药复方已被证实对 ALD 有防治作用，如清肝活血方、健脾活血汤、健脾疏肝解毒方等。此外，部分现代中药复方制剂如益肝明目口服液、肝康颗粒、六味五灵片等对 ALD 也具有防治作用。

1）清肝活血方：清肝活血方由柴胡、薄荷、黄芩、栀子、夏枯草、当归、马鞭草、小蓟、红花、橘核、赤芍、泽泻、甘草13味中药组成，具有多种药理作用，包括逆转脂肪变性、降低炎性细胞因子水平和抗脂质过氧化作用。研究表明，清肝活血方能降低血清ALT和AST水平，调节CD14、TLR、NF-κB、ERK和TNF-α水平及改善病理方面的变化。临床研究发现，清肝活血方对ALD有明显的治疗作用，其机制可能与抗脂质过氧化，调节肝脏脂质代谢、免疫功能，抗肝纤维化和促进肝细胞内酒精代谢有关。另外，多项研究均显示清肝活血方能减轻酒精诱导的肝细胞凋亡。

2）健脾活血汤：健脾活血汤重用党参、理气疏肝、白术等益气健脾的中药，主要作用为改善肠道通透性、保护酒精性肝损伤和肠道损伤。彭景华等研究证明健脾活血汤能抑制Lieber-Decarli酒精液体饲料和LPS诱导的肝巨噬细胞信号通路活化。研究发现，急性ALD时肠道菌群会发生明显变化，健脾活血汤能使ALT、AST、γ-GT、TG活性明显下降，显著降低LPS水平，通过修饰肠道菌群，具有预防肝损伤的作用。其中，白芍、泽泻和五味子是健脾活血汤中改善肠道通透性的主要药材。

3）茵陈蒿汤：茵陈蒿汤由茵陈蒿、栀子、大黄3味中药组成，是临床上治疗肝胆病的有效方剂。药理研究发现茵陈蒿汤对多种类型肝损伤具有保护作用，可用于酒精性脂肪肝的治疗。王喜军等通过酒精诱导建立大鼠ALD模型，分析对照组大鼠、ALD大鼠和茵陈蒿汤干预大鼠尿液中代谢物组，从生物体内代谢组层面确定茵陈蒿汤具有较好的保肝作用。闫广利等利用代谢组学技术，结合生化指标和组织病理学检测，显示茵陈蒿汤及其组分配伍均能显著抑制酒精性肝病大鼠血清总胆红素（total bilirubin，Tbil）、白蛋白（albumin，ALB）、总蛋白（total protein，TP）、透明质酸酶（hyaluronic acid，HA）、Ⅲ型前胶原氨端肽、Ⅳ型胶原、ALT、AST、ALP、TC、TG、层粘连蛋白浓度和肝脏组织总胆汁酸、HYP、γ-GT、MDA、SOD和GSH-Px含量的变化，缓解肝细胞炎性浸润和肝纤维化，并使肝损伤大鼠整体代谢趋于正常水平。此外，加味茵陈蒿汤能显著降低酒精所致小鼠血清AST、ALT含量的升高，提升SOD的活性，降低MDA含量，减轻对肝细胞的病理性损害。

中药复方、中药提取物及其活性成分能够清除自由基，增强抗氧化酶的活性，提高机体对自由基的防御能力，抑制肝脏炎症反应、细胞凋亡等作用机制，达到防治ALD的目的。此外，许多中药还能够改善肠壁完整性，抑制内毒素肠渗漏，对调节酒精性肝病时肠-肝轴的紊乱至关重要。

（4）中成药：程云飞等在小鼠急性酒精性肝病模型中选用主要由三七、西洋参、葛根组成的三七护肝胶囊，高、中剂量组可减少血清ALT、AST的含量和肝组织中TG含量，抑制脂肪在肝细胞内堆积，减轻小鼠肝细胞脂肪变性的程度，对酒精性肝病具有较好的保护作用。李春颖用当飞利肝宁胶囊治疗临床病例42例，显效29例，有效12例，无效1例，临床症状均有所减轻，血生化指标也有所好转。

（5）自拟汤药：钟之洲等自拟醒脾养肝汤治疗ALD，观察组总有效率明显高于对照组，并且肝功能、肝纤维化的相关指标改善程度均明显优于对照组。牛春红等用正北芪、松叶、橘叶、竹叶、枸杞和芦根的组成方芪叶保肝饮可明显改善ALD患者的肝功能，降低血脂水平和血清TGF-β、IL-6和IL-8的水平，远期随访发现戒酒依从性较好的患者预后相对较好。陈小桂等自拟渗湿清热方联合复方甘草酸苷片能显著改善ALD患者症状体征，降低ALT、

AST、GGT、TBil 等指标，临床疗效较好。

（6）中西医结合：李春雅用复方疏肝活血汤联合多烯磷脂酰胆碱治疗 ALD，对肝功能和肝纤维化程度的改善及临床疗效均较单用多烯磷脂酰胆碱具有明显优势。马璨用酒肝宁煎剂联合空气负离子治疗 ALD 造模小鼠及患者，结果显示两者联合应用对 ALD 的过氧化和脂质代谢等方面有一定的治疗作用，并对患者的临床症状有明显改善。

（7）食疗：《备急千金要方·食治篇》中言"夫为医者当须先洞晓病源，知其所犯，以食治之；食疗不愈，然后命药"。随着生活水平的提高，养生食疗法逐渐成为众多患者的选择。刘慕冰用玫瑰花、葛花、焦山楂、鲜乌梅、鲜石斛、鲜木瓜、鲜蓝莓榨汁，组成木蓝消醒饮，作为对湿热内蕴型 ALD 患者的专用食疗方，能够有效缓解肝脏炎症，修复受损肝细胞，稳定肝组织结构，同时对于肝脏内部强回声、脾肿大及门静脉高压均能起到一定的辅助治疗作用。

（8）针灸：王威等在电针大鼠"足三里"穴位的系列研究中，观察到电针"足三里"可很好地改善酒精性脂肪肝或 ALD 大鼠模型的肝细胞脂肪变性，降低血清 TG，提高 PE、PC 含量，降低肝细胞 Chol、SM 含量，降低细胞膜老化指数 C/P、SM/PC 值，提示电针"足三里"具有调节脂质代谢、保护肝细胞膜、改善肝细胞膜流动性的作用。李怡等通过对 ALD大鼠给予点按足三里、揉捏脊及顺时针摩腹的治疗方案，发现大鼠肝指数和 TG 降低，病理检查也显示按摩组病变程度明显轻于对照组。针灸治疗 ALD 的文献报道较少，且主要是动物实验研究，能否广泛应用于临床，还需进一步研究。

第二节　药物治疗酒精性肝病的分子机制研究

肝纤维化是一种慢性综合征，主要的特征是肝脏胶原纤维与其他基质蛋白成分增高，造成肝脏功能下降，结构紊乱。ALD 是世界范围内最常见的肝病之一。根据世界卫生组织数据统计，2016 年，全球酒精饮料消费导致 300 万人死亡，占全球所有死亡人数的 5.3%。若不加以干预，将会严重影响人类的生命健康。大量的临床数据和动物实验结果显示，在消退肝纤维化过程中，去除损伤因素且进行积极有效的治疗，肝纤维化的进程可以被减缓甚至逆转。肝星状细胞（HSC）是位于 Disse 间隙的非实质细胞，最早由 Carl-von Kupffer于 1876 年提出，也被称为 Ito 细胞，是肝脏生成胶原纤维的细胞，发生活化后将产生大量的细胞外基质（ECM），由包括Ⅰ型、Ⅲ型、Ⅳ型、Ⅴ型和Ⅵ型胶原在内的大分子组成。其中，ECM 大多是由间质金属蛋白酶（MMP）降解。许多类型的肝细胞，包括 HSC、肝巨噬细胞、中性粒细胞等都可以表达 MMP，但 MMP 的活性易受到 MMP 抑制物（TIMP）的抑制。在静止的 HSC 中，适度的 TIMP-2 表达可调节 TIMP-MMP 的平衡。在健康的肝脏中，细胞外基质被降解，因此不会积聚而导致纤维化。

相反，肝损伤后 TIMP-MMP 平衡被破坏，过度表达的 TIMP 将造成 ECM 大量的沉积和纤维化的出现。在肝脏受到损伤时，可使 HSC 活化并大量增殖，转化为具有纤维形成和炎症信号的肌纤维样细胞表型。促进了 α-平滑肌肌动蛋白的表达，同时也上调了胶原纤维、弹性蛋白和基质蛋白的分泌。TIMP-1 的表达和分泌与 HSC 的活化密切相关，就活化细胞的数量和纤维化程度而言，在纤维化进展过程中，TIMP-1 的表达和分泌保持在较高水平。然而，MMP 的表达相对保持不变。HSC 的激活数量随着体内肌成纤维细胞表型的变化而改变。这些观察表明，如果能够通过诱导细胞凋亡或者使活化的 HSC 从激活恢复到静止状态，则肝纤维化的进展可能被抑制或逆转。此外，通过抑制 HSC 的活化及增殖，促进细胞衰老，也可使活化 HSC 得以清除。上述调控机制均可达到抗肝纤维化的作用，从而阻碍肝纤维化的进展。目前酒精性肝纤维化的治疗有以下几种思路：

（1）抑制 HSC 的活化：酒精性肝纤维化中酒精及其代谢产物乙醛主要通过氧化应激等反应使 HSC 发生活化，致使大量的 ECM 产生，因此可通过抑制 HSC 的活化治疗肝纤维化。一项研究表明，通过乙醛诱导的酒精性肝纤维化体外模型，IL-22 出现剂量依赖性地抑制 HSC 的活化和增殖，并且促进了 Nrf2 核转位，使抗氧化轴 Nrf2-Keap1-ARE 活性大大增强，最终减缓疾病进展。大量文献研究表明自噬在酒精性肝纤维化中起关键作用。使用酒精刺激 HSC-T6，发现细胞被酒精处理后自噬、氧化应激水平升高，并促进了 HSC 的活化。同时，Nrf2-Keap1-ARE 通路参与了自噬，调节 HSC 活化和氧化应激。体内研究发现抑制自噬通过激活 Nrf2-Keap1-ARE 信号通路可逆转乙醇诱导的 HSC 活化并抑制 HSC 氧化应激，使小鼠酒精性肝纤维化模型的酒精性脂肪肝损伤得到缓解。

（2）促进 HSC 由激活转化为静止状态：尽管 HSC 表型在激活后很难逆转，但逆转并非不可能。表型转换可以恢复 HSC 的静止状态，减少纤维化细胞因子的分泌和 ECM 的沉积。然而，激活的 HSC 并不会完全恢复到静止状态，而是保留预激活的中间状态，并且更容易被激活。有研究表明，蛋白水解清除非纤维蛋白基质成分后，纤溶酶原可使活化的 HSC 恢复静态。即使在肌成纤维细胞激活后，可通过增加 Hspa1a/b 抗凋亡基因的表达恢复 HSC 静止表型。调节基因的表达、组蛋白翻译后修饰等可使 HSC 处于部分静止的状态。然而，HSC 激活状态的鉴定和表型逆转的调控仍有待探索。需要进一步地研究如何控制激活 HSC 的可逆性，并探讨 HSC 可以恢复到静止状态的机制，从而避免进一步的肝损伤。

（3）诱导活化的 HSC 凋亡：在肝纤维化的发育过程中，HSC 的激活可以通过凋亡来减少甚至消除，这是细胞的一种程序性死亡。据报道，发生急性肝损伤时，可通过细胞凋亡清除未完全激活的 HSC。然而，这种机制并不能使肝脏完全恢复。HSC 的凋亡可以通过可溶性生长因子和细胞因子、纤维化基质的成分以及凋亡受体的刺激来调节。通过基因操作刺激 HSC 凋亡可能会是新的抗纤维化药物靶点，有助于开发新的治疗策略。最近的研究支持这样的假设，即肝纤维化可以通过促进活化的 HSC 凋亡来调节。

（4）诱导活化的 HSC 衰老：衰老描述的是身体生理功能的自然衰退，但凋亡是程序化的细胞死亡。然而，与凋亡一样，诱导衰老可以减少激活的 HSC 的数量，最终逆转肝纤维化。年老的狒狒不表达与年龄相关的 HSC 激活的标志，这表明 HSC 在年老的人类和其他非人类灵长类动物中不被激活。维甲酸诱导 HSC 衰老可以促进肝纤维化逆转，并与过氧化物酶增殖物激活受体（PPAR）-γ 协同作用，调节 HSC 的纤维化。因此，HSC 衰老可以进一步抑制 HSC 增殖，促进 ECM 的降解。其中涉及的具体机制尚待阐明，在基因或分子水平上理解 HSC 衰老或凋亡还需要明确的定义。目前的研究数据表明诱导衰老可以减少激活的 HSC 的数量，并且可以通过一种涉及 HSC 衰老的机制来预防、抑制或最终逆转肝纤维化。

一、大黄素对酒精性肝纤维化的治疗作用及机制研究

酒精性肝纤维化是指多次大量饮酒导致体内肝星状细胞激活，进一步使肝脏中胶原纤维的量不断增多为主要特征的慢性肝病。ALD 最终可导致肝纤维化、肝硬化甚至肝癌。流行病学调查结果显示，饮酒人群正在不断增多，2018 年酒精性肝病患者占中国大陆死于肝硬化和其他慢性肝病患者的 20%，占死于癌症患者的 35.5%，并且我国住院肝病患者中 ALD 比例正在逐年增加。大量的研究显示积极接受治疗，酒精性肝纤维化是可被逆转或延缓发展的，这将会显著延长患者的寿命，并且改善其生活质量。但目前对于酒精性肝纤维化仍无特效药，多以戒酒、营养支持和抗肝纤维化药物治疗为主，因此迫切需要对酒精性肝纤维化的发病机制进行更深入的了解，以便为临床的诊断及治疗提出新的策略。

发生酒精性肝纤维化是由于肝脏中各类细胞外基质的大量生成。细胞外基质的主要成分是 I 型胶原和 III 型胶原，是用来检测肝纤维化常用的指标。TGF-β_1 是一种常见的致纤维化因子，可刺激肝脏中肝星状细胞的增殖和活化，Smad3 是将信号从 TGF-β_1 受体传递到细胞核的中心介质，从而导致 TGF-β_1/Smad3 信号通路的激活，促进了纤维化的发生。因此，若能负向调控 TGF-β_1/Smad3 信号通路，将会明显抑制酒精性肝纤维化的发生和发展。

微小 RNA（microRNA，miRNA）是一类长度为 19～25 个核苷酸的内源性小分子非编码 RNA。赵红等通过生物信息学预测，得出在基因 miR-21 的种子区和 ADAMTS-1 mRNA 3'UTR 区存在 8 个碱基遵守碱基配对原则，进一步揭示 miR-21 可能对 ADAMTS-1 存在负向调控。ADAMTS-1 在纤维化中可特异性地降解胶原纤维。研究显示，在博来霉素诱导的肺纤维化中显著上调了 miR-21 表达，进而显著下调了 ADAMTS-1 的表达，并且使用 miR-21 的模拟物使其过表达，结果发现大大加速了肺纤维化发生和发展。此外，在肾脏中 ADAMTS 蛋白酶的表达变化及其与缺氧的关系为肾纤维化的早期诊断和治疗提供了潜在的线索。在纳米镍诱导的肺纤维化过程中，敲除 miR-21 后发现明显减轻了肺部炎症以及纤维化程度。miR-21 沉默可减少慢性南美锥虫病的心脏纤维化并调节炎症反应。由此提示 miR-21 可能是一种促纤维化的因子。

与西药相比，中药在治疗肝纤维化方面更具优势，其多层次、多靶点的作用特点已成为研究治疗肝纤维化的热点，同时也具有治疗费用低、副作用少等优点，使得中药治疗肝纤维化疗效更明显。大黄素是天然的中草药成分，具有抗炎、保肝和抗氧化等多种生物活性。据报道，大黄素可以抑制多种疾病的发展。此外，已经证实大黄素可通过调节 HGF 和 TGF-β/Smad 信号通路延缓肾纤维化。近年来研究表明大黄素可通过调节 MTA3 抑制心脏成纤维细胞的活化，从而减轻心脏纤维化。这些发现提示传统中药可能是改善纤维化临床治疗的新型药物。然而大黄素是否在酒精诱导的肝纤维化中具有相似的作用，目前尚未见报道。

因此，笔者实验室通过酒精诱导构建小鼠肝纤维化模型，并用大黄素进行干预，然后观察肝纤维化相关指标以及肝脏病理状态的改善情况；体外实验采用酒精诱导肝星状细胞活化，并用含有不同浓度大黄素的培养液进行培养，进一步研究大黄素治疗酒精诱导的肝纤维化的分子机制，为临床对酒精性肝纤维化的防治提供新的思路和方法。

（一）大黄素简介

大黄素（1，3，8-三羟基-6-甲基蒽醌，$C_{15}H_{10}O_5$）是自然界中的蒽醌类化合物，分子量

为 270.24。在自然界中，该化合物以游离的形式存在，芦荟、大黄和虎杖等中草药中都含有大黄素的成分。大黄素具有神经保护、抗癌、抗炎、抗过敏、保肝等多种生物活性，并被临床用于治疗支气管哮喘、脑炎、鼻咽癌、糖尿病和白内障等。大黄素的这些有益作用表明，大黄素是一种极其有价值的药物，可用来预防和治疗人体多种疾病。我国拥有丰富的各类中药资源，但由于在提取和纯化蒽醌类化合物上难度很大，到目前为止依旧短缺纯品大黄素。基于目前这一现状，大黄素的主要来源有生物合成、中药提取及有机合成等方法。

大黄素被称为中药大黄的有效单体，且被发现有多种药理作用。Liu 等认为，大黄素作为 P2X7 受体拮抗剂可能是其抗炎和免疫抑制活性的基础。Lee 等发现在小鼠中，大黄素成功地降低了 APAP 诱导的肝脏氧化损伤。Xiong 等发现大黄素可以通过调节 PERK 通路蛋白的表达，进而上调 PARP、Bax 的表达，下调 Bcl-2 表达，造成成纤维细胞出现凋亡，且成纤维细胞凋亡率随大黄素浓度升高而升高，从而抑制硬膜外纤维化。Ding 等发现大黄素可通过调节 FXR、SHP、UGT2B4 和 BSEP mRNA 和蛋白表达来缓解肝内胆汁淤积。刘理静等发现大黄素通过对 TGF 纤维化的治疗作用及其相关的分子机制还未报道。因此本研究将观察大黄素在酒精性肝纤维化防治中的作用，并进一步研究其相关分子机制。

（二）研究方法

1. 实验设计（图 6-1、图 6-2）

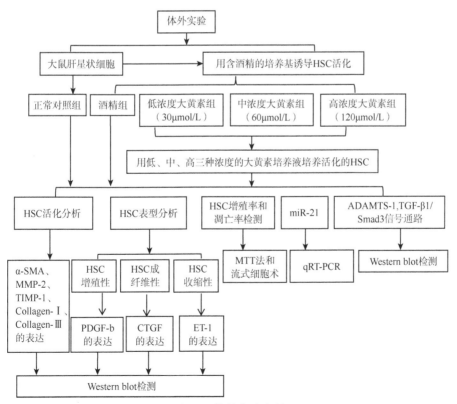

图 6-1　体外实验流程

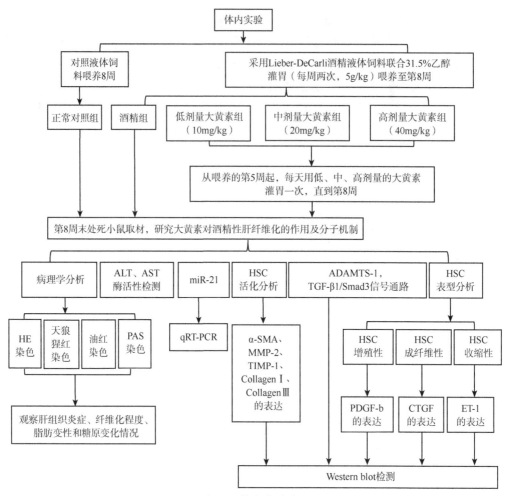

图 6-2　体内实验流程

2. 体外实验分组和模型制备　将大鼠 HSC-T6 分为 5 组。正常对照组：HSC-T6 正常进行培养；酒精组：正常的 HSC-T6 中加入含酒精的培养液诱导使其活化；低剂量大黄素组：正常的 HSC-T6 中加入含酒精的培养液诱导使其活化，然后加入终浓度为 30μmol/L 大黄素培养液培养 48 小时；中剂量大黄素组：正常的 HSC-T6 中加入含酒精的培养液诱导使其活化，然后加入终浓度为 60μmol/L 大黄素培养液培养 48 小时；高剂量大黄素组：正常的 HSC-T6 中加入含酒精的培养液诱导使其活化，然后加入终浓度为 120μmol/L 大黄素培养液培养 48 小时。开展的实验项目包括：①采用 MTT 法来检测各组 HSC-T6 的增殖情况。②采用流式细胞术来检测各组 HSC-T6 的凋亡情况。③免疫印迹法检测相关因子的表达：ADAMTS-1、α-SMA、Collagen Ⅰ、Collagen Ⅲ、MMP-2、TIMP-1、PDGF-b、CTGF、ET-1、TGF-β_1、Smad3。④荧光定量 PCR（qRT-PCR）检测 HSC 中 miR-21 mRNA 的表达。

3. 体内实验分组和模型制备　选择 C57BL/6N 小鼠 50 只随机分为 5 组：正常对照组，酒精组，低、中和高 3 个剂量大黄素干预组，每组各 10 只。正常对照组对照液体饲料（Lieber-DeCarli，TP4030C）喂养 8 周，其余各组在 5% 的酒精液体饲料（Lieber-Decarli，

TP4030A）联合 31.5%酒精灌胃（每周两次，5g/kg）条件下喂养 8 周，从喂养的第 5 周开始，正常组和酒精组每天用等体积 0.5%羧甲基纤维素钠（CMC-Na）溶液灌胃，3 个剂量大黄素干预组每天分别灌服大黄素 10mg/kg、20mg/kg、40mg/kg，共持续 4 周。第 8 周末处死小鼠。开展的实验项目有：①眼球取血，检测各组小鼠血清中 ALT、AST 的活性。②取出小鼠肝脏分为三部分：一部分用于肝组织包埋及石蜡切片，进行 HE 染色、PAS 染色、苦味酸-天狼猩红染色和油红染色；一部分通过免疫印迹法检测各组小鼠肝组织中 ADAMTS-1、α-SMA、Collagen Ⅰ、Collagen Ⅲ、MMP-2、TIMP-1、PDGF-B、CTGF、ET-1、TGF-β_1、Smad3 的表达；最后一部分通过 qRT-PCR 检测各组小鼠肝组织中 miR-21 mRNA 的表达。

（三）实验结果

1. 大黄素对酒精诱导活化的 HSC 增殖、凋亡的影响 目前 MTT 比色法仍然是最通用和最受欢迎的细胞活性检测方法之一，它依赖于活细胞能够将底物转化为显色产物，能根据颜色反应快速检测出细胞存活数量。本实验使用不同浓度的大黄素（0、30μmol/L、60μmol/L、120μmol/L、240μmol/L、480μmol/L）对酒精诱导活化的 HSC-T6 进行培养，48 小时后采用 MTT 比色法检测并计算抑制率，从而明确大黄素对活化的 HSC 增殖能力的影响。研究结果显示：与酒精组相比，大黄素能够抑制活化的 HSC 增殖，且随着大黄素浓度增加，细胞的存活率逐渐降低，呈现一定的浓度依赖性。如图 6-3 所示。

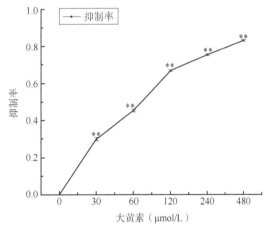

图 6-3 大黄素对 HSC 增殖能力的影响
与酒精组相比 **$P < 0.01$

细胞凋亡是一种受基因调控的主动的程序性死亡过程，采用流式细胞术进行 Annexin Ⅴ-FITC/PI 双染检测细胞凋亡是常用的方法。经过酒精刺激 HSC-T6 48 小时使 HSC 活化，然后使用低、中、高三种浓度的大黄素进行细胞给药 48 小时后，通过流式细胞仪检测每组细胞的凋亡率，结果提示正常对照组和酒精组的细胞凋亡率之间未出现明显差异，而低、中、高剂量大黄素组的细胞凋亡率显著高于正常对照组和酒精组（$P < 0.05$ 或 $P < 0.01$），提示活化的 HSC 在加入含大黄素的培养液后凋亡率显著上升，随着大黄素浓度的增加而逐渐升高，表现出浓度依赖性。以上结果说明大黄素通过抑制 HSC 活化及增殖，并促进凋亡，使其发挥抗纤维化的作用。如图 6-4（彩图 39）所示。

2. 大黄素对小鼠酒精性肝纤维化过程中转氨酶及组织损伤的影响 ALT 和 AST 是反映许多慢性肝脏疾病严重程度的生物标志物。发生肝细胞损伤时，细胞膜的通透性大大增加，促进 ALT 和 AST 的释放，进而导致血清中两种酶的活性急速升高，其异常升高可引起肝细胞损伤和坏死。采用酒精液体饲料联合 31.5%酒精灌胃，通过低、中、高三种剂量的大黄素灌胃进行干预。结果显示：与正常对照组相比，酒精组小鼠血清中 ALT 和 AST 酶活性均明显升高（$P < 0.01$），表明小鼠肝脏受损严重，也进一步显示构建酒精性肝纤维

化模型成功。与酒精组相比，经过不同剂量大黄素灌胃后，低、中、高剂量大黄素组小鼠血清学指标 ALT、AST 活性显著下降（$P<0.05$ 或 $P<0.01$）；与低剂量大黄素组相比，中、高剂量大黄素组小鼠血清学指标 ALT、AST 活性明显下降（$P<0.05$ 或 $P<0.01$）；与中剂量大黄素组相比，高剂量大黄素组小鼠血清学指标 ALT、AST 活性下降（$P<0.05$），如图 6-5 所示。在大黄素治疗后小鼠血清中 ALT 和 AST 的活性明显下降，说明该药对肝脏有显著的保护和修复的作用，且对改善肝功能程度呈现剂量依赖性，以大黄素高剂量组治疗效果最好。

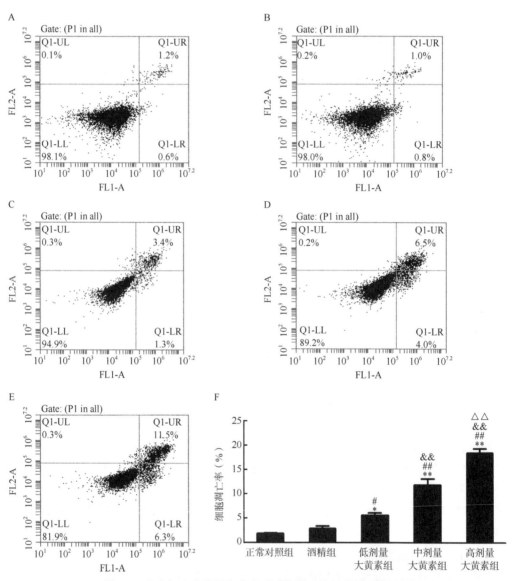

图 6-4　流式细胞术检测大黄素对活化肝星状细胞凋亡的影响

A. 正常对照组；B. 酒精组；C. 低剂量大黄素组；D. 中剂量大黄素组；E. 高剂量大黄素组；F. 各组细胞凋亡率比较。
与正常对照组相比，*$P<0.05$，**$P<0.01$；与酒精组相比，#$P<0.05$，##$P<0.01$；与低剂量大黄素组相比，&&$P<0.01$；
与中剂量大黄素组相比，△△$P<0.01$。每次实验重复三次

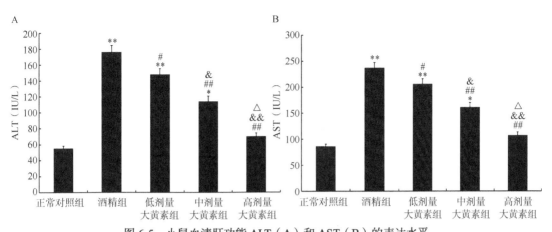

图 6-5　小鼠血清肝功能 ALT（A）和 AST（B）的表达水平

与正常对照组相比，*$P<0.05$，**$P<0.01$；与酒精组相比，#$P<0.05$，##$P<0.01$；与低剂量大黄素组相比，&$P<0.05$，&&$P<0.01$；与中剂量大黄素组相比，△$P<0.05$。每次实验重复三次

　　肝组织切片 HE 染色显示采用酒精液体饲料联合 31.5%酒精灌胃，通过低、中、高三种剂量的大黄素灌胃进行干预后，镜下可见正常对照组小鼠肝组织中肝小叶的结构是非常清晰的，肝索排列十分均匀，肝细胞形态相对完整，未出现损伤；与正常对照组相比，酒精组小鼠肝小叶的结构不清晰，肝索排列出现紊乱，有部分细胞出现水肿现象，出现了纤维化，而在不同剂量大黄素治疗后，小鼠肝组织炎症程度较酒精组则有明显改善，肝细胞水肿现象减轻，坏死的肝细胞显著减少，纤维增生性改变减轻，肝纤维化程度呈现好转趋势。与正常对照组相比，酒精组小鼠 HE 染色坏死分数显著升高（$P<0.01$），经过大黄素灌胃后，随着大黄素剂量的升高，HE 染色坏死分数逐渐显著降低（$P<0.05$ 或 $P<0.01$），结果如图 6-6（彩图 40）、图 6-7 所示。

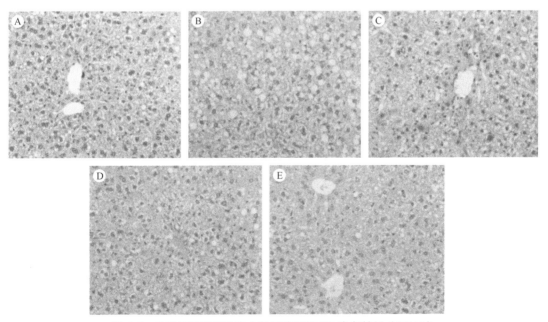

图 6-6　光学显微镜下各组小鼠肝脏组织 HE 染色结果（200×）

A. 正常对照组；B. 酒精组；C. 低剂量大黄素组；D. 中剂量大黄素组；E. 高剂量大黄素组

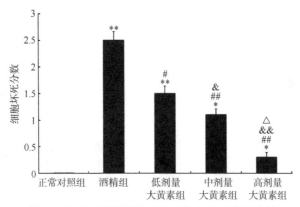

图 6-7 各组小鼠肝脏组织 HE 染色坏死分数比较

与正常对照组相比，*$P<0.05$，**$P<0.01$；与酒精组相比，#$P<0.05$，##$P<0.01$；与低剂量大黄素组相比，&$P<0.05$，&&$P<0.01$；与中剂量大黄素组相比，△$P<0.05$。每次实验重复三次

由以上结果可以发现：经大黄素处理后能显著减轻酒精造成肝脏的损伤。通过血清肝功能指标检测及组织病理形态观察，说明在不同剂量大黄素治疗后，小鼠酒精性肝纤维化程度出现了逆转。

3. 大黄素对小鼠酒精性肝纤维化中糖原含量的影响 糖原是维持机体能量代谢的重要储存物质。大量的酒精摄入能够促进肾上腺素的释放，进而促进糖原的分解。长期过量饮酒还可提高 NADH/NAD 值，造成酒精性肝脏代谢紊乱，进一步导致肝损伤。因此，可以采用 PAS 染色对小鼠各组肝组织进行糖原含量测定，采用酒精液体饲料联合 31.5%酒精灌胃，通过低、中、高三种剂量的大黄素灌胃进行干预。结果显示：正常对照组小鼠肝组织细胞质中分布着大量紫红色颗粒，含有丰富的糖原，与正常对照组相比，酒精组小鼠肝组织中糖原的含量显著减少（$P<0.01$），肝细胞内糖原颗粒密度降低，分布不均匀。与酒精组相比，经过不同剂量大黄素治疗后，低、中、高剂量大黄素组小鼠肝脏组织中糖原的含量明显升高（$P<0.05$ 或 $P<0.01$）；与低剂量大黄素组相比，中、高剂量大黄素组小鼠肝脏组织中糖原的含量明显升高（$P<0.05$ 或 $P<0.01$）；与中剂量大黄素组相比，高剂量大黄素组小鼠肝脏组织中糖原的含量升高（$P<0.05$），结果如图 6-8（彩图 41）、图 6-9所示。结果表明经不同剂量的大黄素处理能显著提高小鼠肝组织中糖原的含量。小鼠肝糖原含量明显增加，说明大黄素治疗可以增加糖原储存，改善肝损伤。

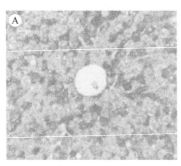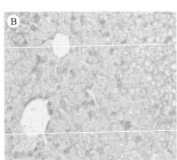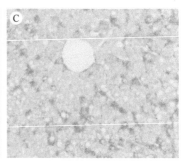

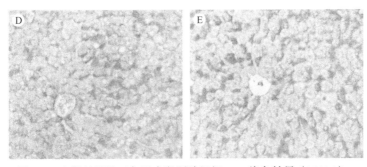

图 6-8 光学显微镜下各组小鼠肝脏组织 PAS 染色结果（200×）
A. 正常对照组；B. 酒精组；C. 低剂量大黄素组；D. 中剂量大黄素组；E. 高剂量大黄素组

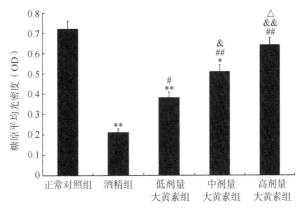

图 6-9 各组小鼠肝脏组织糖原平均光密度

与正常对照组相比，*$P<0.05$，**$P<0.01$；与酒精组相比，#$P<0.05$，##$P<0.01$；与低剂量大黄素组相比，
&$P<0.05$，&&$P<0.01$；与中剂量大黄素组相比，△$P<0.05$。每次实验重复三次

4. 大黄素对小鼠酒精性肝纤维化中胶原纤维的影响 天狼猩红染液主要用于对肝纤维化病变组织中的胶原纤维进行染色，在显微镜下可观察到纤维组织被特异性地染成猩红色，而无猩红色背景的为非胶原纤维部分。由于酒精造模使小鼠出现了肝纤维化，所以通过天狼猩红染色液对各组小鼠的肝组织进行胶原纤维含量检测，采用酒精液体饲料联合31.5%酒精灌胃，通过低、中、高三种剂量的大黄素灌胃进行干预。结果提示：正常对照组仅见极少量的胶原纤维，与正常对照组相比，酒精组小鼠肝组织中出现了大量的猩红色，产生了较多的胶原纤维，可见许多被红染的胶原纤维沉积，突出显示在中央静脉的周围、汇管区及窦周的位置，并由中央静脉向四周辐射，呈现明显的纤维化，说明成功构建了酒精性肝纤维化模型。与酒精组相比，正常对照组仅有极少量红染的胶原纤维（$P<0.01$），但在经过不同剂量大黄素治疗之后，低、中、高剂量大黄素组小鼠肝组织中胶原纤维的含量明显降低（$P<0.05$ 或 $P<0.01$）；与低剂量大黄素组相比，中、高剂量大黄素组小鼠肝组织中胶原纤维的含量显著降低（$P<0.05$ 或 $P<0.01$）；与中剂量大黄素组相比，高剂量大黄素组小鼠肝组织中胶原纤维的含量降低（$P<0.05$），结果如图 6-10（彩图 42）、图 6-11 所示。结果表明经大黄素处理能明显降低小鼠肝组织中胶原纤维的含量，小鼠的肝纤维化得到了缓解。

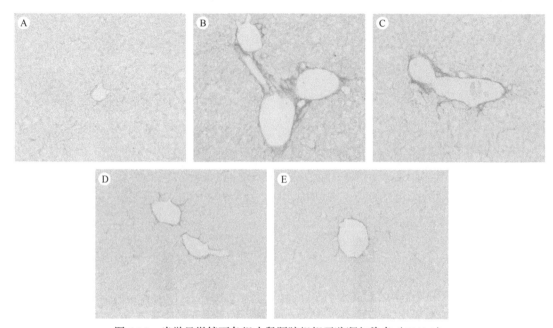

图 6-10　光学显微镜下各组小鼠肝脏组织天狼猩红染色（200×）

A. 正常对照组；B. 酒精组；C. 低剂量大黄素组；D. 中剂量大黄素组；E. 高剂量大黄素组

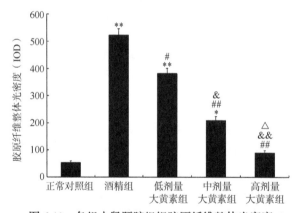

图 6-11　各组小鼠肝脏组织胶原纤维整体光密度

与正常对照组相比，*$P<0.05$，**$P<0.01$；与酒精组相比，#$P<0.05$，##$P<0.01$；与低剂量大黄素组相比，&$P<0.05$，&&$P<0.01$；与中剂量大黄素组相比，△$P<0.05$。每次实验重复三次

5. 大黄素对小鼠酒精性肝纤维化中脂滴含量的影响　油红 O 染色是指物理吸附法对脂肪的染色，主要用于显示肝组织器官的脂肪变性。油红 O 染料对脂肪具有很高的可溶性，能特异性地将组织中脂肪进行染色，可使脂滴被染成红色，细胞核染成紫色，以显示组织和细胞中脂滴的含量和大小。因此，可以采用油红 O 染色对小鼠肝组织进行脂滴含量检测。采用酒精液体饲料联合 31.5%酒精灌胃，通过低、中、高三种剂量的大黄素灌胃进行干预后，各组小鼠肝组织油红染色结果显示：镜下可见正常对照组肝组织中仅有少许的脂滴，而与正常对照组相比，酒精组小鼠肝组织中充满了丰富的红色脂滴（$P<0.01$），胞质中出现了大量大小不等的游离脂肪小滴。与酒精组相比，经过低、中、高剂量大黄素给予治疗后，低、中、高剂量大黄素组小鼠肝组织中红色脂滴的含量明显降低（$P<0.05$ 或 $P<0.01$）；与低

剂量大黄素组相比，中、高剂量大黄素组小鼠肝组织中红色脂滴的含量明显降低（$P<0.05$ 或 $P<0.01$）；与中剂量大黄素组相比，高剂量大黄素组小鼠肝组织中红色脂滴的含量降低（$P<0.05$），结果如图 6-12（彩图 43）、图 6-13 所示。小鼠肝组织中脂滴的含量明显降低，说明大黄素可以抑制酒精性肝纤维化过程中脂滴的增加。

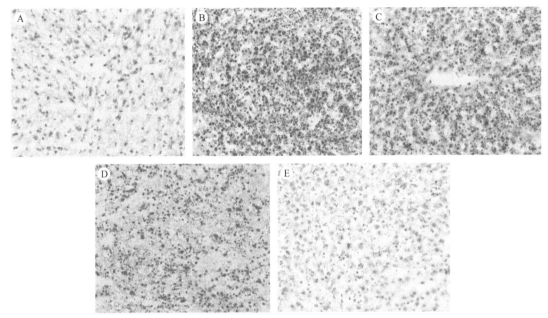

图 6-12　光学显微镜下各组小鼠肝脏组织油红染色结果（200×）

A. 正常对照组；B. 酒精组；C. 低剂量大黄素组；D. 中剂量大黄素组；E. 高剂量大黄素组

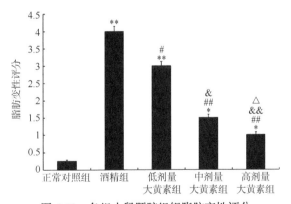

图 6-13　各组小鼠肝脏组织脂肪变性评分

*$P<0.05$，**$P<0.01$ 与正常对照组相比差异显著；#$P<0.05$，##$P<0.01$ 与酒精组相比差异显著；&$P<0.05$，&&$P<0.01$ 与低剂量大黄素组相比差异显著；△$P<0.05$ 与中剂量大黄素组相比差异显著。每次实验重复三次

6. 大黄素通过调节 miR-21 和 ADAMTS-1 的表达进而对 TGF-β₁/Smad3 信号通路产生影响　笔者所在课题组前期研究结果表明，miR-21 能够促进 HSC 的增殖和成纤维化，而抑制 miR-21 的表达，能够减轻或延缓酒精性肝纤维化的进程。到目前为止，ADAMTS-1 共发现 19 个家族成员，ADAMTS-1 是一种分泌型的金属蛋白酶，在肝、肺和肾等许多组织中出现高度表达，并且 ADAMTS-1 能够结合到细胞外基质中发生作用，进而参与 ECM 蛋白的调

控。TGF-β_1 可促进 HSC 活化。正常情况下，TGF-β_1 在肝实质细胞和内皮细胞中几乎不表达，而在慢性损伤刺激下，TGF-β_1 在肝脏中表达上调，导致产生大量 ECM。已经证实，TGF-β_1 主要通过依赖 Smad 途径刺激 HSC 激活进而造成 ECM 的大量沉积。本研究结果与之前的报道相一致，采用实时定量 PCR 和免疫印迹法分别检测 HSC 和肝组织中 miR-21 mRNA 及 ADAMTS-1、TGF-β_1、Smad3 蛋白的表达。

在体外实验中，通过酒精诱导 48 小时使肝星状细胞活化，然后使用低、中、高三种浓度的大黄素进行细胞给药 48 小时，结果显示：与正常对照组相比，酒精组的 miR-21 mRNA 表达显著上调（$P<0.01$），ADAMTS-1 的表达明显降低（$P<0.01$），TGF-β_1 和 Smad3 蛋白的表达显著升高（$P<0.01$），这些结果说明：酒精刺激 48 小时后，诱导了 miR-21 的表达，抑制了 ADAMTS-1 的表达，进而激活了 TGF-β_1/Smad3 信号通路，从而促进了 HSC 活化增殖和成纤维化，最终导致酒精性肝纤维化的发生。与酒精组相比，通过 3 种不同浓度的大黄素对细胞进行给药，低、中、高剂量大黄素组细胞中 miR-21 mRNA 的表达显著降低（$P<0.01$），且以高剂量大黄素组降低更为显著，结果如图 6-14 所示。与酒精组相比，通过不同浓度的大黄素给药，低、中、高剂量大黄素组细胞中 ADAMTS-1 蛋白的表达显著升高（$P<0.05$ 或 $P<0.01$）；与低剂量大黄素组相比，中、高剂量大黄素组细胞中 ADAMTS-1 蛋白的表达显著升高（$P<0.01$）；与中剂量大黄素组相比，高剂量大黄素组细胞蛋白中 ADAMTS-1 的表达显著升高（$P<0.05$）（图 6-15）。与酒精组相比，低、中、高剂量大黄素组细胞中 TGF-β_1、Smad3 蛋白的表达显著降低（$P<0.01$）；与低剂量大黄素组相比，中、高剂量大黄素组细胞中 TGF-β_1、Smad3 蛋白的表达显著降低（$P<0.05$ 或 $P<0.01$）；与中剂量大黄素组相比，高剂量大黄素组细胞中 TGF-β_1、Smad3 蛋白的表达降低（$P<0.05$）（图 6-16）。TGF-β_1、Smad3 蛋白的表达显著下降，这说明酒精刺激 48 小时后，诱导了 miR-21 的表达，抑制了 ADAMTS-1 的表达，进而激活了 TGF-β_1/Smad3 信号通路，从而促进了 HSC 活化增殖和成纤维化，最终导致酒精性肝纤维化的发生；而大黄素通过下调 HSC 中 miR-21 的表达，进而诱导 ADAMTS-1 的表达，从而抑制 TGF-β_1/Smad3 信号通路，抑制 HSC 活化、增殖和成纤维化。

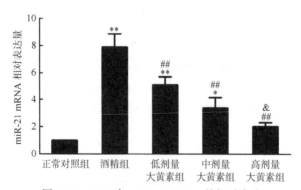

图 6-14　HSC 中 miR-21 mRNA 的相对表达

*$P<0.05$，**$P<0.01$ 与正常对照组相比差异显著；##$P<0.01$ 与酒精组相比差异显著；&$P<0.05$ 与低剂量大黄素组相比差异显著。

每次实验重复三次

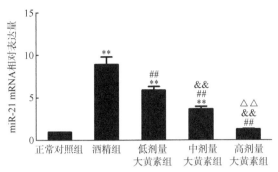

图 6-15　各组小鼠肝组织中 miR-21 mRNA 的相对表达

**$P<0.01$ 与正常对照组相比差异显著；$^{##}P<0.01$ 与酒精组相比差异显著；$^{\&\&}P<0.01$ 与低剂量大黄素组相比差异显著；
$^{\triangle\triangle}P<0.01$ 与中剂量大黄素组相比差异显著。每次实验重复三次

在体内实验中，通过酒精液体饲料联合 31.5%酒精灌胃，与正常对照组相比，酒精组小鼠 miR-21 mRNA 的表达显著升高（$P<0.01$），ADAMTS-1 的表达量明显下调（$P<0.01$），TGF-β_1 和 Smad3 蛋白表达量显著上调（$P<0.01$）。这些结果说明：酒精液体饲料联合 31.5%酒精灌胃后，促进了 miR-21 的表达，抑制了 ADAMTS-1 的表达，进而激活了 TGF-β_1/Smad3信号通路，使小鼠出现了严重的肝损伤，最终导致酒精性肝纤维化的发生。与酒精组相比，低、中、高剂量大黄素组小鼠肝组织中 miR-21 mRNA 的表达显著降低（$P<0.01$），且以高剂量大黄素组下降更为明显，结果如图 6-15 所示。与酒精组相比，通过不同剂量的大黄素灌胃，低、中、高剂量大黄素组小鼠肝组织中 ADAMTS-1 的表达显著升高（$P<0.05$ 或$P<0.01$）；与低剂量大黄素组相比，中、高剂量大黄素组小鼠肝组织中 ADAMTS-1 的表达显著升高（$P<0.05$ 或 $P<0.01$）；与中剂量大黄素组相比，高剂量大黄素组小鼠肝组织中 ADAMTS-1 的表达明显升高（$P<0.01$）（图 6-17）。与酒精组相比，通过不同剂量的大黄素灌胃，低、中、高剂量大黄素组小鼠肝组织中 TGF-β_1 和 Smad3 的表达明显降低（$P<0.05$ 或 $P<0.01$）；与低剂量大黄素组相比，中、高剂量大黄素组小鼠肝组织中 TGF-β_1 和Smad3 的表达明显降低（$P<0.05$ 或 $P<0.01$）；与中剂量大黄素组相比，高剂量大黄素组小鼠肝组织中 TGF-β_1 和 Smad3 的表达降低（$P<0.05$）（图 6-17）。与体外实验结果保持一致，也进一步证实大黄素可能通过降低 miR-21 的表达，增加 ADAMTS-1 的表达，负向调节TGF-β_1/Smad3 通路，进而发挥抗酒精性肝纤维化的作用。

7. 大黄素对 HSC 与肝组织中 α-SMA 和胶原蛋白的影响　酒精性肝纤维化在酒精和其他刺激因素的作用下，造成肝脏纤维组织增生，致使在肝脏中合成大量的 ECM。触发肝纤维化形成的主要因素是 HSC 的激活。α-SMA 的高度表达促使 HSC 转化为肌成纤维细胞样表型，是 HSC 激活的标志。活化的 HSC 是一种增殖细胞，可分泌大量的 ECM，促进 I 型和Ⅲ型胶原蛋白合成。在体外实验中，HSC 经酒精刺激48 小时后，与正常对照组相比，α-SMA、Collagen I 和 CollagenⅢ的表达量均明显升高（$P<0.01$），表明酒精刺激促进了 HSC 的活化，而通过不同浓度的大黄素给药，低、中、高剂量大黄素组细胞中 α-SMA、Collagen I和 CollagenⅢ蛋白的表达显著降低（$P<0.05$ 或 $P<0.01$）。与低剂量大黄素组相比，中、高剂量大黄素组细胞中 α-SMA、Collagen I 和 CollagenⅢ蛋白的表达显著降低（$P<0.05$ 或$P<0.01$）；与中剂量大黄素组相比，高剂量大黄素组细胞中 α-SMA、Collagen I 和 Collagen

Ⅲ蛋白的表达降低（$P<0.05$）（图6-16）。酒精刺激 HSC 48 小时后上调了 α-SMA、Collagen Ⅰ 和 Collagen Ⅲ 的表达，标志着 HSC 被活化，进而参与合成多种细胞外基质，而经过低、中、高三种浓度的大黄素进行细胞给药 48 小时逐渐显著下调了 α-SMA、Collagen Ⅰ 和 Collagen Ⅲ 的表达。说明大黄素可以有效抑制 HSC 的活化，从而抑制肝纤维化的进展。

在体内实验中，通过给小鼠喂养酒精液体饲料联合 31.5%酒精灌胃，与正常对照组相比，酒精组显著促进了 HSC 活化增殖，明显增加了 HSC 活化的重要标志物 α-SMA 蛋白的表达（$P<0.01$），说明成功构建了酒精性肝纤维化模型，小鼠的肝组织中产生了大量细胞外基质。同时，酒精组 Collagen Ⅰ、Collagen Ⅲ蛋白表达较正常对照组显著上调（$P<0.01$），说明酒精组小鼠肝组织产生了大量的胶原纤维沉积，与酒精组相比，低、中、高剂量大黄素组小鼠肝组织中 α-SMA、Collagen Ⅰ 和 Collagen Ⅲ 的表达明显降低（$P<0.05$ 或 $P<0.01$）；与低剂量大黄素组相比，中、高剂量大黄素组小鼠肝组织中 α-SMA、Collagen-Ⅰ 和 Collagen-Ⅲ 的表达明显降低（$P<0.05$ 或 $P<0.01$）；与中剂量大黄素组相比，高剂量大黄素组小鼠肝组织中 α-SMA、Collagen Ⅰ 和 Collagen Ⅲ 的表达降低（$P<0.05$）（图6-17）。而大黄素灌胃治疗，均可显著抑制 HSC 活化增殖，逆转肝纤维化标志性蛋白 α-SMA 的异常表达，也使 Collagen Ⅰ、Collagen Ⅲ 的蛋白表达量明显下调，从而有助于减缓酒精性肝纤维化的进程。

8. 大黄素对 HSC 与肝组织中 TIMP-1 和 MMP-2 的影响　MMP 具有降解几乎所有 ECM 成分的能力，而 TIMP 则抑制胶原蛋白降解。肝纤维化由 MMP 及其抑制物 TIMP 之间的动态平衡来调节。在正常情况下，肝脏中 TIMP-1 几乎不表达，而在纤维化状态下，活化的 HSC 将合成和分泌大量的 TIMP-1，抑制 ECM 的降解，造成 ECM 大量沉积以及 TIMP/MMP 失衡，进而发生严重的纤维化。在纤维化的肝脏中，MMP 和 TIMP 的表达均增加，正是 MMP 和 TIMP 的平衡决定了 ECM 积聚与肝纤维化的进展和消退。

经过酒精刺激 48 小时使 HSC 活化，然后使用低、中、高三种剂量的大黄素进行细胞给药 48 小时，体外实验结果显示：正常对照组 TIMP-1 几乎不表达，HSC 经酒精刺激 48 小时后，与正常对照组相比，酒精组 TIMP-1 的表达明显上调（$P<0.01$），MMP-2 的表达量显著下调（$P<0.01$），与酒精组相比，通过不同浓度的大黄素给药后，低、中、高剂量大黄素组细胞蛋白中 TIMP-1 的表达明显降低（$P<0.05$ 或 $P<0.01$），MMP-2 的表达明显升高（$P<0.01$）；与低剂量大黄素组相比，中、高剂量大黄素组细胞中，TIMP-1 蛋白的表达显著降低（$P<0.01$），MMP-2 的表达显著升高（$P<0.05$ 或 $P<0.01$）；与中剂量大黄素组相比，高剂量大黄素组细胞中 TIMP-1 蛋白的表达降低（$P<0.05$），MMP-2 的表达升高（$P<0.05$）（图6-16）。结果表明：酒精刺激 HSC-T6 48 小时能使 TIMP-1 的表达上调，MMP-2 的表达下调，使分解细胞外基质的能力减弱，而经过低、中、高三种剂量的大黄素进行细胞给药 48 小时后，大黄素显著抑制 TIMP-1 表达，从而诱导 MMP-2 的表达，促进纤维降解，并呈现浓度依赖性。

在体内实验中，通过给小鼠喂养酒精液体饲料联合 31.5%酒精灌胃，与正常对照组相比，酒精组小鼠 TIMP-1 的表达显著升高（$P<0.01$），MMP-2 的表达显著降低（$P<0.01$），说明使用酒精液体饲料联合 31.5%酒精灌胃使肝细胞分解 ECM 的能力降低，导致了肝纤维化的发生；与酒精组相比，低、中、高剂量大黄素组小鼠肝组织中 TIMP-1 的表达明显降低（$P<0.01$），MMP-2 的表达明显升高（$P<0.05$ 或 $P<0.01$）；与低剂量大黄素组相

比，中、高剂量大黄素组小鼠肝组织中 TIMP-1 的表达降低（$P<0.05$），MMP-2 的表达升高（$P<0.05$）；与中剂量大黄素组相比，高剂量大黄素组小鼠肝组织中 TIMP-1 的表达降低（$P<0.05$），MMP-2 的表达升高（$P<0.05$）（图 6-17）。不同剂量大黄素治疗，显著抑制了 TIMP-1 的表达，同时促进了 MMP-2 的表达。体内和体外实验结果说明：大黄素通过抑制 TIMP-1 的表达，促进 MMP-2 的表达，改变 TIMP/MMP 之间的平衡，进一步增强了分解 ECM 的能力，从而促使 ECM 的降解增加，达到减缓酒精性肝纤维化的作用。

9. 大黄素对 HSC 与肝组织中 PDGF-B 的影响　PDGF 是促进 HSC 分裂和增殖的生长因子。PDGF 家族主要由 4 种配体 PDGF-A、PDGF-B、PDGF-C 和 PDGF-D 和 2 种受体 PDGFR-α 和 PDGFR-β 组成。其中，PDGF-B 是最有效的 HSC 有丝分裂原，PDGF-B/PDGFR-β 通路促进 HSC 的分化和过度增殖，这是肝纤维化的一个非常关键的驱动因素。此外，一些研究表明，亚基 PDGF-B 是与早期 HSC 激活相关的最有效因素。经过酒精刺激 48 小时使 HSC 活化，然后使用低、中、高三种剂量的大黄素进行细胞给药 48 小时，体外实验结果显示：与正常对照组相比，酒精组 PDGF-B 的表达量明显升高（$P<0.01$），表明酒精刺激使 HSC 活化且大量增殖；与酒精组相比，低、中、高剂量大黄素组细胞中 PDGF-B 蛋白的表达显著降低（$P<0.01$）；与低剂量大黄素组相比，中、高剂量大黄素组细胞中 PDGF-B 蛋白的表达显著降低（$P<0.05$ 或 $P<0.01$）；与中剂量大黄素组相比，高剂量大黄素组细胞中 PDGF-B 蛋白的表达降低（$P<0.05$）（图 6-16）。酒精刺激 HSC-T6 48 小时促进了 PDGF-B 的表达，从而使 HSC 活化和增殖，而经过低、中、高三种剂量的大黄素进行细胞给药 48 小时则抑制了 PDGF-B 的表达，并呈现浓度依赖性。

在体内实验中，通过给小鼠喂养酒精液体饲料联合 31.5% 酒精灌胃，与正常对照组相比，酒精组小鼠中 PDGF-B 的表达显著升高（$P<0.01$），说明酒精刺激小鼠可使活化的 HSC 大量增殖，加快了酒精性肝纤维化的发生和发展，导致了小鼠酒精性肝纤维化的发生；与酒精组相比，通过不同剂量的大黄素灌胃后，低、中、高剂量大黄素组小鼠肝组织中 PDGF-B 的表达明显降低（$P<0.01$）；与低剂量大黄素组相比，中、高剂量大黄素组小鼠肝组织中 PDGF-B 的表达降低（$P<0.05$）；与中剂量大黄素组相比，高剂量大黄素组小鼠肝组织中 PDGF-B 的表达降低（$P<0.05$）（图 6-17）。在经过不同剂量大黄素治疗后，PDGF-B 的表达显著下调，使肝纤维化得到了一定的缓解。说明大黄素可抑制 PDGF-B 表达，进而抑制 HSC 的增殖和分化，加速 ECM 降解，可有效抑制小鼠酒精性肝纤维化的进展，发挥其抗肝纤维化功效。

10. 大黄素对 HSC 与肝组织中结缔组织生长因子（CTGF）的影响　CTGF 已被确定为 HSC 分泌的 PDGF 相关的有丝分裂原，在伤口愈合和纤维化疾病中对 ECM 的积累起主要作用。CTGF 可调节细胞增殖、分化、黏附、趋化性、迁移、细胞凋亡和 ECM 产生。正常肝脏 CTGF 水平较低，但在肝纤维化动物模型以及肝纤维化患者中 CTGF 水平均升高。在纤维化肝脏中，HSC 表现出持续的 CTGF 表达，因为它们在肝损伤时呈现活化表型，从而成为过度胶原蛋白产生的原因。敲除 CTGF 可显著减轻实验性肝纤维化，这与本研究结果相一致。经过酒精刺激 48 小时使 HSC 活化，然后使用低、中、高三种浓度的大黄素进行细胞给药 48 小时，体外实验结果显示：HSC 经酒精刺激 48 小时后，与正常对照组相比，酒精组 CTGF 的表达显著上调（$P<0.01$），说明酒精刺激了 HSC 使其呈现活化表型，导

致大量 ECM 生成；与酒精组相比，低、中、高剂量大黄素组细胞中 CTGF 蛋白的表达显著降低（$P<0.01$）；与低剂量大黄素组相比，中、高剂量大黄素组细胞中 CTGF 蛋白的表达显著降低（$P<0.05$ 或 $P<0.01$）；与中剂量大黄素组相比，高剂量大黄素组细胞中 CTGF 蛋白的表达降低（$P<0.05$）（图 6-18）。在含有大黄素的培养液中培养 48 小时后，CTGF 的表达开始明显下调，说明大黄素能够抑制 CTGF 的表达，从而减缓肝纤维化的进程，并呈现浓度依赖性。

在体内实验中，通过给小鼠喂养酒精液体饲料联合 31.5%酒精灌胃，与正常对照组相比，酒精组小鼠中 CTGF 的表达显著上调（$P<0.01$），说明酒精刺激小鼠使肝组织中生成较多 CTGF；而与酒精组相比，低、中、高剂量大黄素组小鼠肝组织中 CTGF 的表达明显降低（$P<0.05$ 或 $P<0.01$）；与低剂量大黄素组相比，中、高剂量大黄素组小鼠肝组织中 CTGF 的表达明显降低（$P<0.01$）；与中剂量大黄素组相比，高剂量大黄素组小鼠肝组织中 CTGF 的表达降低（$P<0.05$）（图 6-17）。在经过不同剂量大黄素治疗后，CTGF 的表达开始出现下调的趋势，说明大黄素可以通过抑制 CTGF 的表达进而抑制 HSC 表型活化，减少胶原纤维的生成，使小鼠酒精性肝纤维化得到逆转。

11. 大黄素对 HSC 与肝组织中 ET-1 的影响 ET-1 是一种有效的有丝分裂剂和血管收缩剂，具有促进纤维化的特性。ET-1 是一种含有 21 个氨基酸的肽，与 ET-2、ET-3 一起组成内皮素家族的树状异构体。ET-1 诱导活化的 HSC 的收缩、增殖和胶原合成，是门静脉高压症的有效介质。ET-1 的生物学作用必然涉及特定 G 蛋白偶联受体 ET A 或 ET B 的激活，它们不仅存在于血管细胞中，还存在于许多组织中，包括肝、肺、心、肾、肠、肾上腺、眼和大脑。在影响肝、肺、肾、心或皮肤的纤维化疾病中发现了高水平的 ET-1。经过酒精刺激 48 小时使 HSC 活化，然后使用低、中、高三种浓度的大黄素进行细胞给药 48 小时，体外实验结果显示：HSC 经酒精刺激 48 小时后，与正常对照组相比，酒精组 ET-1 的表达显著升高（$P<0.01$），说明酒精刺激 48 小时后，可使 HSC 出现收缩，促进胶原合成，导致酒精性纤维化的发生；与酒精组相比，低、中、高剂量大黄素组细胞 ET-1 蛋白的表达显著降低（$P<0.01$）；与低剂量大黄素组相比，中、高剂量大黄素组细胞中 ET-1 蛋白的表达显著降低（$P<0.01$）；与中剂量大黄素组相比，高剂量大黄素组细胞中 ET-1 蛋白的表达降低（$P<0.05$）（图 6-16）。在含有大黄素的培养液中培养 48 小时后，ET-1 的表达出现下调，表明大黄素能够降低 ET-1 的表达使血管收缩得到抑制，减缓了酒精性肝纤维化的进程。

在体内实验中，通过给小鼠喂养酒精液体饲料联合 31.5%酒精灌胃，与正常对照组相比，酒精组小鼠肝组织中 ET-1 的表达明显升高（$P<0.01$），说明酒精刺激小鼠后发生了细胞的收缩，促进了纤维化的形成；而与酒精组相比，低、中、高剂量大黄素组小鼠肝组织中 ET-1 的表达明显降低（$P<0.01$）；与低剂量大黄素组相比，中、高剂量大黄素组小鼠肝组织中 ET-1 的表达降低（$P<0.05$）；与中剂量大黄素组相比，高剂量大黄素组小鼠肝组织中 ET-1 的表达降低（$P<0.05$）（图 6-17）。不同剂量的大黄素治疗，显著下调了 ET-1 的表达，进而降低了血管的收缩性，使小鼠酒精性肝纤维化得到抑制。提示大黄素能够有效抑制 ET-1 的表达和活化的 HSC 细胞的增殖，降低胶原蛋白合成，从而发挥抗小鼠酒精性肝纤维化的作用。

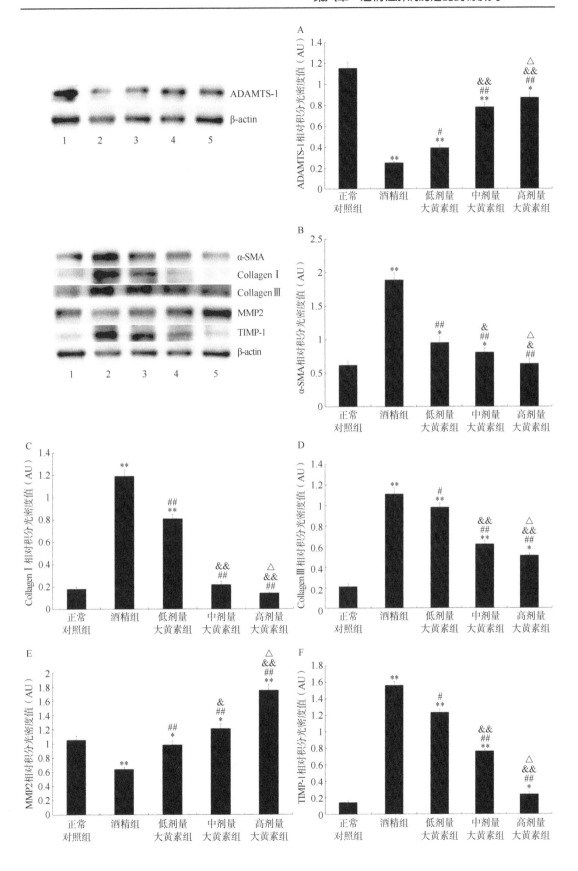

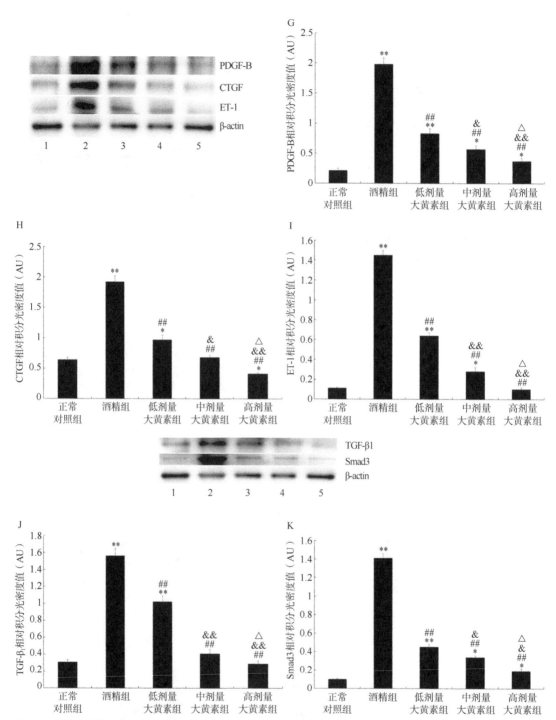

图 6-16　各组细胞中 ADAMTS-1、α-SMA、Collagen I 、Collagen Ⅲ、MMP-2、TIMP-1、PDGF-B、CTGF、ET-1、TGF-β_1、Smad3 蛋白的表达情况

1：正常对照组；2：酒精组；3：低剂量大黄素组；4：中剂量大黄素组；5：高剂量大黄素组。*$P<0.05$，**$P<0.01$ 与正常对照组相比差异显著；#$P<0.05$，##$P<0.01$ 与酒精组相比差异显著；&$P<0.05$，&&$P<0.01$ 与低剂量大黄素组相比差异显著；△$P<0.05$ 与中剂量大黄素组相比差异显著。每次实验重复三次

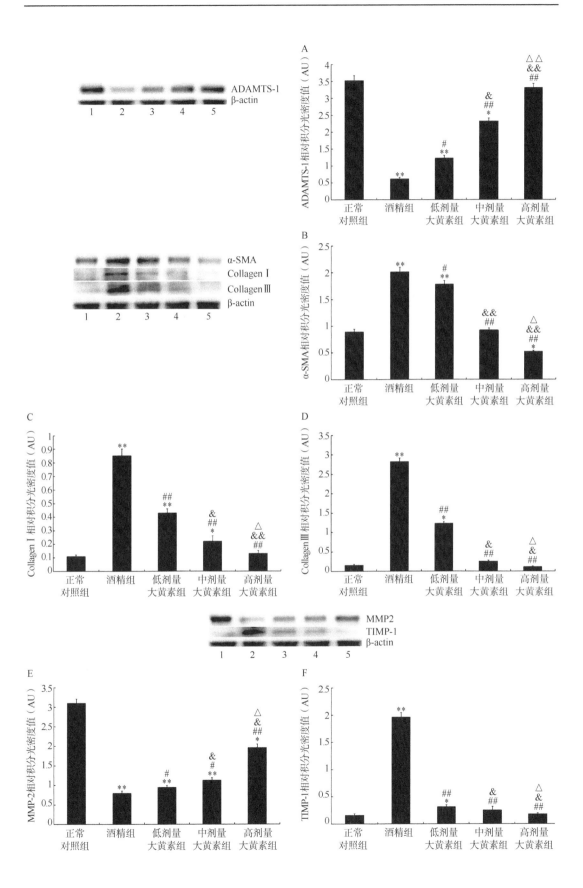

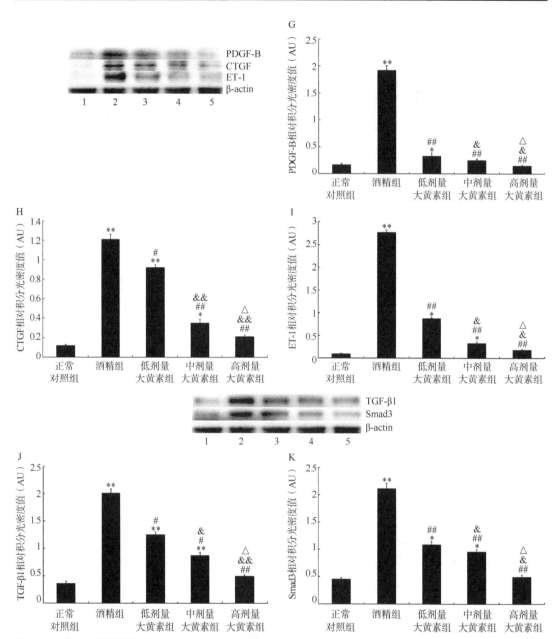

图6-17　各组小鼠肝组织中 ADAMTS-1、α-SMA、Collagen Ⅰ、CollagenⅢ、MMP-2、TIMP-1、PDGF-B、CTGF、ET-1、TGF-β1、Smad3 的表达情况

1：正常对照组；2：酒精组；3：低剂量大黄素组；4：中剂量大黄素组；5：高剂量大黄素组。*$P < 0.05$，**$P < 0.01$ 与正常对照组相比差异显著；#$P < 0.05$，##$P < 0.01$ 与酒精组相比差异显著；&$P < 0.05$，&&$P < 0.01$ 与低剂量大黄素组相比差异显著；△$P < 0.05$，△△$P < 0.01$ 与中剂量大黄素组相比差异显著。每次实验重复三次

以上研究结果说明大黄素对小鼠酒精性肝纤维化具有治疗作用，其机制可能是通过降低 miR-21 的表达，增加 ADAMTS-1 的表达，进而抑制 TGF-β1/Smad3 信号通路，从而发挥抗酒精性肝纤维化的作用。综上，可以得出以下结论。①大黄素对酒精性肝纤维化有较好的治疗作用。②在酒精诱导小鼠肝纤维化的过程中，大黄素的干预：a. 可下调 HSC 中

miR-21 的表达，上调 ADAMTS-1 的表达，进而抑制 TGF-β₁/Smad3 信号通路，从而发挥抗酒精性肝纤维化的作用；b. 降低肝脏中 TIMP-1 的表达，促进 MMP-2 的表达，加速 ECM 的降解，起到抗酒精性肝纤维化的作用。如图 6-18 所示。

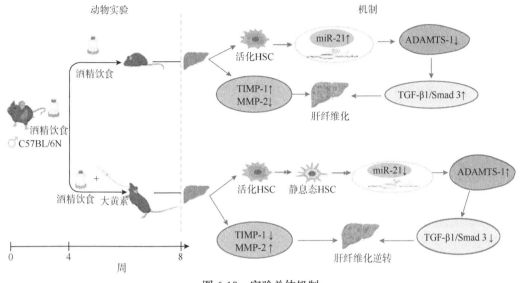

图 6-18　实验总体机制

二、谷氨酰胺对酒精诱导的小鼠急性肝损伤的保护作用及分子机制

ALD 包括脂肪肝、酒精性肝炎（AH）和肝硬化及其并发症的临床组织学谱。诊断 ALD 需要记录慢性酗酒和排除其他原因的肝脏疾病。长期禁酒是预防疾病进展的最有效策略。AH 表现为黄疸的迅速发作或恶化，在严重的情况下，如有死亡风险时，可转为急性慢性肝衰竭。住院 ALD 患者的一般治疗措施包括治疗肝病并发症、戒酒综合征的处理、监测感染和早期有效的抗生素治疗，以及营养补充和治疗潜在的酒精使用障碍。肝移植术是晚期酒精性肝硬化患者的一种明确的治疗方案，在选择的 AH 患者中也可能被考虑，他们对医疗治疗没有反应。除了禁酒之外现在对于治疗 ALD 并没有太有效的方法，随着 ALD 人群数量的不断增长，急需一种更有效和更安全的策略治疗 ALD 患者。有研究报道，我国特定年龄群体的饮酒率高达 36%，而成年人 ALD 病发率达 4%～6%。近年来我国居民物质水平提高、饮食结构变化和饮酒量的增加导致 ALD 的患病率也呈逐年上升的趋势，ALD 也越来越受到重视。

谷氨酰胺对维持肠黏膜代谢功能很重要，还具有免疫调节特性。谷氨酰胺通过防止细菌或其他毒素的易位和为细胞增殖提供能量来源来稳定肠道屏障。此外，谷氨酰胺还能防止氧化谷胱甘肽引起的局部损伤。

酒精引起的肠道屏障功能障碍是肾上腺脑白质营养不良发生发展的重要因素。有证据表明，谷氨酰胺在维持肠上皮屏障功能中起关键作用。谷氨酰胺合成酶消耗会增加 Caco-2 细胞单层的旁路通透性，谷氨酰胺处理可保护 Caco-2 细胞单层与人结肠黏膜的紧密结合，保护乙醛的屏障功能。有研究表明，NF-κB 在肝脏各种病理进展中起着重要的作用，比如肝脏损伤、肝硬化、肿瘤、免疫系统失调及肝癌。Inokokouchi 等研究了 TLR4 在 HSC 和肝巨噬细胞中的功能，表明了在酒精刺激的过程中由 TLR4 传导到了 NF-κB 的激活，也表明了 NF-κB 在酒精诱导的急性肝损伤机体相应的反应过程中起到重要作用，比如脂质积累、HSC 活化等。TLR 可以识别细胞膜表面的病原体相关分子模式（PAMP），对细胞产生刺激作用。当衔接蛋白（adaptor protein，Tirap）的 TIR 结构域被包含后，髓样分化因子将聚合并激活 IRAK4/IRAM1 复合物，使 IRAK4 被激活，然后 IRAK4 激活从细胞中分离出来，并与 TRAF6 结合。添加磷酸化 TRAF6 后，聚合物 TAK1/Tab1/Tab 2 激活，这使得 IκBα 抑制剂蛋白质磷酸化和退化，NK-κB 在三聚体解离后入核表达，然后在 mRNA 作用下生成了相关的炎症因子。正是因为 NK-κB 的这种特性才导致了炎症反应，然后 TNF-α 和 1L-1β 表达明显增加。TNF-α、1L-1β 含量的增高又继续促进了 NF-κB 的激活，形成正反馈调节，这会刺激炎症信号级联。实验证明，外源性谷氨酰胺能改变酸中毒的现象，并且能降低 NF-κB 和 TNF-α 等相关细胞因子的活力和局部中性粒细胞的募集，降低内毒素血症的伤害；谷氨酰胺不仅增加细胞膜的稳固能力，还能调节体液平衡，防止水肿的发生。这些均能减轻各种原因导致的细胞损伤。

肝脏会因为药物、酒精等刺激受到损伤，主要与机体的氧化应激反应、免疫应答、炎症反应有关。有研究发现，在慢性酒精诱导的肝损伤过程中谷氨酰胺确实能够起到降低肝损伤的作用，但这种作用可能并不是通过氧化应激完成的。研究还认为谷氨酰胺可能降低了血中 TNF-α 和 IL-1β 含量来控制炎性反应发生。酒精的代谢产物乙醛及一氧化碳的生成，导致的小肠通透性的增加引起内毒素入肝刺激肝巨噬细胞，随后肝巨噬细胞激活释放相关炎性因子和炎性细胞浸润引起肝损伤。由于谷氨酰胺能够防止肠道紧密连接减少和肠道的通透性增加，从而能够减轻肝损伤。

一些研究表明谷氨酰胺在人类和动物中具有抗炎症作用。研究发现谷氨酰胺通过激活初始 Ca^{2+} 反应来上调 MKP-1 的表达，其次是调节 Ras/C-Raf/MEK/Erk。谷氨酰胺通过快速诱导 MKP-1 蛋白，以一种与 Erk 有关的方式，使参与炎症反应的两种重要酶 p38 和 cPLA 2 失活。表明谷氨酰胺诱导 MKP-1 的作用是由于其增强 Ca^{2+} 的能力，进而抑制 Ras/C-Raf/MEK/Erk 途径。

脂多糖通过刺激炎症相关细胞来提高相关促炎细胞因子的合成和释放，从而导致炎症反应。与 TLR4 相关的 MAPK 和 NF-κB 信号通路参与了脂多糖引起的炎性反应。炎性细胞因子水平升高会加重脓毒性心肌功能障碍的发展。TLR4 引起的 MAPK 和 NF-κB 信号通路抑制 LPS 诱导的炎症反应，并在多个器官起到保护作用。一些研究表明，由于巨噬细胞可释放多种促炎细胞因子如 TNF-α 等，说明了其在内毒素引起的脓毒症中起着关键作用。巨噬细胞在 LPS 刺激下持续产生炎性细胞因子会加重脓毒症，从而引起多器官功能衰竭。MAPK 是由 TLR4 的激活引起的，已有研究表明 MAPK 信号通路参与了脓毒性休克的发病机制。MAPK 是与免疫防御和炎症反应相关的主要激酶家族之一。几项有关全身炎症的研究表明，MAPK 是脓毒症期间促进炎症细胞因子产生的关键介质，同时还观察到抑制 p38MAPK 依赖性机能能显著降低内毒素休克大鼠脓毒症的死亡率。此外，MAPK 信号通路激活，TNF-α、IL-1β 和 IL-6 的合成增加，反过来又进一步促进了激活 MAPK。炎性细胞因子的合成还取决于 NF-κB 的激活。在正常情况下，NF-κB 与 IκBα 形成复合物，以不活跃的方式存在于胞质中，激活 MAPK 信号通路可导致 IκBα 分离，引起 NF-κB 激活，然后入核表达。TLR4 的激活也导致 NF-κB 活化，增加了血清和心脏组织中炎性细胞因子的合成。而给予谷氨酰胺能够提高 MKP-1 的表达从而抑制 MAPK 信号通路的激活导致 IκBα 表达明显增加。提示谷氨酰胺可能通过抑制 TLR4/MAPK/NF-κB 信号通路的激活而减轻炎症反应及抗凋亡等。

笔者实验室前期实验结果证实，动物实验酒精浓度 24ml/kg 比较合适，谷氨酰胺浓度 100mg/kg 和 PDTC 浓度来自于相关文献。细胞实验酒精浓度 30μl/ml 也是前期实验得出的浓度，谷氨酰胺浓度 0.01mol/L 和 PDTC 浓度 20μmol/L 来自于相关文献，且已做过预实验。

目前谷氨酰胺在酒精诱导的急性肝损伤中的作用和相关分子机制并未有人研究，本课题旨在研究谷氨酰胺在小鼠急性酒精性肝病中的作用及相关的分子机制，为谷氨酰胺的临床应用提供实验依据。

（一）谷氨酰胺介绍

1. 谷氨酰胺概述 谷氨酰胺（Glutamine）是一种 α 氨基酸，它是人体中最丰富的游离氨基酸，广泛分布在各个组织和细胞中，特别是在肝脏、肾脏、肠道和免疫系统中。谷氨酰胺的摩尔质量为 146.14g/mol，含有 5 种碳，其元素组成为 41.09%碳、6.90%氢、32.84%氧和 19.17%氮。谷氨酰胺由谷氨酸和甘氨酸组合而成。根据其 pH 值，谷氨酰胺（氨基酸）被归类为中性，而根据其营养特性谷氨酰胺则是非必需氨基酸。谷氨酰胺中通常存在两个氨基，即 α-氨基和酰胺基，谷氨酰胺的这种特性促进了其作为氨载体和氮转运体的重要作用。Ehrensvard 等第一次描述了谷氨酰胺重要性，描述了谷氨酰胺在细胞存活和增殖中的重要性。谷氨酰胺可以通过膳食摄入获得，富含谷氨酰胺的食物包括肉类、鱼类、奶制品、豆类、坚果和谷物等。谷氨酰胺在蛋白质合成、能量供给、免疫调节、肠道屏障保护、脑功能正常运转等方面都发挥着重要作用。

2. 谷氨酰胺的功能与应用 谷氨酰胺在人体内具有多种重要的生理功能。

（1）蛋白质合成：谷氨酰胺是构成蛋白质的必需氨基酸之一，可以促进蛋白质的合成和修复，维持肌肉组织的健康。

（2）能量供给：在人体代谢中，谷氨酰胺可以被转化为能量，供给身体使用，特别是在高强度运动或身体应激状态下需求能量增加时，谷氨酰胺可以作为能量底物被利用。谷氨酰胺在肌肉组织中是一种重要的氨基酸。在剧烈运动后，肌肉组织可能受损，谷氨酰胺可以帮助修复和重建受损的组织，促进肌肉恢复和增长。

（3）免疫调节：谷氨酰胺对免疫系统具有重要的调节作用。它可以提供免疫细胞所需的营养物质，促进免疫细胞的增殖和功能，并增强免疫系统对感染和疾病的应对能力。免疫细胞需要谷氨酰胺作为能量来源，并利用它来合成其他重要的代谢产物。

（4）肠道保护：谷氨酰胺在消化道黏膜细胞中具有保护作用，可以维持肠道上皮屏障的完整性，促进肠道黏膜修复和再生，减轻消化道炎症和损伤，对维持肠道菌群平衡也有一定作用。

（5）脑功能支持：谷氨酰胺在中枢神经系统中发挥重要作用，谷氨酰胺作为中枢神经系统的重要能量源，提供重要的神经递质前体物质，可以通过与谷氨酸循环反应产生能量，维持脑功能的正常运转。可以增加神经递质合成，促进神经元发挥正常功能，有助于提高脑功能和记忆。

（6）其他：谷氨酰胺还参与调节酸碱平衡，维护正常的酸碱度；调节氮代谢，在氮平衡中起到重要作用。

总的来说，谷氨酰胺在维持机体健康和功能方面扮演着重要的角色。当我们面临一定的压力或身体状态不佳时，人体对谷氨酰胺的需求会增加。谷氨酰胺的补充形式包括口服补充剂、粉末或液体配方。剂量的确定应根据个体的需求和特定情况进行评估。

对于身体状态正常的人群，通常通过均衡饮食摄入足够的谷氨酰胺是可行的。富含谷氨酰胺的食物包括牛肉、鸡肉、鱼类、乳制品、豆腐、坚果等。在以下特殊情况时，补充谷氨酰胺是有益的。①严重创伤或烧伤：在创伤和烧伤的恢复阶段，谷氨酰胺的需求量增加，应推荐额外的谷氨酰胺补充。②患有消化道疾病：某些消化道疾病，如炎症性肠病（如克罗恩病和溃疡性结肠炎）可能导致谷氨酰胺不足，推荐补充剂以促进肠道修复。③术后恢复：在术后的修复和康复阶段，补充谷氨酰胺有助于加速伤口愈合和促进康复。

（二）研究方法

1. 实验设计

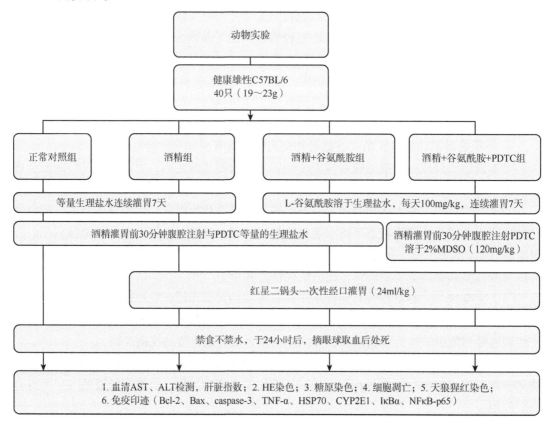

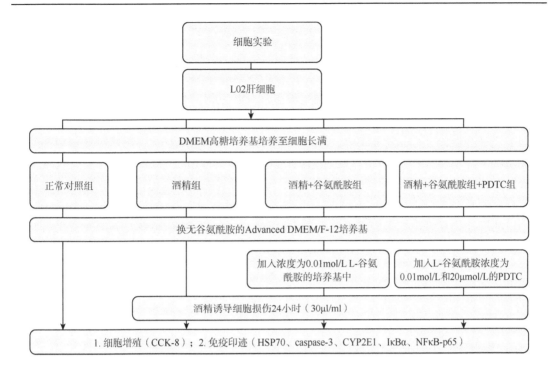

2. 体内实验分组和模型制备　健康清洁 C57BL/6 雄性小鼠 40 只，正常喂养后随机分为正常对照组（10 只）、酒精组（10 只）、谷氨酰胺+酒精组（10 只）、谷氨酰胺+酒精+PDTC（NF-κB 抑制剂）组（10 只）：正常对照组，连续 7 天每天给予蒸馏水灌胃后灌入与白酒等量体积蒸馏水和腹腔注射与 PDTC 等量生理盐水；酒精组，连续 7 天每天给予蒸馏水灌胃，酒精灌胃前 30 分钟，腹腔注射与 PDTC 等量生理盐水，然后使用 56 度白酒（24ml/kg）灌胃；谷氨酰胺+酒精组，连续 7 天每天给予 L-谷氨酰胺溶于蒸馏水灌胃，酒精灌胃前 30 分钟，腹腔注射与 PDTC 等量生理盐水，然后使用 56 度白酒（24ml/kg）灌胃后腹腔注射与 PDTC 等量生理盐水；谷氨酰胺+酒精+PDTC（NF-κB 抑制剂）组，连续 7 天每天给予 L-谷氨酰胺溶于蒸馏水灌胃，酒精灌胃前 30 分钟，腹腔注射 PDTC（120mg/kg）后使用 56 度白酒（24ml/kg）灌胃。在 24 小时后脱颈处死动物（禁止饮食），进行各种指标检测与观察。

3. 体外实验分组和模型制备　将 L02 细胞接种入 96 孔板中正常培养，然后随机分为四组后作标记。正常对照组：细胞常规培养长满后换无谷氨酰胺培养基培养 24 小时；酒精组：细胞正常培养长满后换无谷氨酰胺和酒精浓度为 30μl/ml 的培养基培养 24 小时；谷氨酰胺+酒精组：细胞正常培养长满后换谷氨酰胺浓度为 0.01mol/L 和酒精浓度为 30μl/ml 的培养基培养 24 小时；谷氨酰胺+酒精+PDTC 组：细胞正常培养长满后换谷氨酰胺浓度为 0.01mol/L、PDTC 浓度为 20μmol/L 和酒精浓度为 30μl/ml 的培养基培养 24 小时。实验项目：①CCK-8 细胞活性检测；②免疫印迹检测其相关因子表达：caspase-3，HSP70，P4502E1（CYP2E1），IκBα，NFκB-p65。

（三）实验结果

1. 小鼠急性酒精性肝病谷氨酰胺与转氨酶和肝组织损伤的关系　谷草转氨酶和谷丙转氨酶及肝脏指数是常见的反映肝损伤的指标。正常条件下，谷丙转氨酶主要存在于肝细胞质，谷丙转氨酶水平升高提示肝细胞膜受损；谷草转氨酶主要分布于肝细胞质和线粒体，谷草转氨酶水平升高则说明线粒体受损。谷丙转氨酶、谷草转氨酶通常比较稳定，只有肝脏有明显的损伤时才会释放入血。所以，血液中谷丙转氨酶、谷草转氨酶水平升高，则表示肝脏受损。酒精灌胃 24 小时后，酒精组与正常对照组相比谷草转氨酶和谷丙转氨酶血清水平上升显著（$P<0.01$），肝脏指数显著升高（$P<0.01$）。说明酒精组小鼠的肝脏增大，出现了严重的损伤，提示造模成功；酒精+谷氨酰胺组与酒精组相比，谷草转氨酶和谷丙转氨酶水平下降明显（$P<0.01$），肝脏指数明显降低（$P<0.01$），则表明了谷氨酰胺减轻了肝脏所受到的破坏；酒精+谷氨酰胺+PDTC 组与酒精+谷氨酰胺组相比，谷草转氨酶和谷丙转氨酶血清水平下降明显（$P<0.05$），但肝脏指数则无差异（$P>0.05$），则提示加入 PDTC 后小鼠的肝损伤程度与加入谷氨酰胺后差异并不大。谷氨酰胺能够降低谷草转氨酶和谷丙转氨酶的血清水平，在其他研究中也有相同发现，说明谷氨酰胺与 NK-κB 抑制剂 PDTC 有相同的作用，可以抑制 NK-κB 信号通路，降低小鼠急性酒精性肝病程度。如图 6-19 所示。

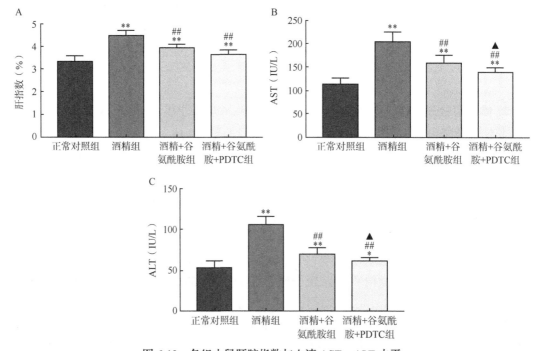

图 6-19　各组小鼠肝脏指数与血清 AST、ALT 水平

$*P<0.05$，$**P<0.01$：与正常对照组对比差异显著。$^{\#}P<0.05$，$^{\#\#}P<0.01$：与酒精组对比差异显著。$\blacktriangle P<0.05$：与酒精+谷氨酰胺组对比差异显著。每次实验独立重复三次

小鼠肝组织切片的 HE 染色结果显示：正常对照组小鼠肝组织细胞整齐排列、结构正常、胞质清晰，几乎看不到明显的病理变化；与正常对照组相比，酒精组小鼠肝脏细胞呈现明显的细胞排列紊乱且胞质肿大，大小不均且出现明显的水肿样坏死，显示出明显的气球样变，肝细胞坏死分数显著上升（$P<0.01$），酒精+谷氨酰胺组虽然细胞排列仍然紊乱，但是基本看不到肿胀，与酒精组相比病理损伤程度有了较大的缓解；酒精+谷氨酰胺+PDTC组、酒精+谷氨酰胺组与酒精组对比肝损伤状况减轻且细胞坏死分数显著下降（$P<0.05$），这也提示谷氨酰胺的加入减少了肝组织的坏死，降低了肝损伤，而酒精+谷氨酰胺组和酒精

+谷氨酰胺+PDTC 组相比没有统计学差异，说明谷氨酰胺与 PDTC 有相同的降低急性酒精性肝病的作用，而 PDTC 是 NF-κB 通路的抑制剂，更提示了谷氨酰胺降低肝损伤的作用与 NF-κB 信号通路有关。如图 6-20（彩图 44）所示。

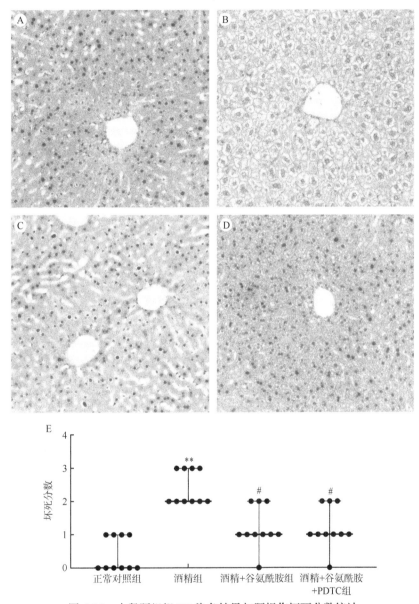

图 6-20　小鼠肝组织 HE 染色结果与肝损伤坏死分数统计

A、B、C、D. 标注的是正常对照组、酒精组、酒精+谷氨酰胺组、酒精+谷氨酰胺+PDTC 组肝组织切片 HE 染色结果。E. 肝组织的坏死分数统计图。对每组肝组织切片进行观察，统计积分情况，然后用 ImageJ 软件对积分进行统计分析。*$P<0.05$，**$P<0.01$：与正常对照组对比差异显著。#$P<0.05$ 和###$P<0.01$：与酒精组对比差异显著。每次统计独立重复三次（200×）

2. 小鼠急性酒精性肝病中谷氨酰胺与糖原储备和胶原纤维的关系　肝糖原储存于肝脏，可以和血糖互相转换，当机体需要时，便可分解成葡萄糖，转化为能量。酒精性肝病会导致细胞内环境处于还原状态，干扰糖的中间代谢同时影响肝糖原的异生。一些文献报道，肝糖原的减少与氧化应激引起的炎症反应有关。过碘酸希夫染色（PAS 染色）可以将小鼠肝细胞中淀粉和糖原染成紫红色。酒精灌胃 24 小时后，镜下观察正常对照组小鼠肝组织中 PAS 糖原染色阳性较多，说明肝糖原分布较多；酒精组小鼠肝脏细胞损伤较重，需要肝糖原来修复损伤，消耗肝糖原较多，酒精组较正常对照组肝糖原明显减少（$P<0.01$）；酒精+谷氨酰胺组因为肝组织损伤减轻，肝糖原含量较酒精组明显增加（$P<0.01$），但是较正常对照组还是明显降低（$P<0.01$）；酒精+谷氨酰胺+PDTC 组较酒精+谷氨酰胺组肝糖原升高（$P<0.05$）。这说明酒精组小鼠肝脏细胞损伤较重，肝糖原被显著消耗，酒精+谷氨酰胺组因为肝组织损伤减轻，肝糖原含量较酒精组明显增加。虽然与正常组相比还是有所降低，但是谷氨酰胺与 PDTC 的作用趋势相同，提示谷氨酰胺减少肝糖原的消耗与 NF-κB 信号通路相关。如图 6-21（彩图 45）所示。

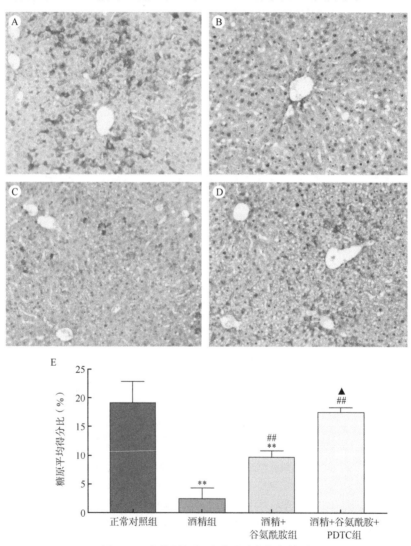

图 6-21　小鼠肝组织过碘酸希夫染色结果

A、B、C、D 分别是正常对照组、酒精组、酒精+谷氨酰胺组、酒精+谷氨酰胺+PDTC 组小鼠肝组织切片过碘酸希夫染色情况，E. 糖原平均得分比。用 ImageJ 软件对图片进行阳性区域百分比分析。*$P<0.05$，**$P<0.01$：与正常对照组对比差异显著。#$P<0.05$ 和###$P<0.01$：与酒精组对比差异显著。▲$P<0.05$ 与酒精+谷氨酰胺组对比差异显著。每次染色和统计重复三次（200×）

通过苦味酸天狼猩红染色的胶原纤维表现为红色的粗纤维，镜下观察正常对照组小鼠肝组织中阳性的红色纤维较少，仅有少量的红色胶原纤维在中央静脉的周围，而酒精组则明显增加（$P<0.01$），可见大量的红色胶原纤维沉积，突出显示在中央静脉的周围、汇管区及窦周的位置，并由中央静脉向四周辐射，说明成功建立了酒精性肝病模型；酒精+谷氨酰胺组较酒精组阳性表达有所下降（$P<0.01$）；酒精+谷氨酰胺组与酒精+谷氨酰胺+PDTC 组相比阳性无明显变化，表明谷氨酰胺能够降低酒精诱导的肝组织的纤维化。如图 6-22（彩图 46）所示。

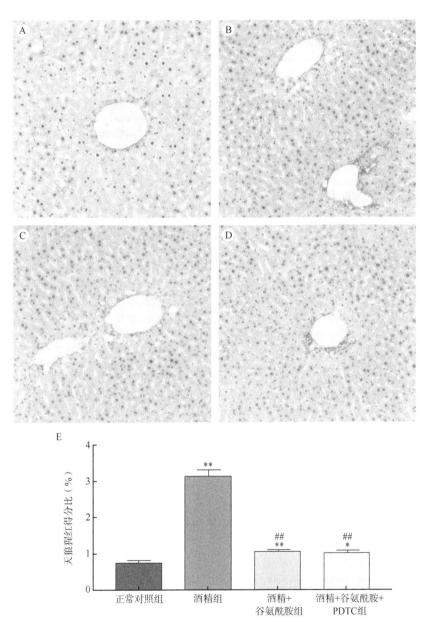

图 6-22 小鼠肝组织天狼猩红染色结果

A、B、C、D. 分别是正常对照组、酒精组、酒精+谷氨酰胺组、酒精+谷氨酰胺+PDTC 组小鼠肝组织切片天狼猩红染色情况，E. 天狼猩红得分百分比。用 ImageJ 软件对图片进行阳性区域百分比分析，再进行结果统计。*$P<0.05$，**$P<0.01$：与正常对照组对比差异显著。#$P<0.05$，##$P<0.01$：与酒精组对比差异显著。每次染色和统计重复三次（200×）

3. 小鼠急性酒精性肝病中谷氨酰胺和细胞凋亡的关系 细胞凋亡是自然界生物中广泛存在的一种生理现象，刺激细胞凋亡是由许多的信号传递产生的。在生命的延续过程中机体为了保持正常的机体功能，会有一部分细胞自发地发生凋亡，它在生命延续的过程当中起着非常重要的作用。细胞凋亡在免疫反应中是一种重要的防御模式，尤其在病理条件下。小鼠肝组织 Hoechst 33258 染色结果显示：小鼠酒精灌胃 24 小时后，通过荧光显微镜观察正常对照组小鼠肝组织凋亡的肝细胞比例较少；酒精组较正常对照组凋亡细胞明显增加（$P<0.01$）；酒精+谷氨酰胺组较酒精组凋亡细胞的比例明显降低（$P<0.01$），但是与正常对照组比较还是明显升高（$P<0.01$）；酒精+谷氨酰胺+PDTC 组较酒精+谷氨酰胺组则明显降低（$P<0.05$），与正常对照组相比无明显差异，表明谷氨酰胺能够降低肝细胞的凋亡程度，与 PDTC 组的趋势相同。如图 6-23（彩图 47）所示。

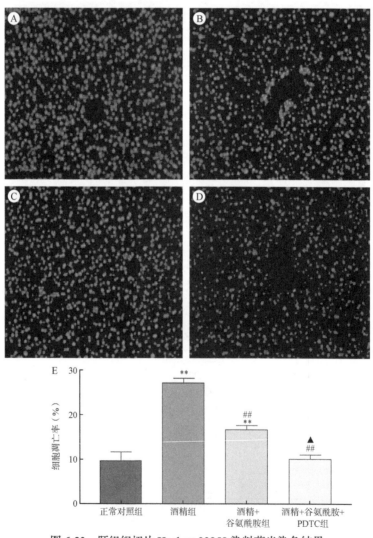

图 6-23 肝组织切片 Hoechst 33258 染料荧光染色结果

A、B、C、D. 分别是正常对照组、酒精组、酒精+谷氨酰胺组、酒精+谷氨酰胺+PDTC 组小鼠肝组织切片 Hoechst 33258 染料荧光染色结果，E. 细胞凋亡率。用 ImageJ 软件对图片统计凋亡细胞百分比。*$P<0.05$，**$P<0.01$：与正常对照组对比差异显著。#$P<0.05$，##$P<0.01$：与酒精组对比差异显著。▲$P<0.05$：与酒精+谷氨酰胺组对比差异显著。每次染色和统计重复三次（200×）

Bcl-2、Bcl-2 相关 X 蛋白（Bax）、caspase-3 是细胞凋亡过程中非常重要的 3 种因子，对这些因子的检测可以很好地表明细胞凋亡的情况。小鼠酒精灌胃 24 小时后，酒精组较正常对照组 Bax 和 caspase-3 表达明显升高（$P<0.01$），而 Bcl-2 的表达则明显下降（$P<0.01$），说明酒精显著诱导了肝细胞凋亡。酒精+谷氨酰胺组较酒精组 Bax 和 caspase-3 表达量明显减少（$P<0.01$），而 Bcl-2 的表达量则明显增加（$P<0.05$），说明谷氨酰胺显著降低了酒精诱导的肝细胞凋亡程度。酒精+谷氨酰胺+PDTC 组与酒精+谷氨酰胺组有相同的趋势，能够显著降低酒精诱导的肝细胞凋亡。说明在急性酒精性肝病过程中，酒精的诱导增加了肝细胞凋亡，而谷氨酰胺的加入减少了肝细胞的凋亡从而起到了保护作用，而且这种保护作用与 NF-κB 通路有直接关系。其他研究也提到了谷氨酰胺能够降低细胞的凋亡。如图 6-24 所示。

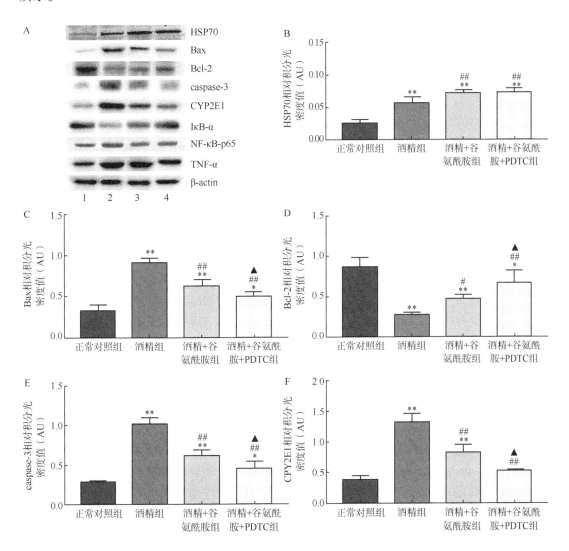

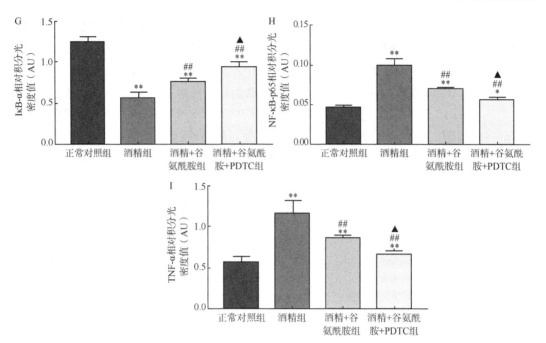

图 6-24 小鼠肝组织 HSP70、BAX、Bcl-2、caspase-3、CPY2E1、IκB-α、NF-κB-p65、TNF-α 的蛋白条带图和相对表达量

图 A 表示免疫印迹法检测蛋白的表达条带。图 B、C、D、E、F、G、H、I 代表 HSP70、BAX、Bcl-2、caspase-3、CPY2E1、IκB-α、NF-κB-p65、TNF-α 的相对表达量。用 ImageJ 进行光密度分析，然后与 β-actin 的光密度进行比值得到蛋白的相对表达量。AU 代表蛋白相对表达量的单位。1：正常对照组；2：酒精组；3：酒精+谷氨酰胺组；4：酒精+谷氨酰胺+PDTC 组。*P<0.05，**P<0.01：与正常对照组对比差异显著。#P<0.05，##P<0.01：与酒精组对比差异显著。▲P<0.05：与酒精+谷氨酰胺组对比差异显著。每次检测和统计重复三次

4. 小鼠急性酒精性肝病中谷氨酰胺对肝细胞应激分子 HSP70 的影响　HSP，特别是 HSP70 家族被称为"应激反应蛋白"，其表达是由不同的刺激引起的，在应激条件下，热休克蛋白的表达量会明显增加。应激分为体外环境应激和体内病理应激，如氧化、热和代谢应激，以及感染、炎症和剧烈运动。作为分子伴侣，HSP 有助于细胞内稳态的维持，为细胞和组织提供细胞保护和（或）"应激耐受性"，以防止可能通过细胞凋亡或损害恢复过程导致持续损伤。小鼠酒精灌胃 24 小时后，酒精组较正常对照组 HSP70 表达量明显升高（P<0.01）；酒精+谷氨酰胺组较酒精组 HSP70 表达量明显升高（P<0.01）。酒精+谷氨酰胺+PDTC 组较酒精+谷氨酰胺组无统计学差异（P>0.05），但是较正常对照组升高明显（P<0.01），同样较酒精组升高显著（P<0.01）。有文献指出在酒精诱导的小鼠急性肝损伤过程中 HSP70 显著增加是由于氧化应激和 TNF-α 介导的 NF-κB 通路的激活导致的肝损伤加重。而谷氨酰胺的加入能够明显增加 HSP70 的表达，能够减轻小鼠的急性肝损伤。而 PDTC 的加入会抑制 NF-κB 激活，PDTC 与谷氨酰胺有着相同的趋势，表明谷氨酰胺能够通过抑制 NF-κB 信号通路，从而起到减轻急性酒精性肝病损伤的作用（图 6-24、图 6-25）。

5. 急性酒精性肝病过程中谷氨酰胺与 NF-κB 的关系　NF-κB-p65 是一种能够调节大量基因转录，并接入免疫反应、炎症反应、细胞凋亡、细胞坏死的快反应转录因子。通常以二聚体的形式存在，能与抑制蛋白 IκB 形成三聚体存在于细胞质中，当机体受到外界刺激

后与 IκB-α 磷酸化导致 IκB-α 的减少然后 NF-κB-p65 从三聚体中解离出来，随即入核产生 TNF-α 等细胞因子来促使炎症反应进一步加强。由于 NF-κB 调控的有细胞周期蛋白 *c-myc* 癌基因和周期蛋白 D1，所以在炎症反应、免疫反应、癌症及损伤中起着决定性的作用。NF-κB 可以调节由炎症反应、肝免疫功能紊乱诱发的急性肝损伤、肝硬化、肝细胞恶变及肝癌的发展。

NF-κb-p65：酒精灌胃 24 小时末，酒精组较正常对照组表达明显增加（$P<0.01$）；酒精+谷氨酰胺组较酒精组表达量明显减少（$P<0.01$），较正常对照组明显增加（$P<0.01$）；酒精+谷氨酰胺+PDTC 组较酒精+谷氨酰胺组明显减少（$P<0.05$），较酒精组减少更明显（$P<0.01$），但较正常对照组增加仍明显（$P<0.01$）。如图 6-24 所示。

IκB-α：酒精灌胃 24 小时末，酒精组较正常对照组表达明显减少（$P<0.01$）；酒精+谷氨酰胺组较酒精组表达量明显增加（$P<0.01$），但较正常对照组表达明显减少（$P<0.01$）；酒精+谷氨酰胺+PDTC 组较酒精+谷氨酰胺组增加（$P<0.05$），同时较酒精组增加更明显（$P<0.01$），但是较正常对照组仍然明显减少（$P<0.01$）。如图 6-24 所示。

TNF-α：酒精灌胃 24 小时末，酒精组较正常对照组表达明显增加（$P<0.01$），小鼠肝脏 TNF-α 表达量显著升高（$P<0.01$）；酒精+谷氨酰胺组较酒精组表达量明显减少（$P<0.01$），但较正常对照组仍然增加明显（$P<0.01$）；酒精+谷氨酰胺+PDTC 组较酒精+谷氨酰胺组减少（$P<0.05$），较酒精组减少更加明显（$P<0.01$），同时较正常对照组仍然增加（$P<0.05$）。酒精组小鼠肝损伤严重导致 NF-κB-p65 解离入核表达，所以细胞核的 NF-κB-p65 的表达量明显升高（$P<0.01$），而 IκB-α 下降（$P<0.01$）。NF-κB 激活以后生成了炎症因子引起了 TNF-α 的增加（$P<0.01$）。酒精+谷氨酰胺组与酒精组比较：因为加入了谷氨酰胺，一定程度上抑制了 NF-κB 的激活，导致 NF-κB-p65 的减少（$P<0.01$）和 IκB-α 表达量的增加（$P<0.01$），而相应的 TNF-α 也显著降低（$P<0.01$），所以肝损伤程度减轻。酒精+谷氨酰胺+PDTC 组较酒精+谷氨酰胺组 NF-κB-p65 显著降低（$P<0.05$），IκBα 显著上升（$P<0.05$），TNF-α 显著降低（$P<0.05$），这表明谷氨酰胺的加入抑制了 p65 的表达及导致 IκB-α 的增加。p65 和 IκB-α 是 NF-κB 通路激活的关键因子，这也说明了谷氨酰胺调节了 p65 和 IκB-α 的表达来抑制 NF-κB 通路从而导致 TNF-α 的减少，减轻了炎症的级联反应，这与 NF-κB 的抑制剂 PDTC 的作用相同。如图 6-24、图 6-25 所示。

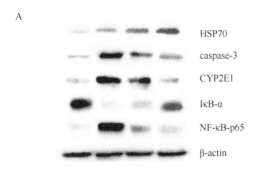

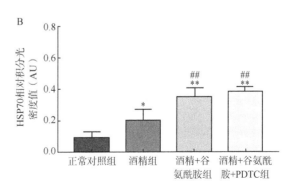

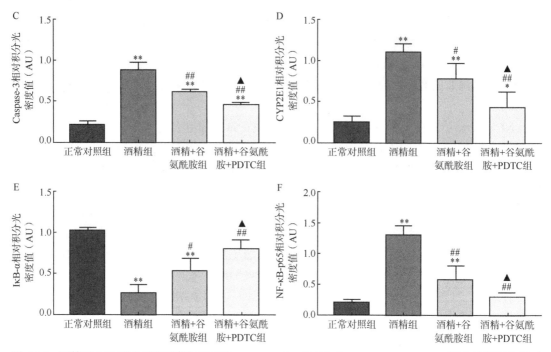

图6-25 酒精对L02细胞处理后各组HSP70、caspase-3、CYP2E1、IκB-α、NF-κB-p65蛋白条带图和相对表达量

图A表示免疫印迹法检测蛋白的表达条带。图B、C、D、E、F代表HSP70、caspase-3、CPY2E1、IκB-α、NF-κB-p65蛋白的相对表达量。用ImageJ进行光密度分析，然后与β-actin的光密度进行比值得到蛋白的相对表达量。AU代表蛋白相对表达量的单位。1：正常对照组；2：酒精组；3：酒精+谷氨酰胺组；4：酒精+谷氨酰胺+PDTC组。$*P<0.05$，$**P<0.01$：与正常对照组对比差异显著。$^{\#}P<0.05$，$^{\#\#}P<0.01$：与酒精组对比差异显著。$^{▲}P<0.05$：与酒精+谷氨酰胺组对比差异显著。每次检测和统计重复三次

6. 谷氨酰胺与酒精诱导的细胞毒性作用 利用 CCK-8 细胞活性增殖检测酒精影响下细胞的生存率，结果表明培养 24 小时后，酒精组、酒精+谷氨酰胺组以及酒精+谷氨酰胺+PDTC 组较正常对照组的细胞生存率明显减低（$P<0.05$ 或 $P<0.01$）；与酒精组相比，酒精+谷氨酰胺组和酒精+谷氨酰胺+PDTC 组细胞生存率显著升高（$P<0.01$）；与酒精+谷氨酰胺组相比，酒精+谷氨酰胺+PDTC 组的细胞生存率升高（$P<0.05$），说明在酒精诱导 24 小时后，酒精对肝细胞具有明显的毒性作用，加入谷氨酰胺以后这种毒性作用得以减轻，从而增加了细胞的生存率，同样这与 PDTC 的作用相同（图 6-26）。

分组	酒精（μl/ml）	谷氨酰胺（mol/L）	PDTC（μmol/L）	存活率（%）
正常对照组	—	—	—	95.3±2.1
酒精组	30	—	—	73.3±3.1**
酒精+谷氨酰胺组	30	0.01	—	81.7±3.5**##
酒精+谷氨酰胺+PDTC 组	30	0.01	20	89.7±1.5*##▲

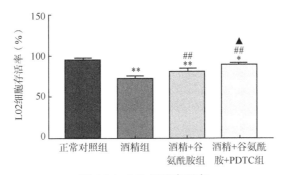

图 6-26　L02 细胞存活率

*$P<0.05$，**$P<0.01$：与正常对照组对比差异显著。#$P<0.05$，##$P<0.01$：与酒精组对比差异显著。▲$P<0.05$：与酒精+谷氨酰胺组对比差异显著。每次实验和统计重复三次

　　综上，可以得出结论：谷氨酰胺能够减轻酒精诱导的小鼠急性肝损伤程度；谷氨酰胺通过调控 NF-κB 信号通路在小鼠急性酒精性肝病过程中起到保护作用。

参 考 文 献

冯成福，罗志锋，2021. 疏肝健脾汤联合恩替卡韦在慢性乙型病毒性肝炎患者肝纤维化治疗中的效果分析. 中医临床研究，13（10）：86-88.

胡倩，梁健，邓鑫，等，2015. 星状细胞的激活与凋亡对肝纤维化的影响. 大众科技，17（11）：78-81.

季嫔嫔，陈永欣，黄燕清，等，2018. NF-κB 信号通路与急性肝损伤相关性的研究进展. 中国民族民间医药，27（17）：60-63.

李凡，常彦青，丁军，2016. 下丘脑核转录因子 NF-kB 的临床研究进展. 解放军医药杂志，28（11）：113-116.

李茜，吴惠春，谭家鑫，等，2022. 柔肝方通过抑制纤维化蛋白抗肝纤维化的机制研究. 中国免疫学杂志，38（3）：263-269.

潘富珍，刘定，杨沈秋，等，2022. 外泌体在肝纤维化中的研究进展. 中西医结合肝病杂志，32（1）：88-92.

潘婷，张金娟，熊英，等，2017. 舒肝宁注射液对大鼠酒精性肝纤维化的防治作用研究. 中国药房，28（19）：2624-2627.

尚付梅，李三强，卢华杰，等，2016. 小鼠酒精性肝损伤过程中肝糖原的表达变化. 中国临床药理学杂志，32（9）：818-820.

申绪芹，李亚萍，殷晓轩，2020. 酒精性肝病诊疗的新进展. 中西医结合肝病杂志，30（3）：278-282.

孙劲晖，孙岸弢，赵鲲鹏，2013. 关于酒精性肝纤维化病因病机的再思考. 中医药学报，41（5）：1-2.

王娇娇. 2020. 基于 TGF-β_1/Smads 通路的调肝理脾方对酒精性肝纤维化的防治作用及相关机制研究[D]. 哈尔滨：黑龙江中医药大学.

阳洁，2018. ADAMTS-1 在各疾病中的表达. 特别健康，（16）：295-296.

杨德武，朱海宏，2021. 肝纤维化形成中 TGF-β_1 和 MicroRNA 作用机制的研究进展. 世界最新医学信息文摘，21（71）：106-107, 109.

杨欢，李三强，程维刚，等，2022. miR-21 对肝星状细胞的增殖和成纤维化的影响. 胃肠病学和肝病学杂志，31（1）：75-78.

叶霞，程瑞，2018. 酒精性肝纤维化中西医研究及治疗进展. 光明中医，33（6）：898-901.

于彦民，王真真，2020. 大黄素来源的研究进展综述. 科技视界，（16）：199-201.

赵红兵，张春雨，宋青，等，2018. 高迁移率族蛋白 B1 基因与酒精性肝病基因多态性的研究进展. 医学综述，24（15）：2966-2969，2974.

职晓松，2019. 基于肝脏微环境因素的肝纤维化的致病机理和干预策略研究[D]. 上海：中国人民解放军海军军医大学.

周翔，顾达，童聪，等，2022. 鳖甲煎丸对 CCl_4 诱导小鼠肝纤维化的治疗作用机制研究. 陕西中医，43（2）：151-156.

Atta HM，2015. Reversibility and heritability of liver fibrosis：implications for research and therapy. World J Gastroenterol，21（17）：5138-5148.

Birch HL，2019. Extracellular matrix and ageing. Sub Cellular Biochemistry，90：169-190.

D'Arcy MS，2019. Cell death：a review of the major forms of apoptosis，necrosis and autophagy. Cell Biol Int，43（6）：582-592.

Dewidar B，Meyer C，Dooley S，et al，2019. TGF-β in hepatic stellate cell activation and liver fibrogenesis-updated 2019. Cells，8（11）：1419.

Fan W G，Liu T H，Chen W，et al，2019. ECM1 prevents activation of transforming growth factor β，hepatic stellate cells，and fibrogenesis in mice. Gastroenterology，157（5）：1352-1367.e13.

Geerts A，2001. History，heterogeneity，developmental biology，and functions of quiescent hepatic stellate cells. Seminars in Liver Disease，21（3）：311-336.

Higashi T，Friedman S L，Hoshida Y，2017. Hepatic stellate cells as key target in liver fibrosis. Adv Drug Deliv Rev，121：27-42.

Kisseleva T，Brenner D，2021. Molecular and cellular mechanisms of liver fibrosis and its regression. Nat Rev Gastroenterol Hepatol，18（3）：151-166.

Koda Y，Teratani T，Chu P S，et al，2021. CD8+ tissue-resident memory T cells promote liver fibrosis resolution by inducing apoptosis of hepatic stellate cells. Nat Commun，12：4474.

Koyama Y，Brenner DA，2017. Liver inflammation and fibrosis. J Clin Invest，127（1）：55-64.

Kumar S，Duan Q H，Wu R X，et al，2021. Pathophysiological communication between hepatocytes and non-parenchymal cells in liver injury from NAFLD to liver fibrosis. Adv Drug Deliv Rev，176：113869.

Lackner C，Tiniakos D，2019. Fibrosis and alcohol-related liver disease. J Hepatol，70（2）：294-304.

Lamas-Paz A，Hao FJ，Nelson LJ，et al，2018. Alcoholic liver disease：utility of animal models. J Gastroenterol，24（45）：5063-5075.

Lan T，Li CZ，Yang GZ，et al，2018. Sphingosine kinase 1 promotes liver fibrosis by preventing miR-19b-3p-mediated inhibition of CCR2. Hepatology，68（3）：1070-1086.

Levi N，Papismadov N，Solomonov I，et al，2020. The ECM path of senescence in aging：components and modifiers. The FEBS J，287（13）：2636-2646.

Li D，He L，Guo HZ，et al，2015. Targeting activated hepatic stellate cells（aHSCs）for liver fibrosis imaging. EJNMMI Res，5（1）：1-10.

Luo N A，Li J B，Wei Y，et al，2021. Hepatic stellate cell：a double-edged sword in the liver. Physiol Res，70（6）：821-829.

Mallat A，Lotersztajn S，2013. Cellular mechanisms of tissue fibrosis. 5. Novel insights into liver fibrosis. Am J Physiol Cell Physiol，305（8）：C789-C799.

Mejias M，Gallego J，Naranjo-Suarez S，et al，2020. CPEB4 increases expression of $PFKFB_3$ to induce glycolysis and activate mouse and human hepatic stellate cells，promoting liver fibrosis. Gastroenterology，159（1）：273-288.

Messner C J, Schmidt S, Özkul D, et al, 2021. Identification of miR-199a-5p, miR-214-3p and miR-99b-5p as fibrosis-specific extracellular biomarkers and promoters of HSC activation. Int J Mol Sci, 22（18）: 9799.

Moriya K, Nishimura N, Namisaki T, et al, 2021. Zinc administration and improved serum markers of hepatic fibrosis in patients with autoimmune hepatitis. J Clin Med, 10（11）: 2465.

Panebianco C, Oben J A, Vinciguerra M, et al, 2017. Senescence in hepatic stellate cells as a mechanism of liver fibrosis reversal: a putative synergy between retinoic acid and PPAR-gamma signalings. Clin Exp Med, 17（3）: 269-280.

Pellicoro A, Aucott R L, Ramachandran P, et al, 2012. Elastin accumulation is regulated at the level of degradation by macrophage metalloelastase（MMP-12）during experimental liver fibrosis. Hepatology, 55（6）: 1965-1975.

Roehlen N, Crouchet E, Baumert T F, 2020. Liver fibrosis: mechanistic concepts and therapeutic perspectives. Cells, 9（4）: 875.

Shan L, Jiang T, Ci LL, et al, 2020. Purine signaling regulating HSCs inflammatory cytokines secretion, activation, and proliferation plays a critical role in alcoholic liver disease. Mol Cell Biochem, 466（1/2）: 91-102.

Shi B, Shi J, Qin H, 2017. Effect of medicated serum of Curcumae Radix extract on mRNA expression of TIMP-1, MMPs-13 and aI-collagen of HSC-T6 cell. Saudi Pharm J, 25（4）: 509-512.

Tacke F, Weiskirchen R. 2018. An update on the recent advances in antifibrotic therapy. Expert Revi Gastroentero Hepato, 12（11）: 1143-1152.

Wang X L, Niu C G, Zhang X J, et al, 2018. Emodin suppresses activation of hepatic stellate cells through p38 mitogen-activated protein kinase and Smad signaling pathways in vitro. Phytother Res, 32（12）: 2436-2446.

World Health Organization, 2018. Global status report on alcohol and health 2018. Geneva: World Health Organization.

Wu L, Mao C, Ming X, 2016. Modulation of Bcl-x alternative splicing induces apoptosis of human hepatic stellate cells. Biomed Res Int: 7478650.

Zhang C Y, Yuan W G, He P, et al, 2016. Liver fibrosis and hepatic stellate cells: Etiology, pathological hallmarks and therapeutic targets. World J Gastroenterol, 22（48）: 10512-10522.